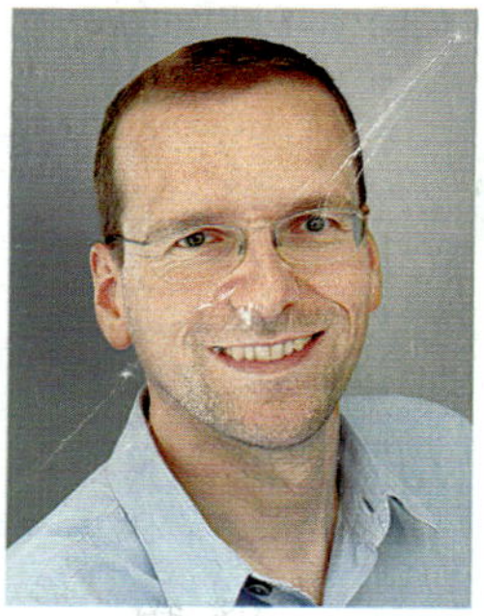

Liebe Leserin, lieber Leser,

„Darf es auch ein bisschen weniger sein?" Eine seltsame Frage für Menschen, die Sport treiben, weil sie einen inneren Drang dazu verspüren; denen etwas fehlt, wenn sie einige Tage untätig sind. Doch eine wichtige für jene, die sich bewusst deshalb bewegen wollen, um Körper und Seele Gutes zu tun. Der Frage, wie viel Anstrengung vonnöten ist, um eine positive Wirkung zu erzielen, sind Wissenschaftler nachgegangen. Ihr Fazit: Auch wenig kann ganz schön viel sein. Bereits 20 Minuten Bewegung an drei Tagen pro Woche genügen für einen grundlegenden Schutz gegen Herzkrankheiten; zusätzlich kommt es ganz von selbst zu einem „stimmungsaufhellenden Soforteffekt". Dabei muss nicht einmal Schweiß fließen – selbst zügiges Gehen oder Gartenarbeit tragen zur Gesunderhaltung bei.

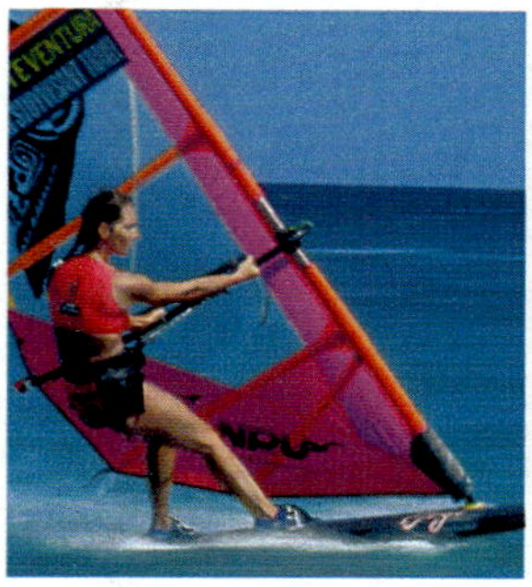

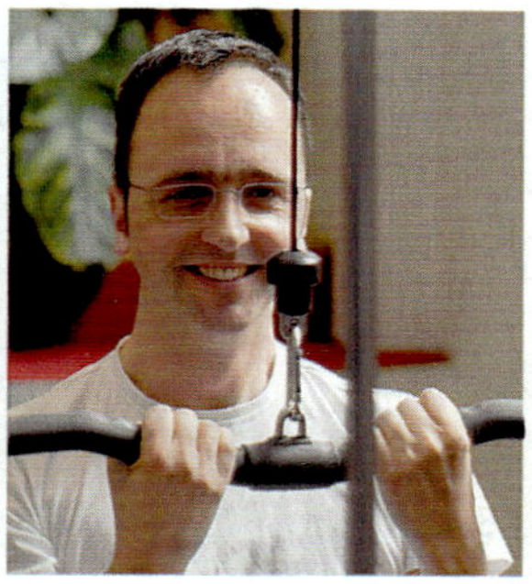

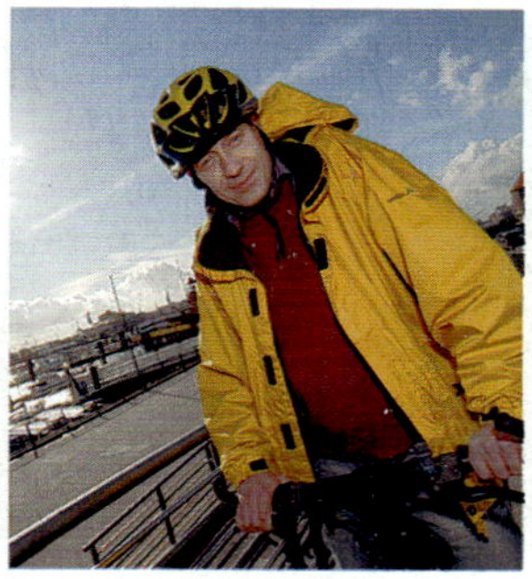

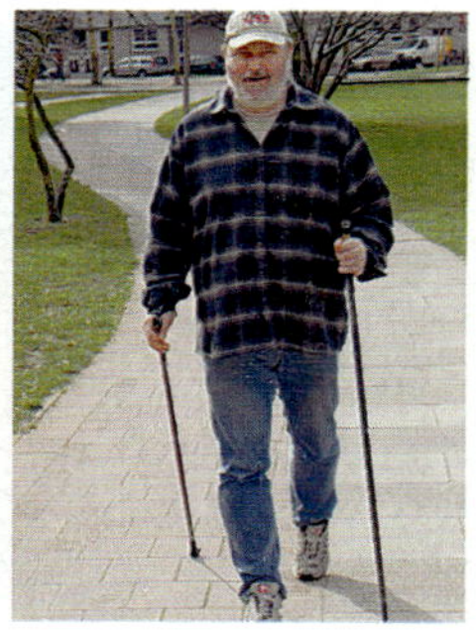

Die sportlichen Vorlieben von vier Hauptbeteiligten an diesem Heft: Angelika Fuchs (Assistenz) ist eine exzellente Surferin, Markus Seewald (Bildredaktion) tankt Kraft und Kondition im Fitnessstudio, Andreas Knoche (Art Direction) fährt mit dem Rad zur Arbeit, Jörg Melander (Verifikation) hält sich mit Nordic Walking fit

Steigert man den Umfang auf dreimal wöchentlich eine Stunde, profitiert nach kurzer Zeit der gesamte Organismus, wie das Schaubild auf Seite 38 zeigt: Die Knochen werden gestärkt, die Anfälligkeit gegenüber einer Vielzahl von Krankheiten sinkt, im Gehirn bilden sich neue Nervenzellen.

Dagmar Großheim und Achim Heukemes würden über ein solch maßvolles Bewegungspensum nur müde lächeln. Bei den Ultra-Triathleten hat eine Trainingsrunde oft die Länge eines Marathons, und bei einem Wettbewerb laufen sie schon mal 1000 Runden auf einer 400-Meter-Bahn. Heukemes fragt sich nach einer solchen Quälerei: „Wie überlebe ich den nächsten Tag?" Womöglich hilft ihm dann das Motto seiner Lebensgefährtin Großheim: „Der Schmerz vergeht, der Stolz bleibt." Der GEO-WISSEN-Autor Johannes Schweikle hat die beiden Extremisten in ihrer Heimat in Franken gefragt: „Ist das noch ganz normal?" (Seite 120).

Ganz und gar nicht normal ist, was einige Sportler noch im hohen Alter zu leisten vermögen (Seite 78). Die Eleganz und Körperbeherrschung der 81-jährigen Johanna Quaas auf dem Barren würden manche junge Turnerin neidisch machen. Sport hält ganz offensichtlich jung.

Herzlich Ihr

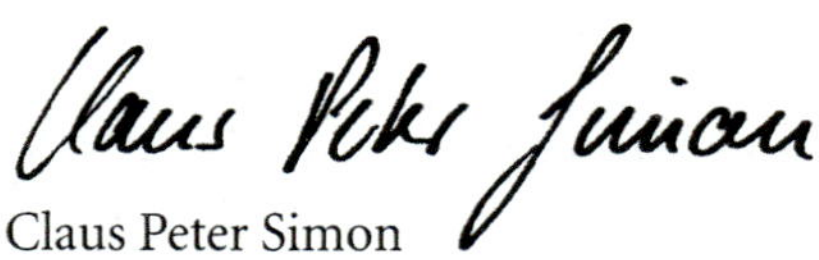

Claus Peter Simon

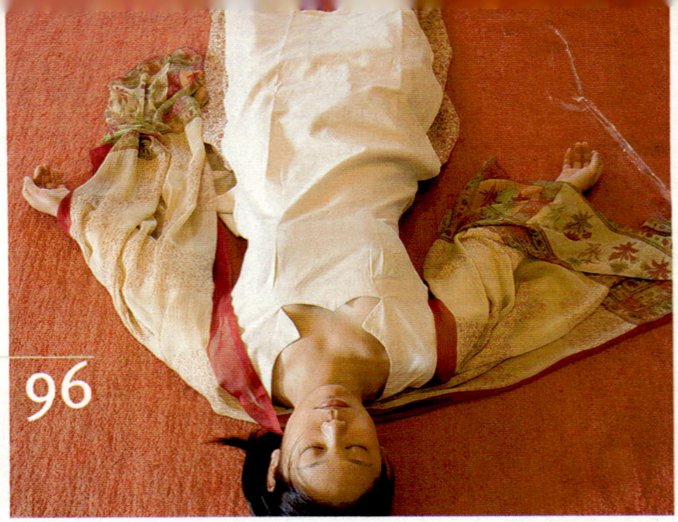

96

Eine Tiefenentspannung ist unerlässlich beim **traditionellen Yoga**. In Indien hat GEO WISSEN eines der ältesten Zentren für Yogaforschung besucht

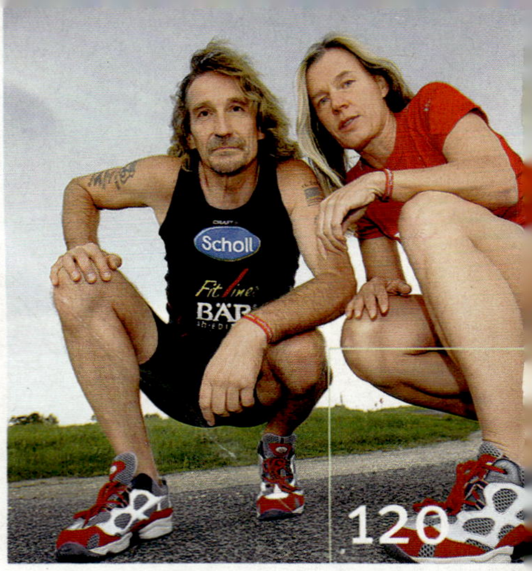

120

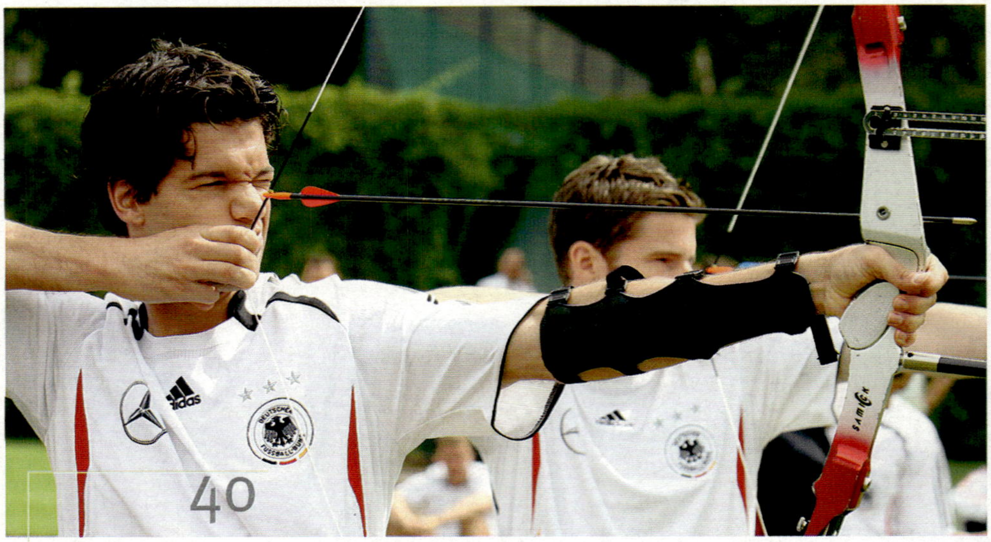

40

Bei Michael Ballack muss jeder Schuss sitzen. Spitzensportler gehen beim **Mentaltraining** mitunter ungewöhnliche Wege, um Erfolg zu haben

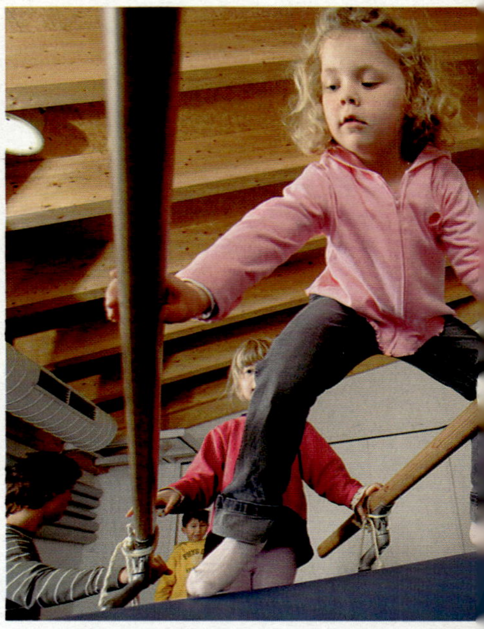

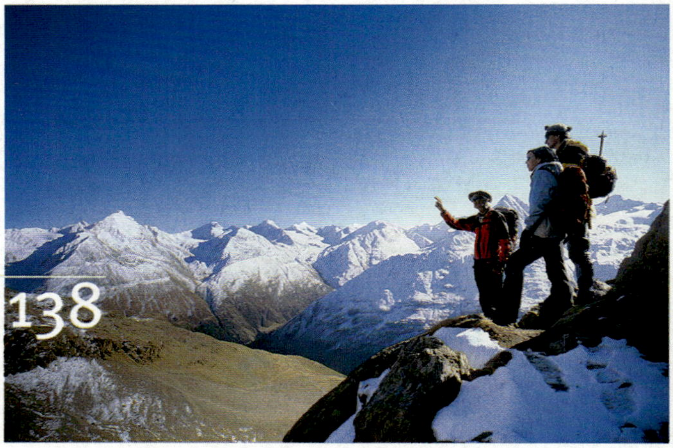

138

Erholung jenseits von Filzhut und Kniebundhose – das **Bergwandern** hat sich als Trendsport für gut Gebildete und Besserverdienende etabliert

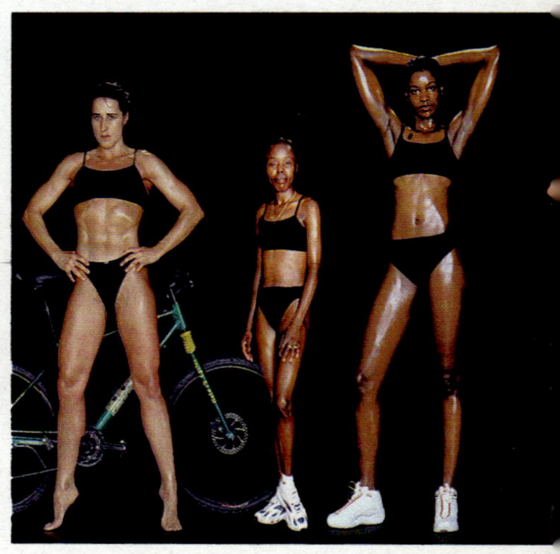

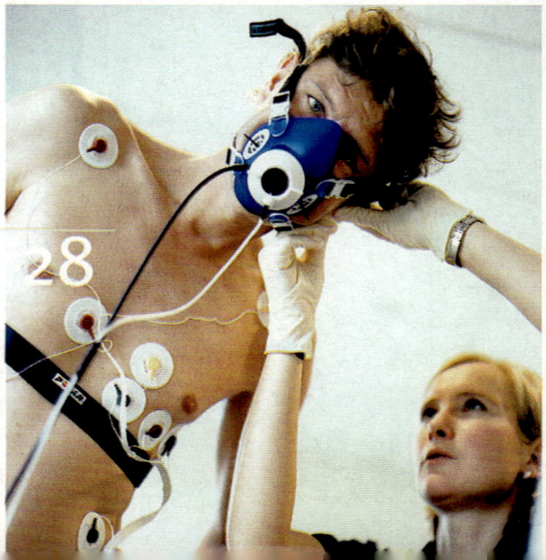

28

Beim medizinischen Check-up: Mark Kuntz startete für GEO WISSEN zu einem Selbstversuch – in nur drei Monaten wollte er fit werden für den **ersten Marathon** seines Lebens

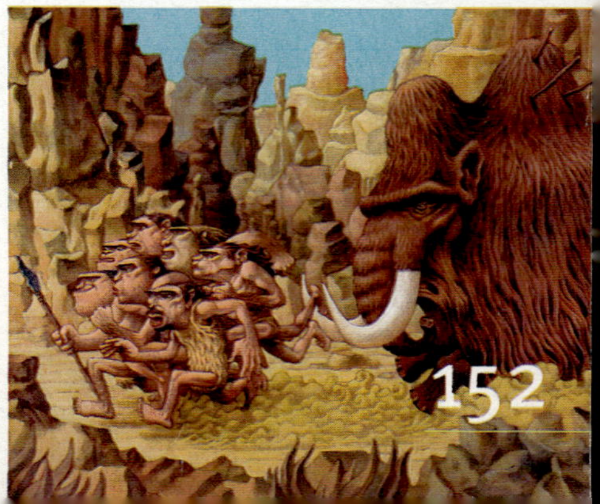

152

INHALT

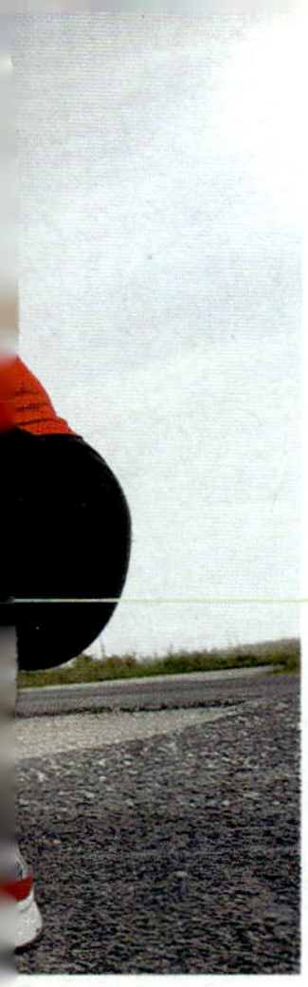

Die **Ultra-Triathleten** Achim Heukemes und Dagmar Großheim laufen bisweilen 420 Kilometer am Stück – und erkunden die Grenzen menschlicher Leistungsfähigkeit

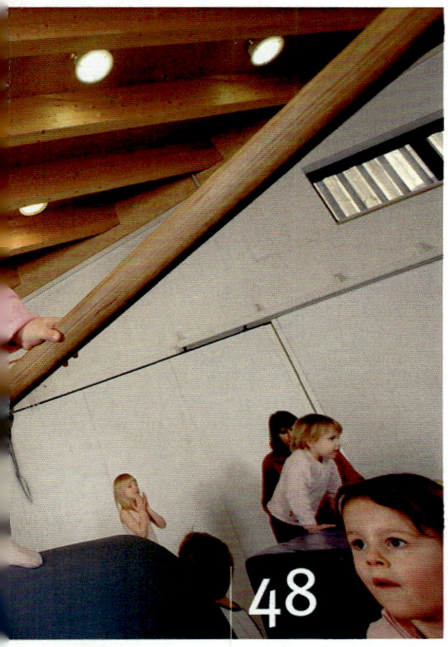

Toben ist wichtig für die seelische und körperliche Gesundheit. Moderne **Bewegungserziehung** muss heute oft ausgleichen, was im Alltag fehlt

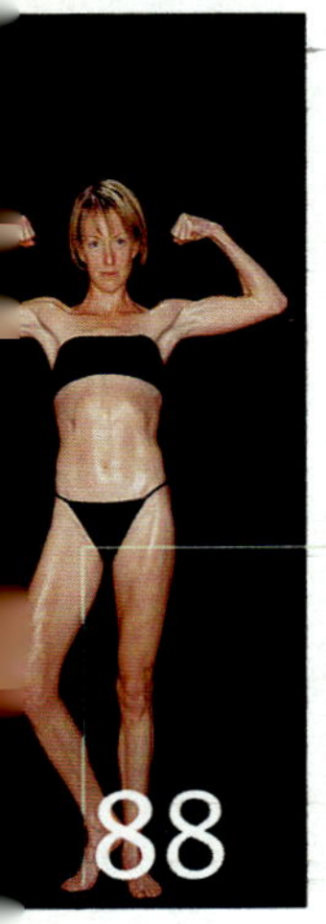

Forscher haben bereits mehr als 150 **»Sportler-Gene«** entdeckt – und wollen die Stars von morgen per Erbgut-Analyse finden

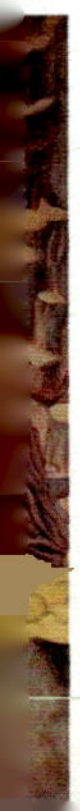

Gut zu Fuß zu sein, ist in der Menschheitsgeschichte noch nie von Nachteil gewesen; dennoch plädiert Hans Zippert in seiner Glosse für **»Keine falsche Bewegung!«**

GEO.de

Mehr zum Thema Sport, einen Ratgeber »Welche Sportart passt zu mir?« und einen Wissenstest finden Sie unter: **www.geo.de/sport**

Titelbild: PhotoAlto/Getty Images (gr. Foto); Jürgen Ritterbach/vario images/Alamy

Redaktionsschluss: 9. März 2007

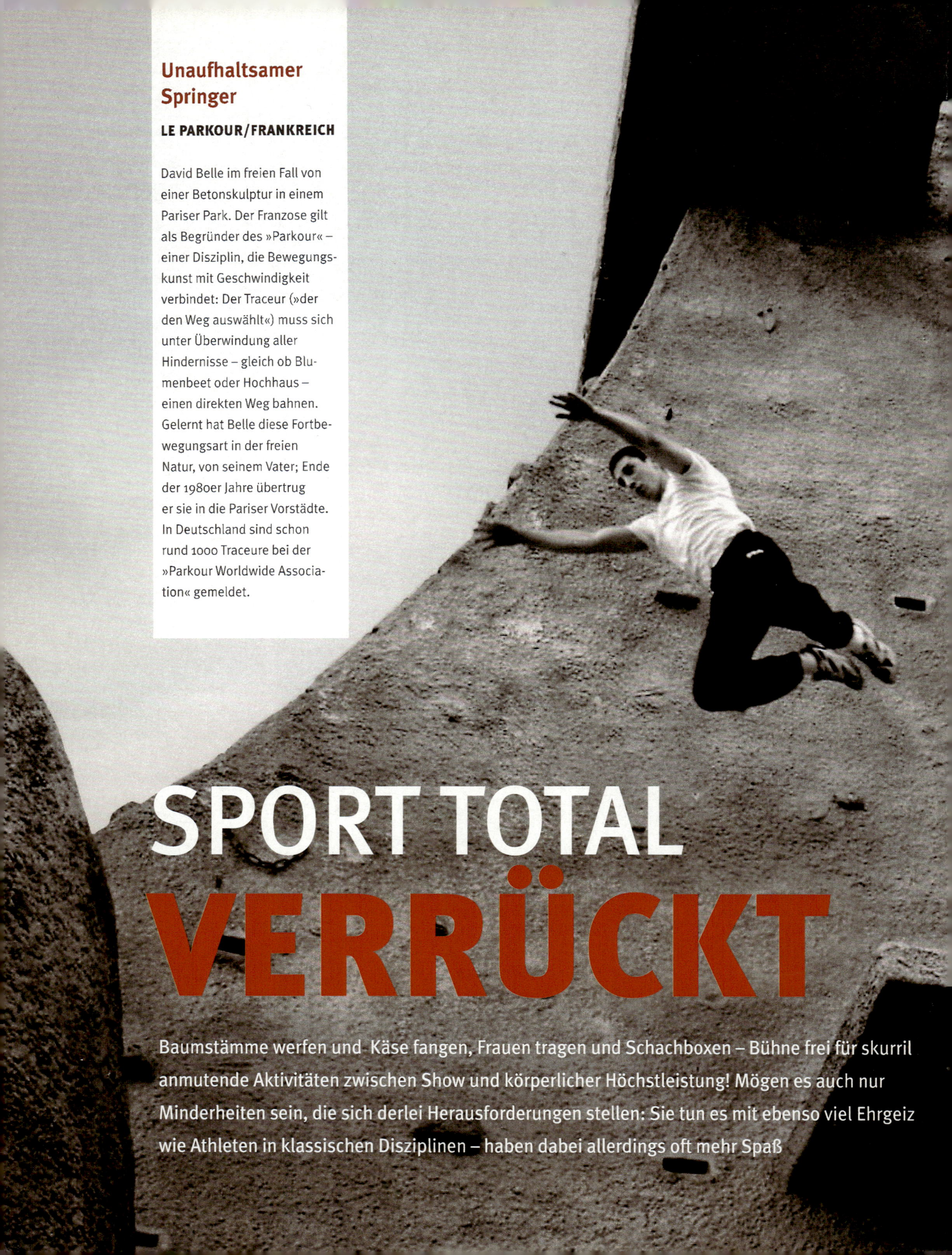

Unaufhaltsamer Springer

LE PARKOUR/FRANKREICH

David Belle im freien Fall von einer Betonskulptur in einem Pariser Park. Der Franzose gilt als Begründer des »Parkour« – einer Disziplin, die Bewegungskunst mit Geschwindigkeit verbindet: Der Traceur (»der den Weg auswählt«) muss sich unter Überwindung aller Hindernisse – gleich ob Blumenbeet oder Hochhaus – einen direkten Weg bahnen. Gelernt hat Belle diese Fortbewegungsart in der freien Natur, von seinem Vater; Ende der 1980er Jahre übertrug er sie in die Pariser Vorstädte. In Deutschland sind schon rund 1000 Traceure bei der »Parkour Worldwide Association« gemeldet.

SPORT TOTAL VERRÜCKT

Baumstämme werfen und Käse fangen, Frauen tragen und Schachboxen – Bühne frei für skurril anmutende Aktivitäten zwischen Show und körperlicher Höchstleistung! Mögen es auch nur Minderheiten sein, die sich derlei Herausforderungen stellen: Sie tun es mit ebenso viel Ehrgeiz wie Athleten in klassischen Disziplinen – haben dabei allerdings oft mehr Spaß

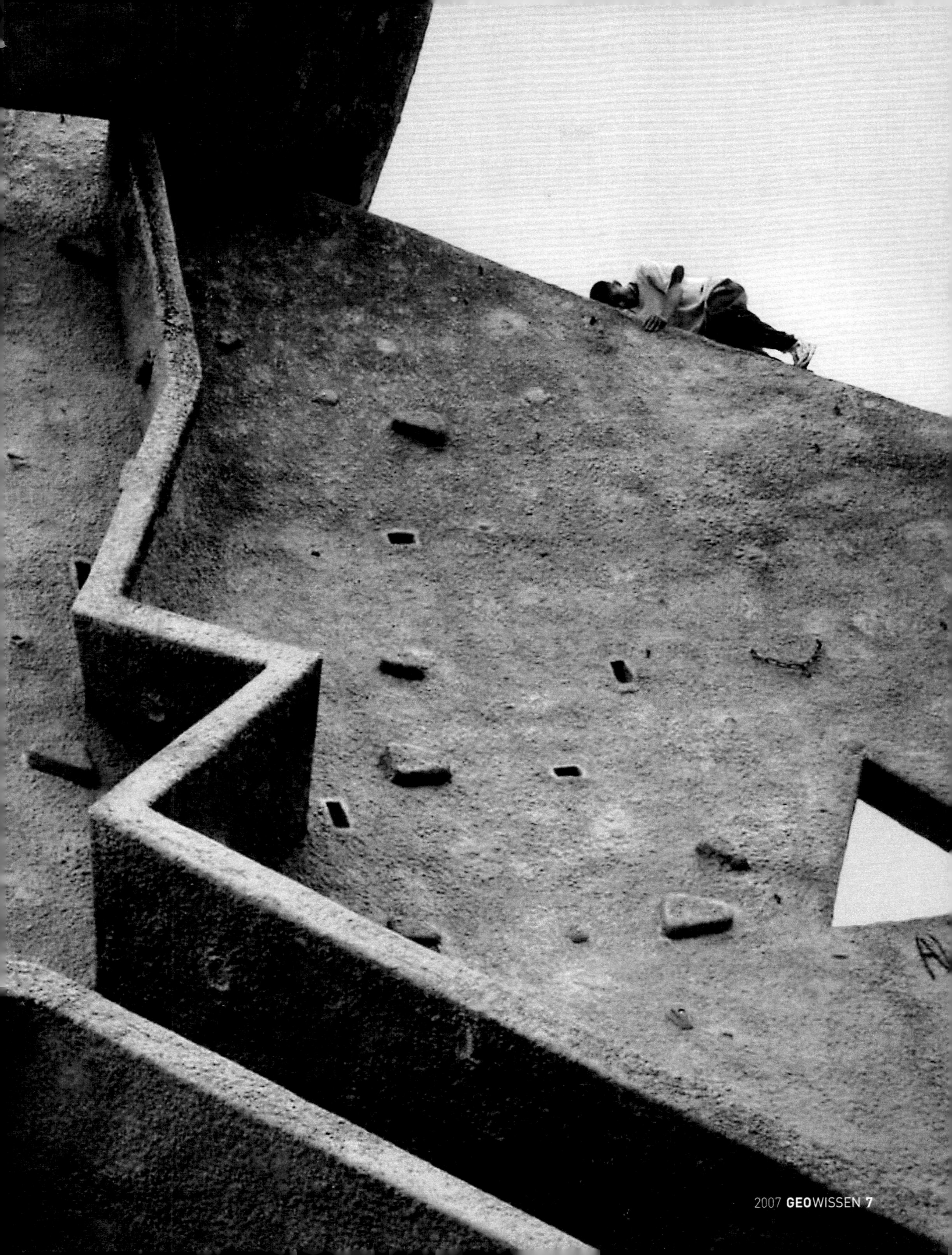

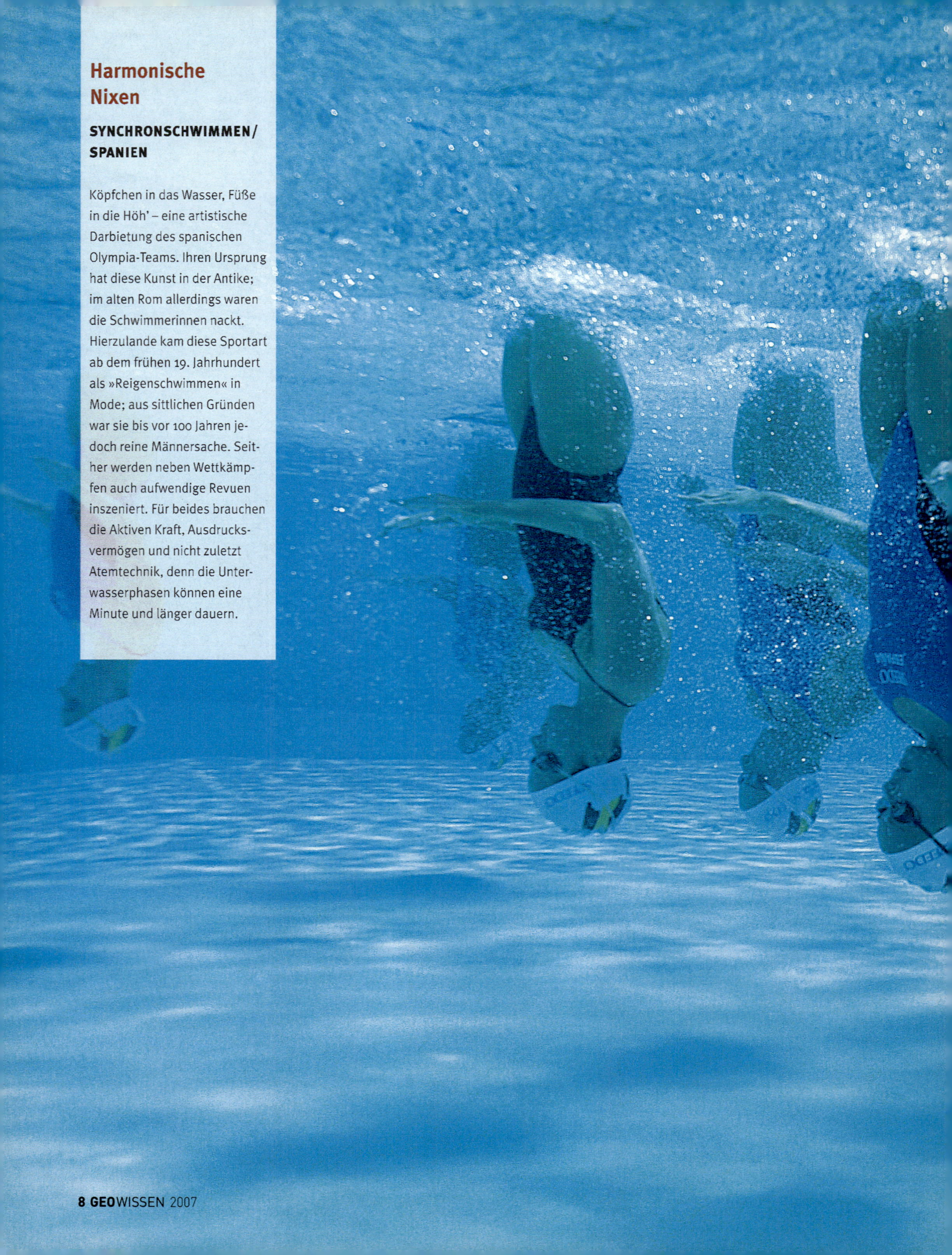

Harmonische Nixen

SYNCHRONSCHWIMMEN/ SPANIEN

Köpfchen in das Wasser, Füße in die Höh' – eine artistische Darbietung des spanischen Olympia-Teams. Ihren Ursprung hat diese Kunst in der Antike; im alten Rom allerdings waren die Schwimmerinnen nackt. Hierzulande kam diese Sportart ab dem frühen 19. Jahrhundert als »Reigenschwimmen« in Mode; aus sittlichen Gründen war sie bis vor 100 Jahren jedoch reine Männersache. Seither werden neben Wettkämpfen auch aufwendige Revuen inszeniert. Für beides brauchen die Aktiven Kraft, Ausdrucksvermögen und nicht zuletzt Atemtechnik, denn die Unterwasserphasen können eine Minute und länger dauern.

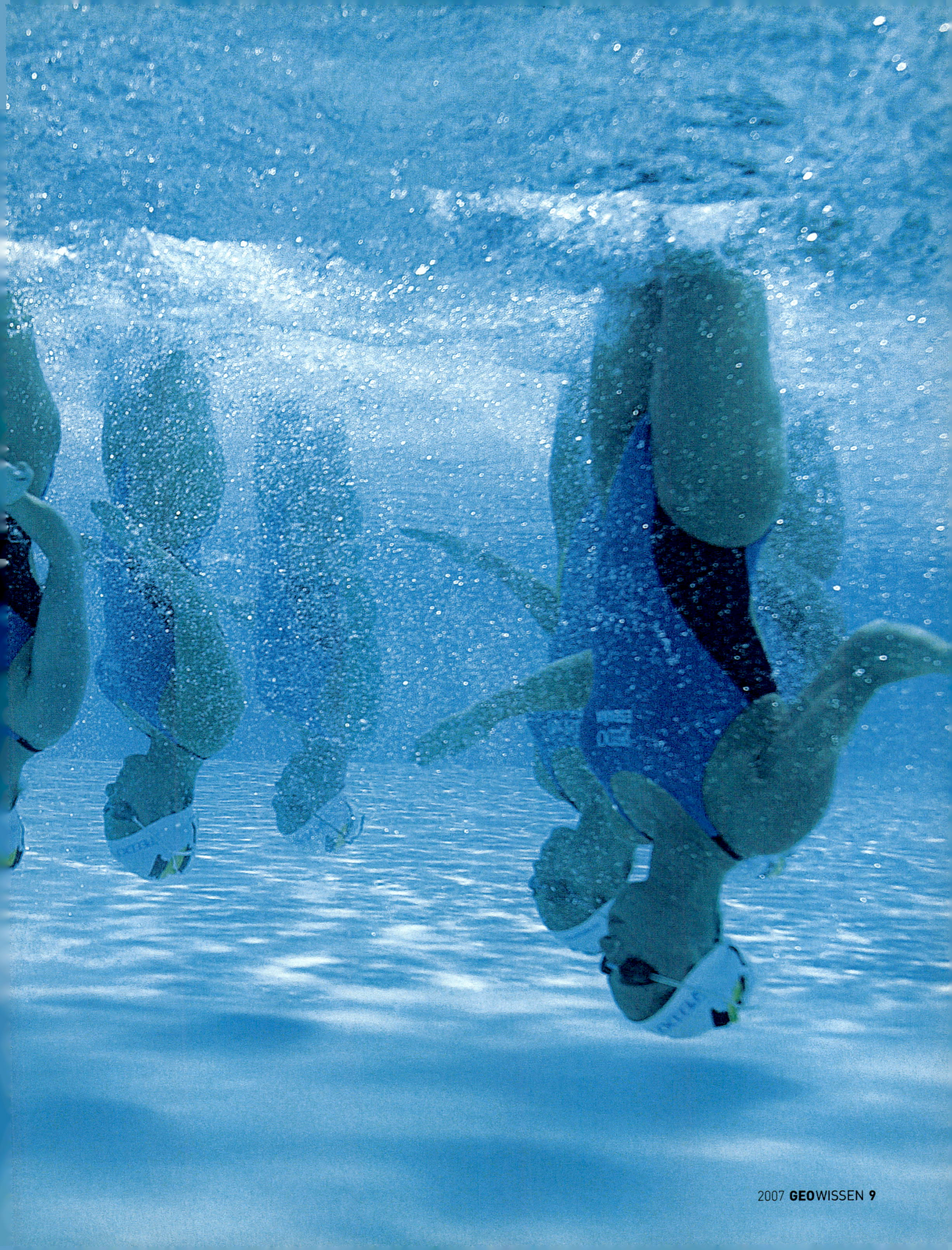

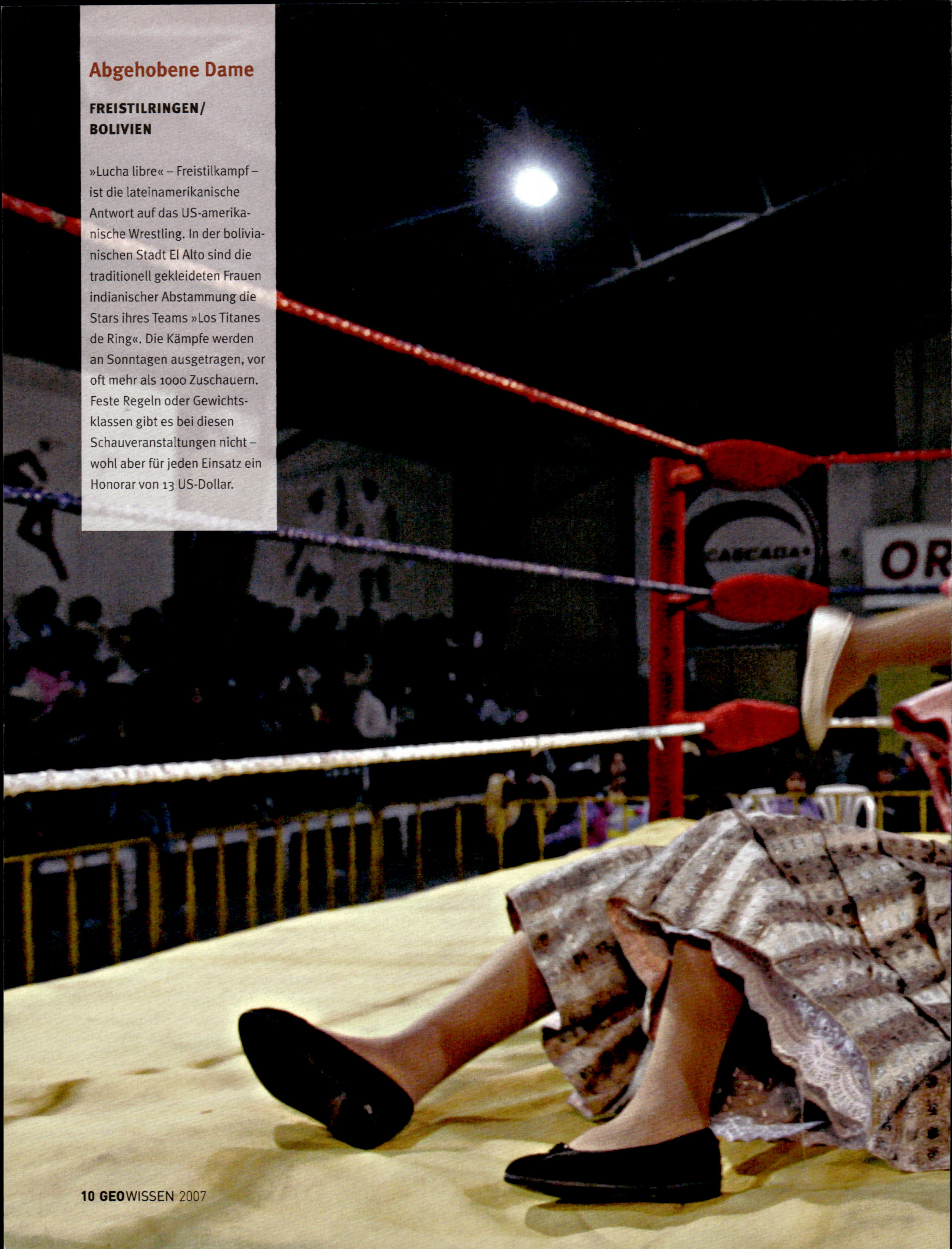

Abgehobene Dame

FREISTILRINGEN/ BOLIVIEN

»Lucha libre« – Freistilkampf – ist die lateinamerikanische Antwort auf das US-amerikanische Wrestling. In der bolivianischen Stadt El Alto sind die traditionell gekleideten Frauen indianischer Abstammung die Stars ihres Teams »Los Titanes de Ring«. Die Kämpfe werden an Sonntagen ausgetragen, vor oft mehr als 1000 Zuschauern. Feste Regeln oder Gewichtsklassen gibt es bei diesen Schauveranstaltungen nicht – wohl aber für jeden Einsatz ein Honorar von 13 US-Dollar.

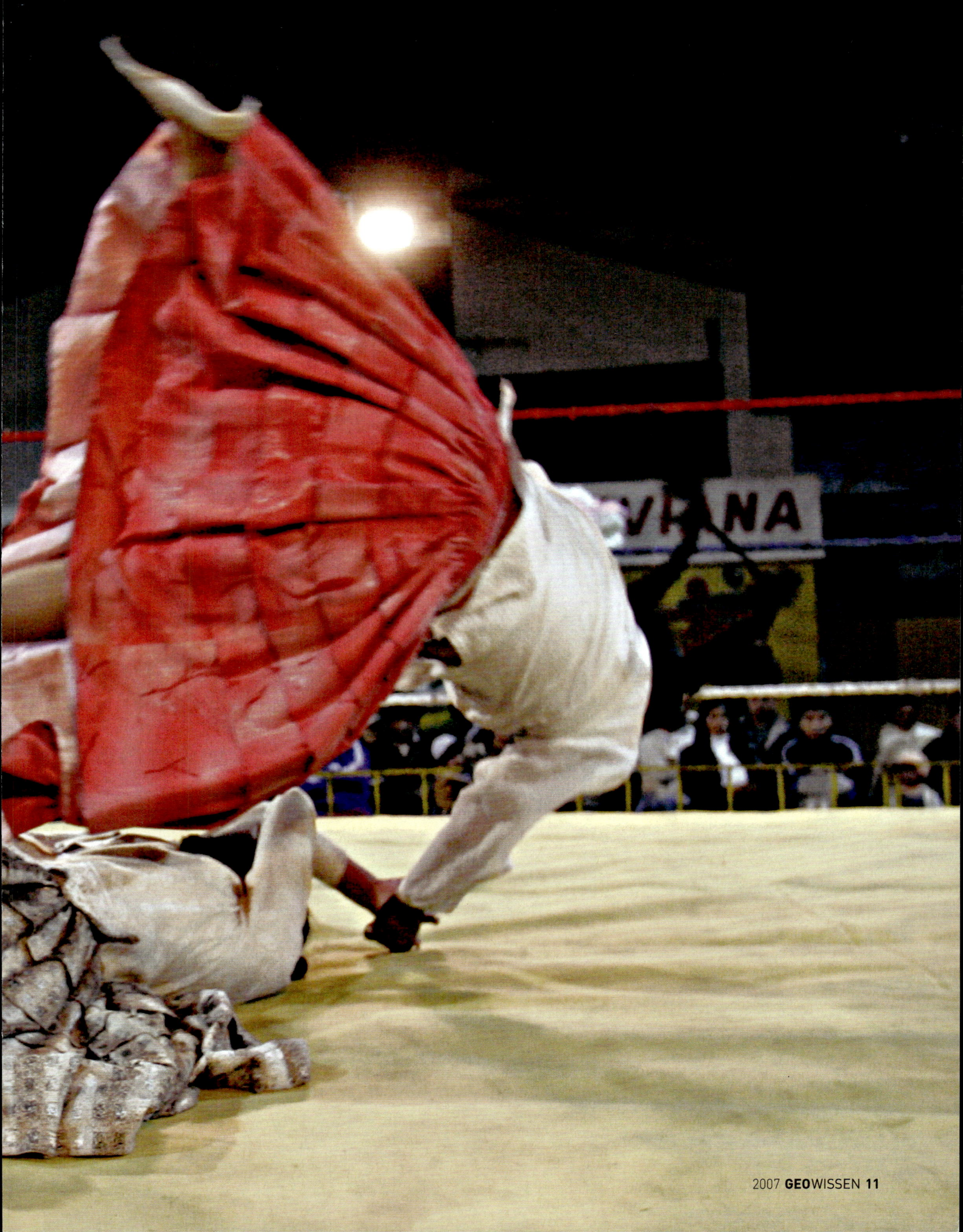

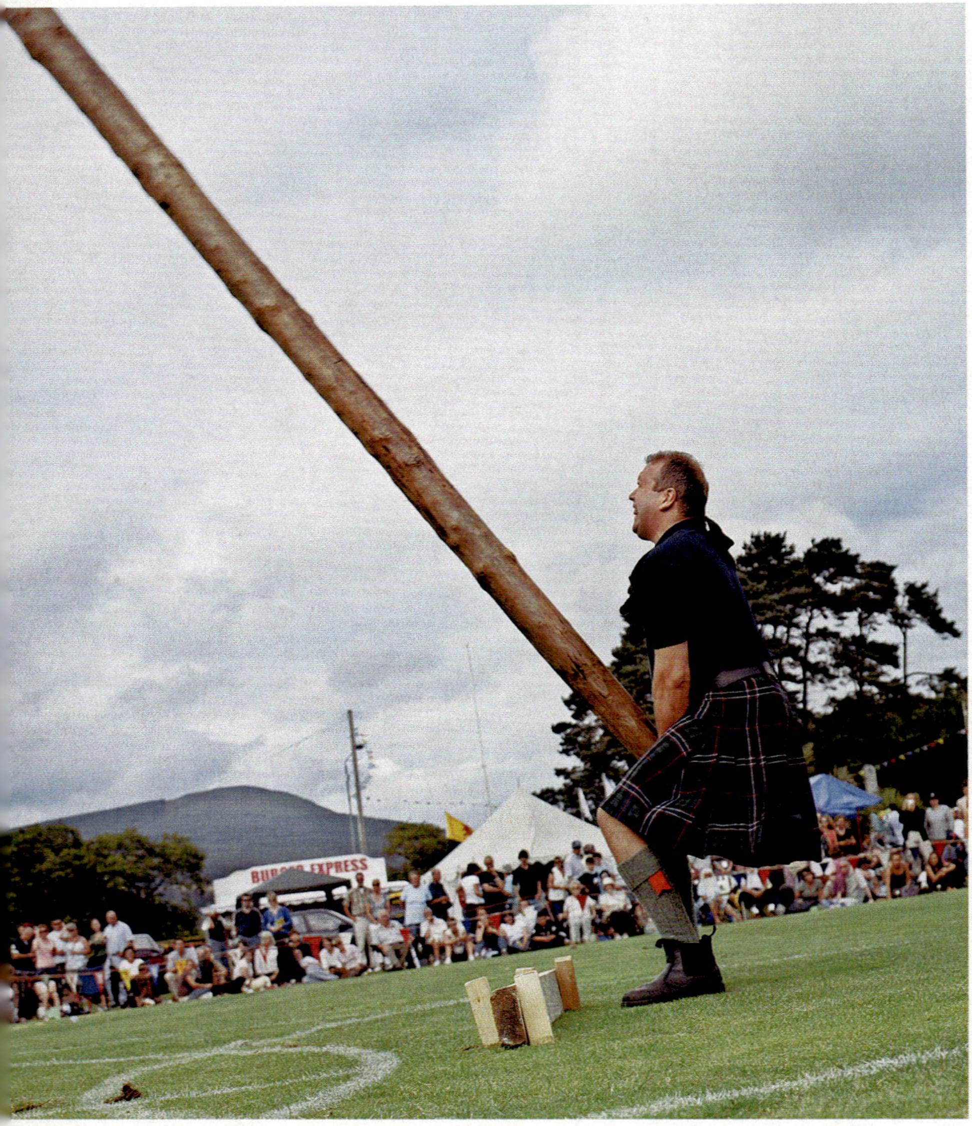

Stämmiger Rockträger

TOSSING THE CABER/SCHOTTLAND

Das Baumstammwerfen ist die wohl populärste Disziplin der schottischen Highland Games. Dabei kommt es nicht darauf an, den bis zu 70 Kilogramm schweren und rund sechs Meter langen Stamm besonders weit, sondern darauf, ihn in möglichst gerader Linie zu werfen. Das dickere, obere Ende des Stammes sollte zuerst auf dem Boden auftreffen, das dünnere Ende nach der Landung möglichst gerade nach vorn weisen. Jede Abweichung bedeutet Punktabzug.

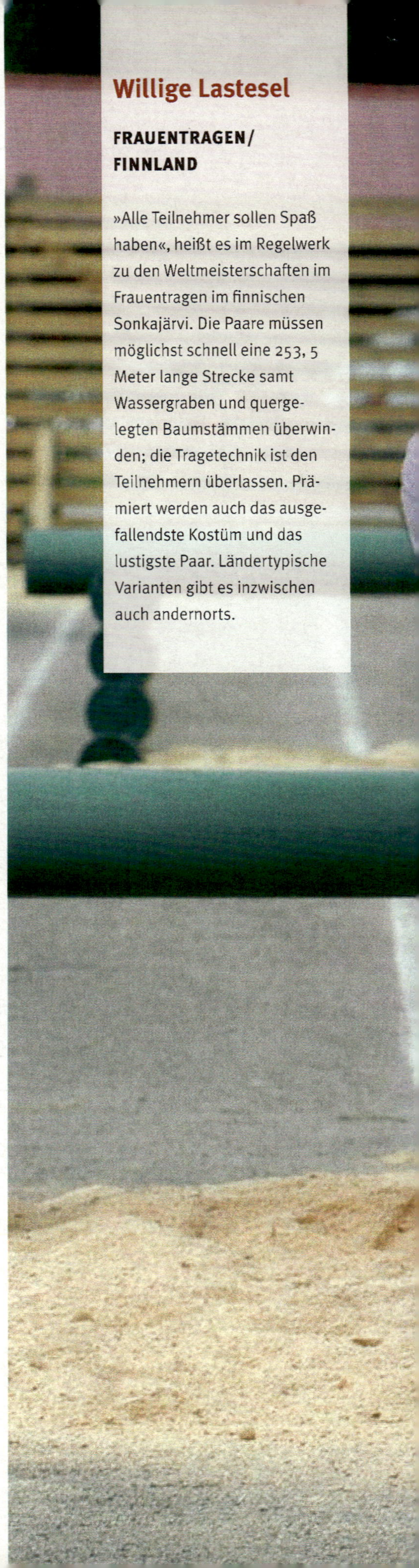

Willige Lastesel

FRAUENTRAGEN/ FINNLAND

»Alle Teilnehmer sollen Spaß haben«, heißt es im Regelwerk zu den Weltmeisterschaften im Frauentragen im finnischen Sonkajärvi. Die Paare müssen möglichst schnell eine 253,5 Meter lange Strecke samt Wassergraben und quergelegten Baumstämmen überwinden; die Tragetechnik ist den Teilnehmern überlassen. Prämiert werden auch das ausgefallendste Kostüm und das lustigste Paar. Ländertypische Varianten gibt es inzwischen auch andernorts.

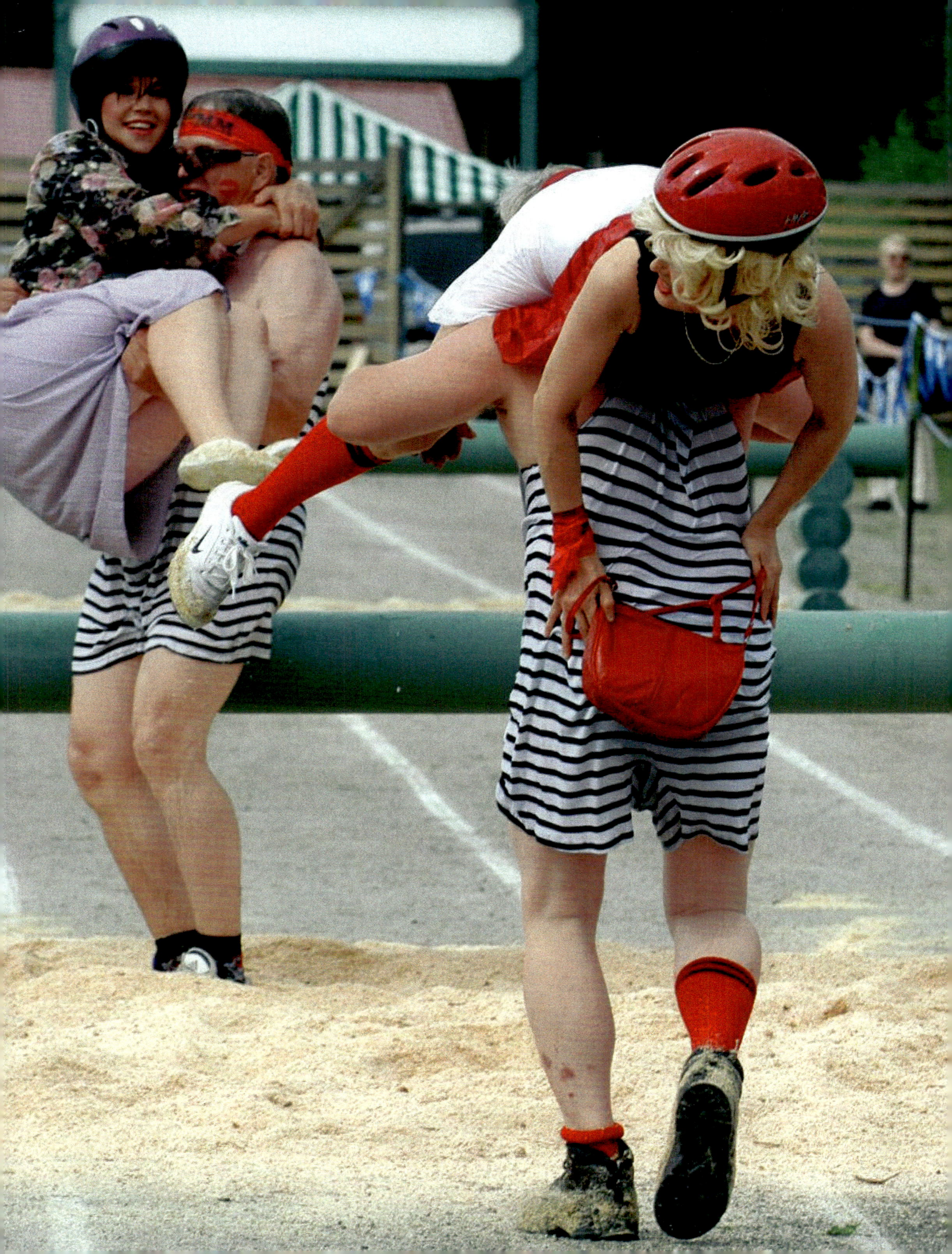

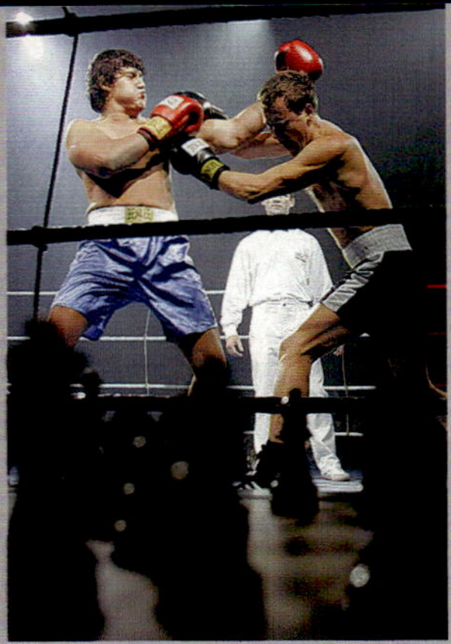

Prügelnde Denker

SCHACHBOXEN/ DEUTSCHLAND

Sechs Runden Blitzschach, fünf Runden Boxen – da kommt es gleichermaßen auf Schlag- wie auf Denkkraft an. Hier bezwingt der Bulgare Tihomir Titschko (großes Foto, rechts) im ersten Schwergewichtsweltmeisterschaftskampf den Deutschen Andreas Schneider. Erfunden hat das Schachboxen der niederländische Aktionskünstler Iepe Rubingh. Inzwischen zählen auch Weltklasse-Schachspieler und -Amateurboxer zu den Teilnehmern; die Kämpfe werden von Ringrichtern geleitet, die Schachpartien von Experten kommentiert.

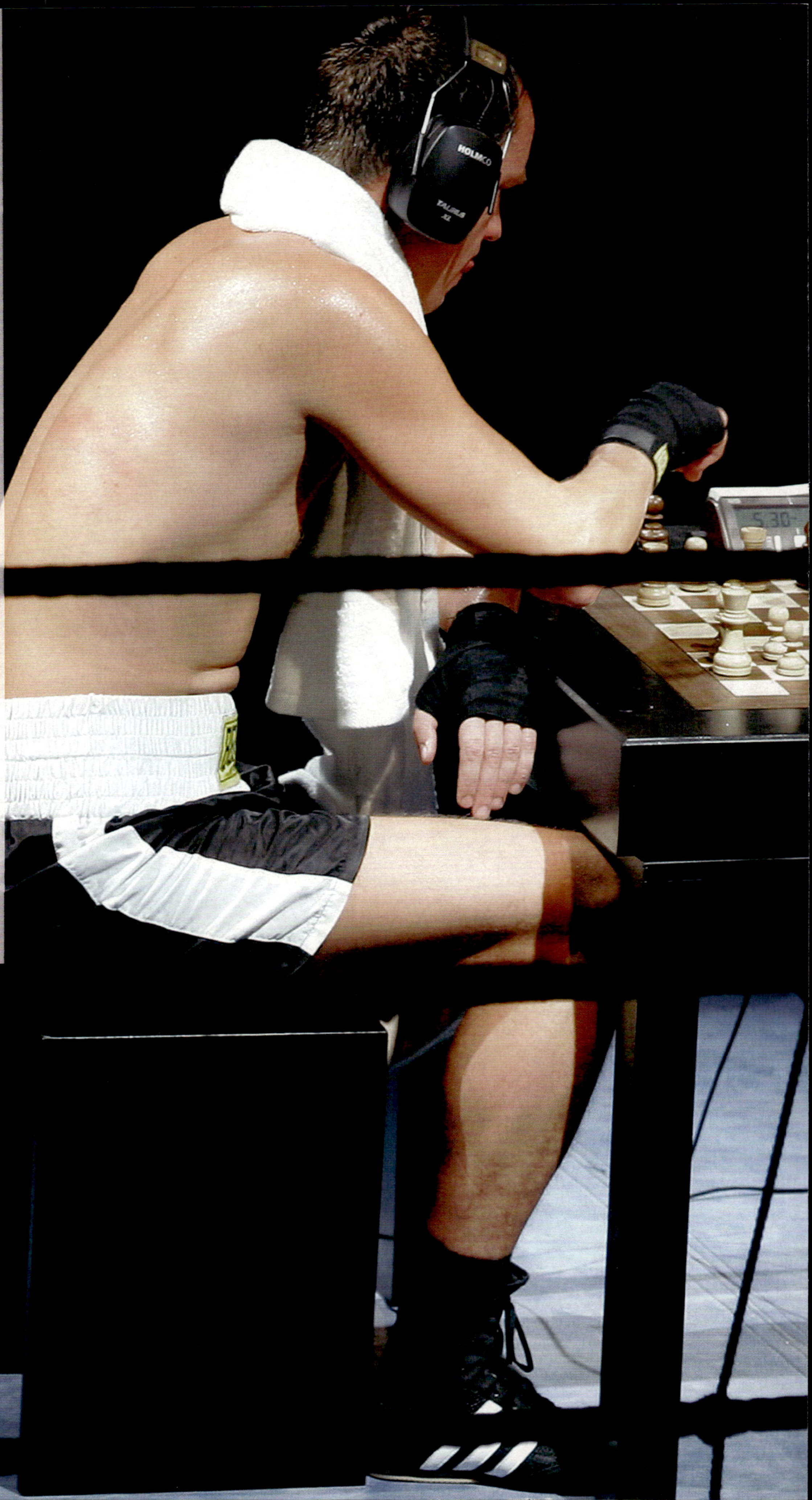

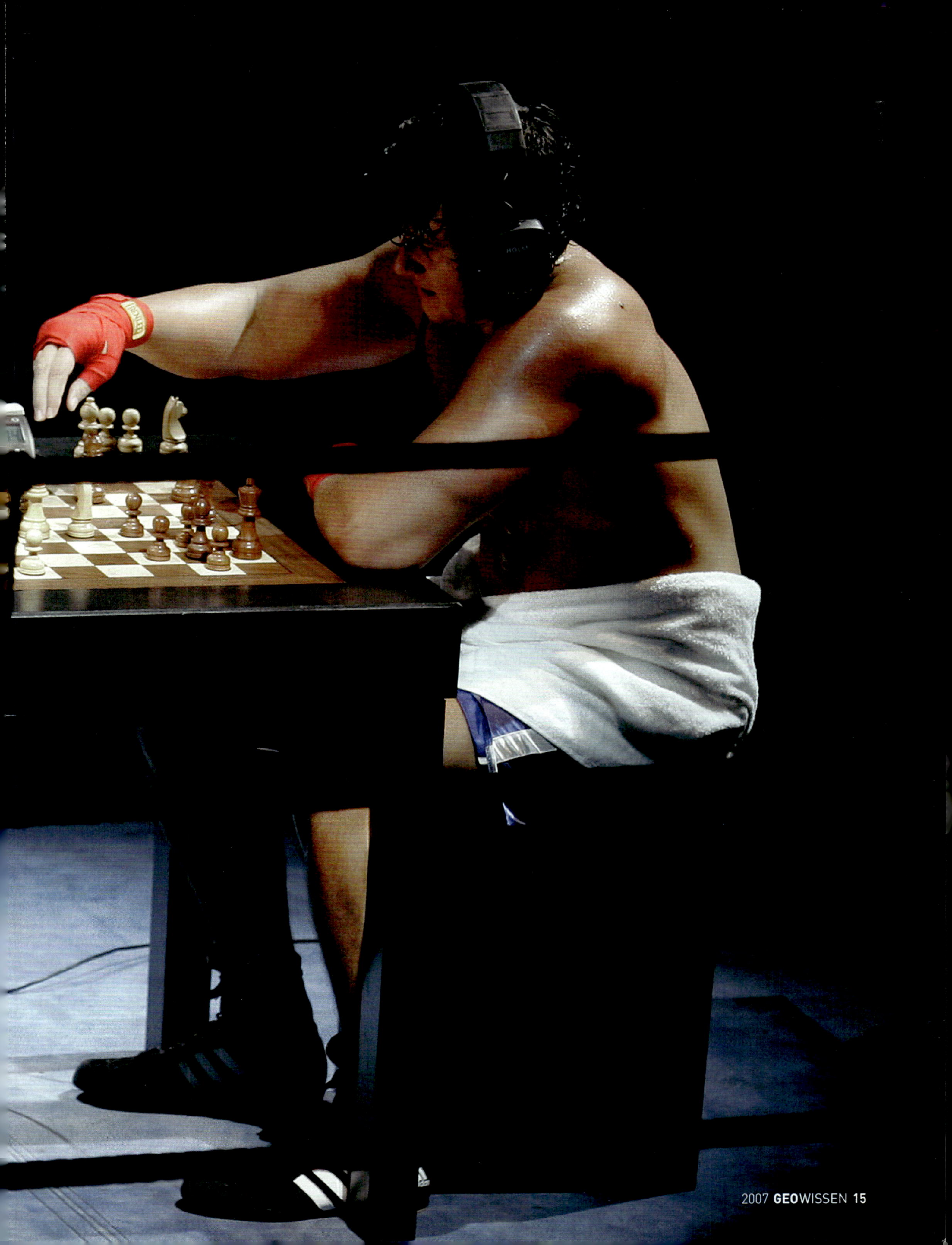

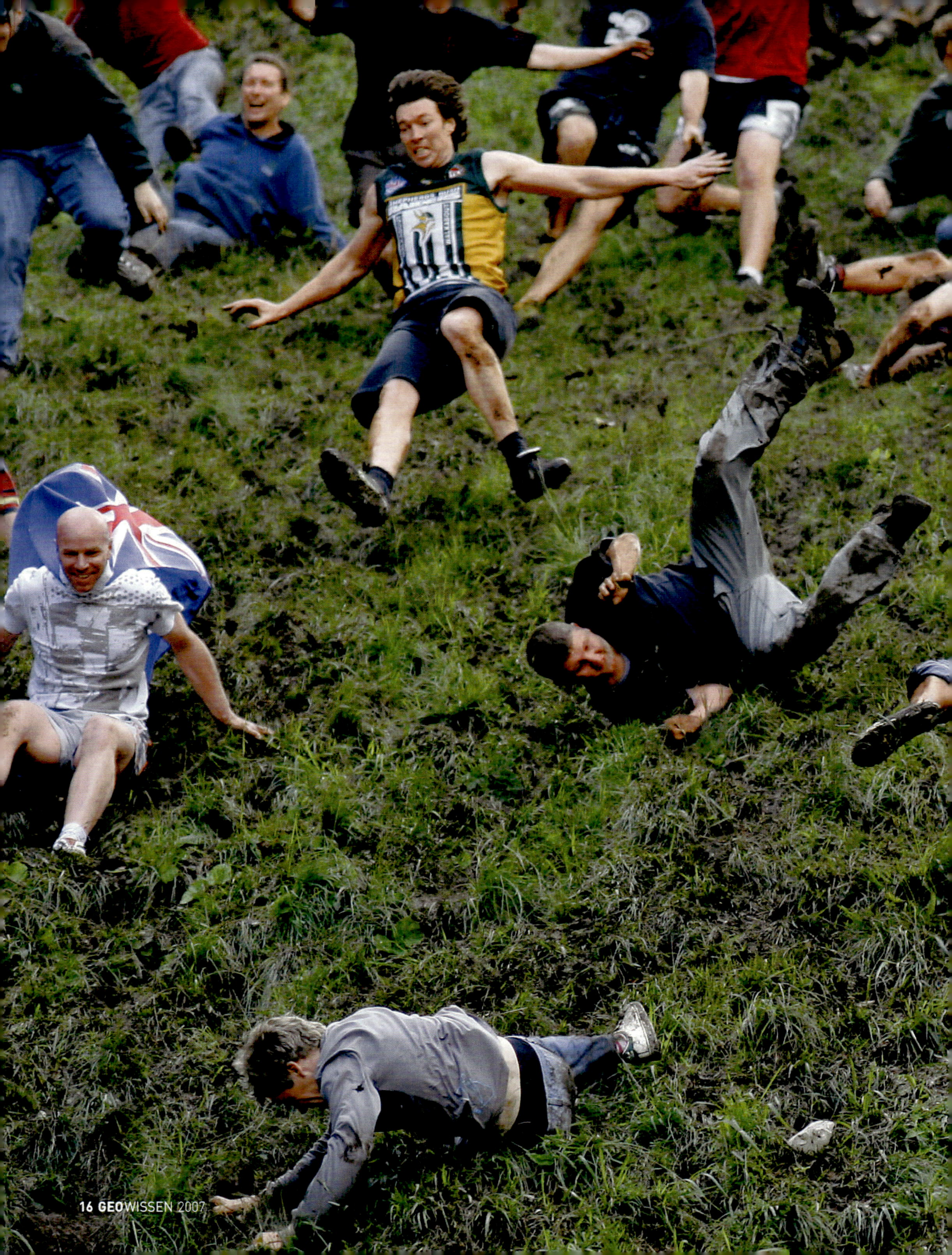

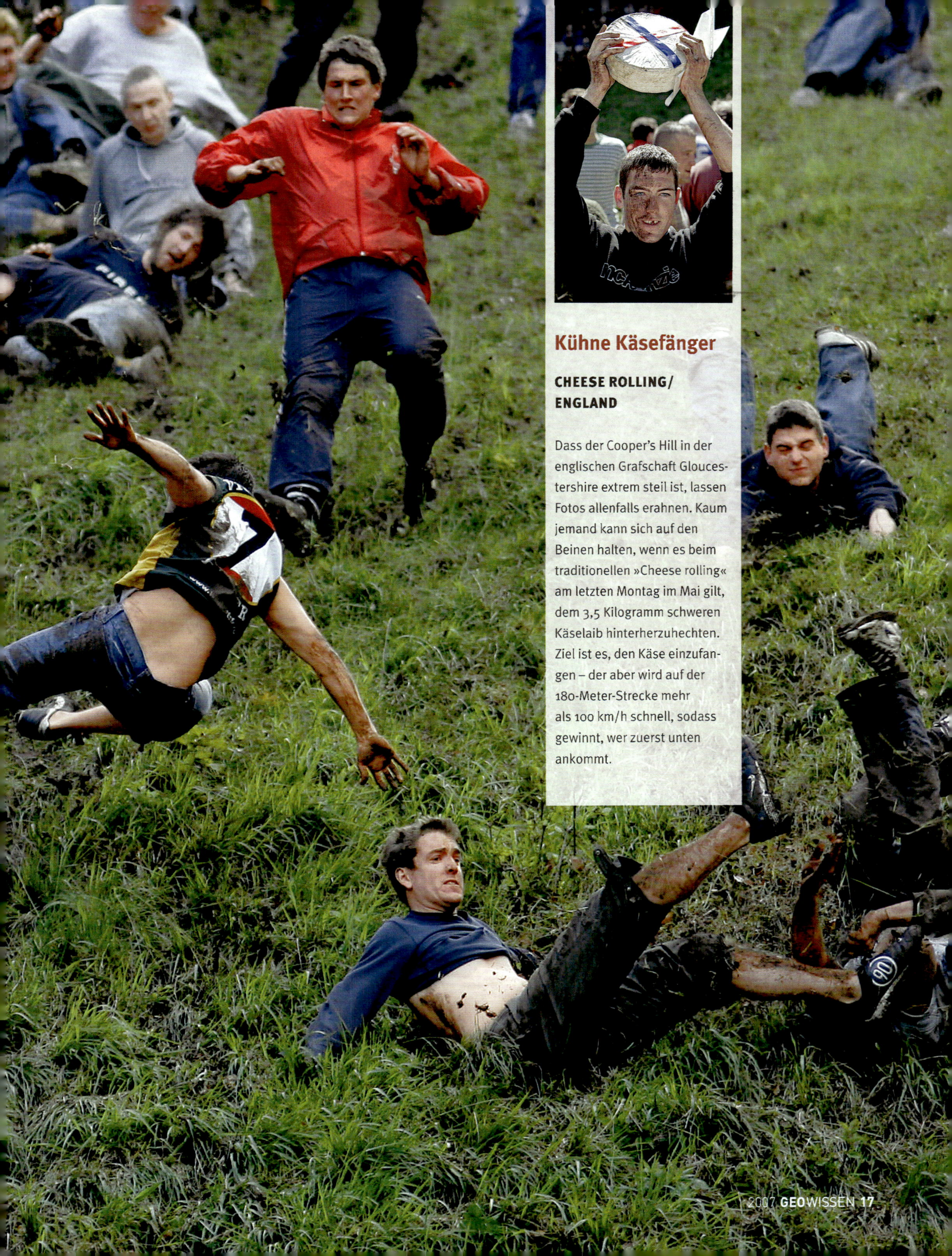

Kühne Käsefänger

CHEESE ROLLING/ ENGLAND

Dass der Cooper's Hill in der englischen Grafschaft Gloucestershire extrem steil ist, lassen Fotos allenfalls erahnen. Kaum jemand kann sich auf den Beinen halten, wenn es beim traditionellen »Cheese rolling« am letzten Montag im Mai gilt, dem 3,5 Kilogramm schweren Käselaib hinterherzuhechten. Ziel ist es, den Käse einzufangen – der aber wird auf der 180-Meter-Strecke mehr als 100 km/h schnell, sodass gewinnt, wer zuerst unten ankommt.

Schwebender Mönch

SHAOLIN KUNG FU/ PORTUGAL

Die Kontrolle des Geistes über den Körper zu gewinnen, ist das Ziel der Shaolin-Mönche. Hier scheint es erreicht: Wie schwerelos hält sich der Körper vor der Kulisse der Lissaboner »Brücke des 25. April« in der Luft. Der Wiener Fotografen Philipp Horak hat die Meister der asiatischen Kampfkunst für ein Buchprojekt in Szene gesetzt. Mit ihrer Kung-Fu-Show sind die Shaolin-Mönche bereits mehrfach auf Tournee gewesen: Dabei liegen sie auf Messerspitzen, zerbrechen Eisenstangen mit dem Kopf und durchstoßen eine Glasscheibe mit einer Nadel.

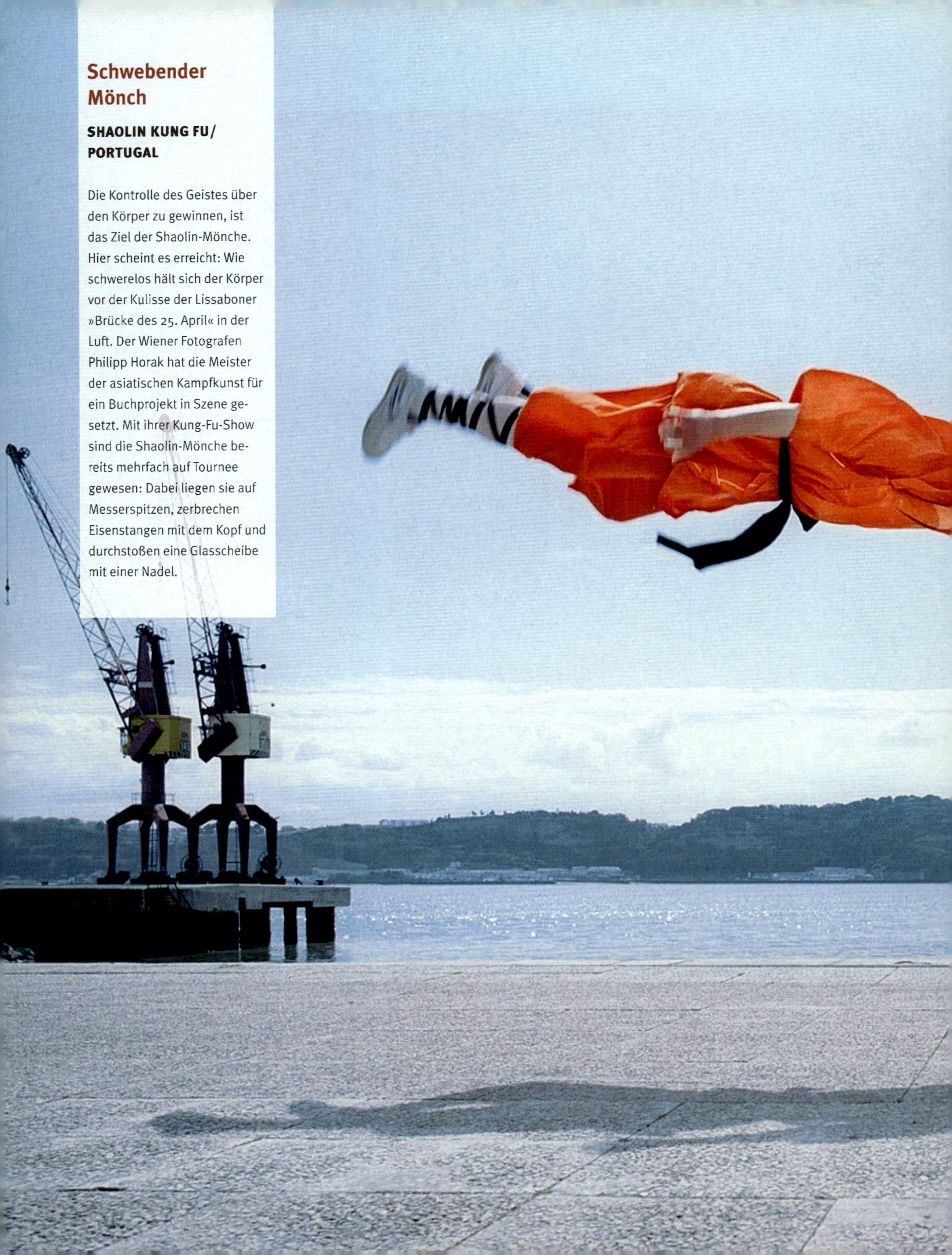

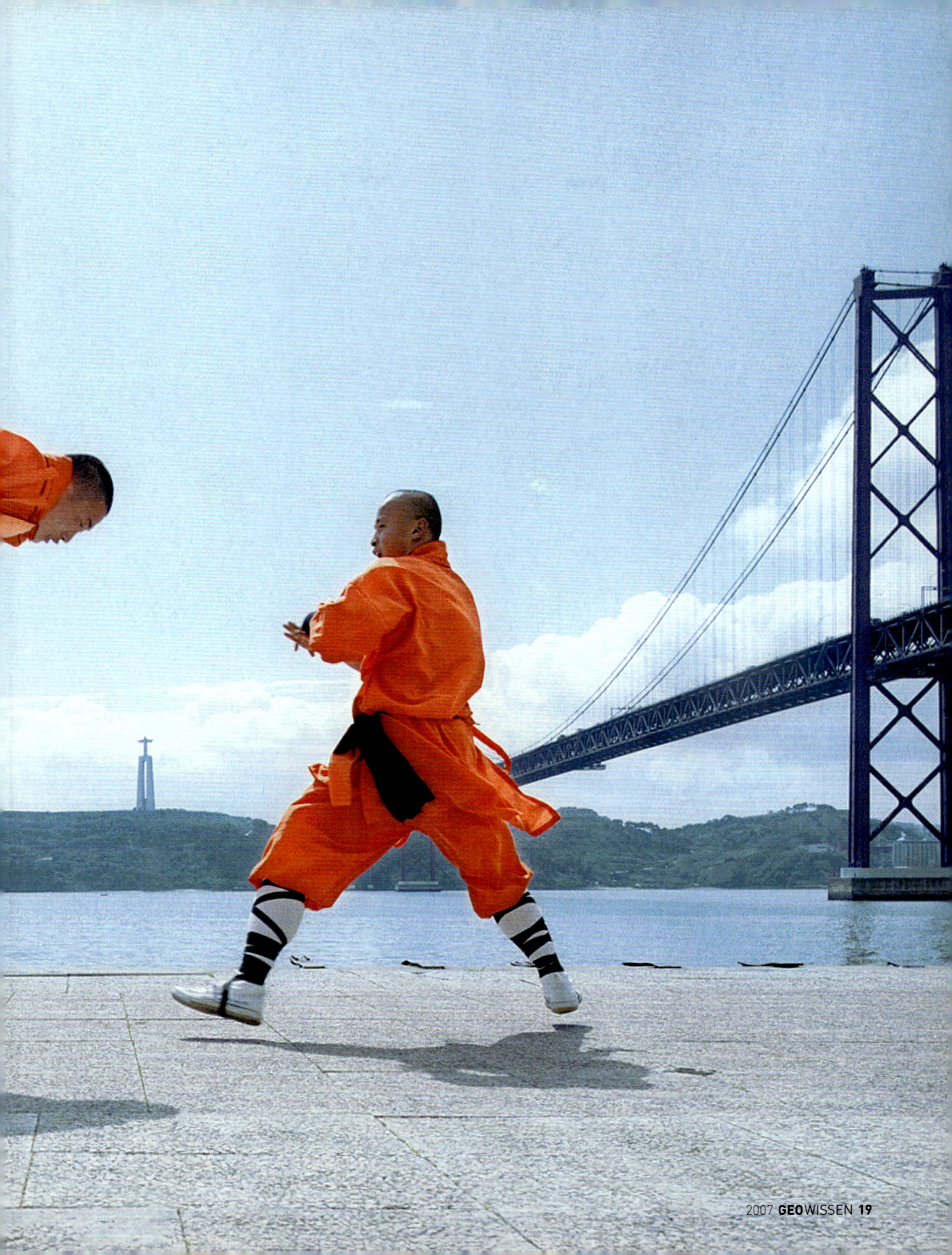

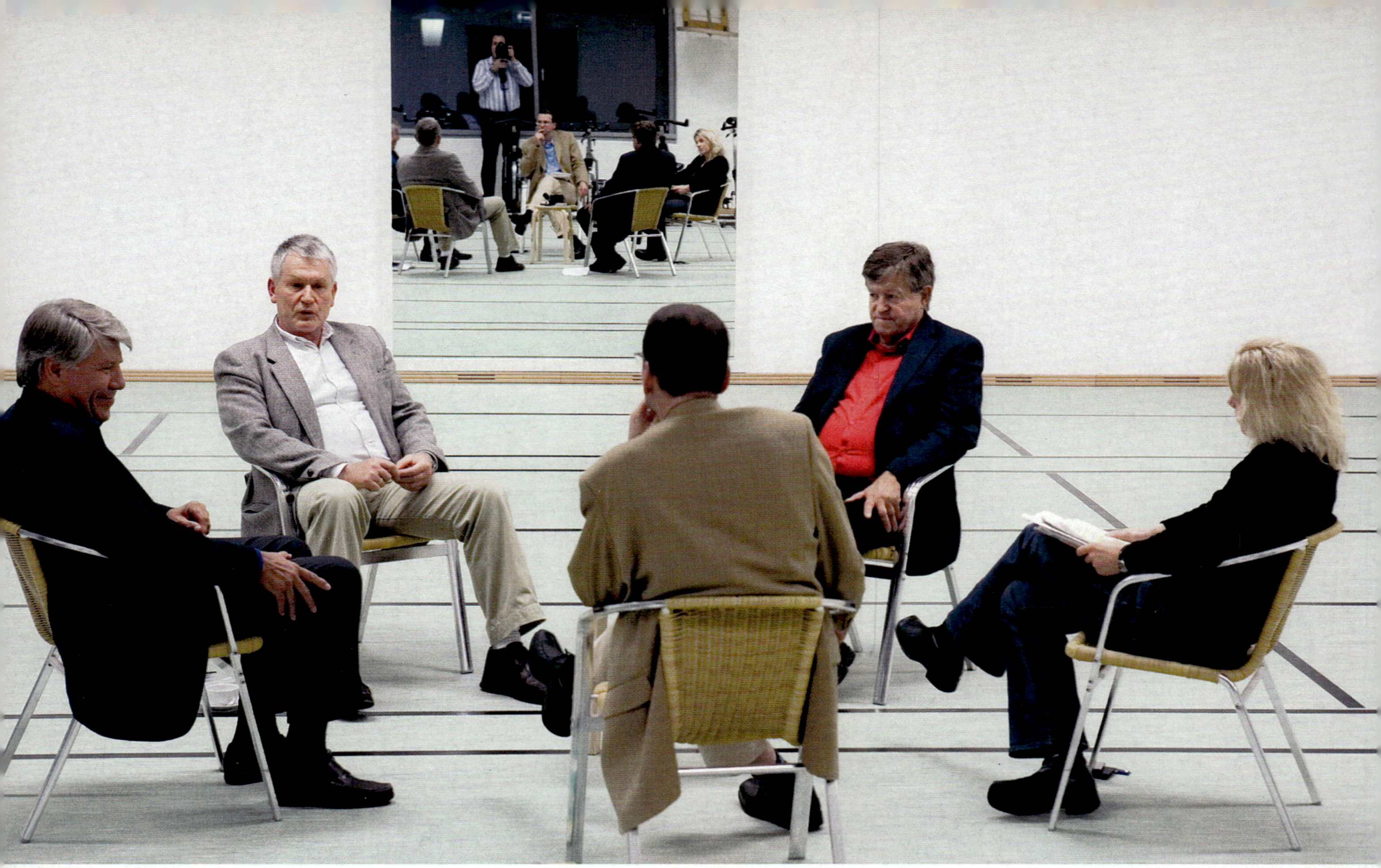

GEO-WISSEN-GESPRÄCH

»Ich möchte leistungssteigernde Mittel entteufeln, anstatt sie nur zu verteufeln«

Sportwissenschaftler sind sich keineswegs einig darüber, dass Doping strikt abzulehnen sei. Ein Streitgespräch über Anabolika im Fußball, den Körperkult bei Jugendlichen und die genetische Lotterie

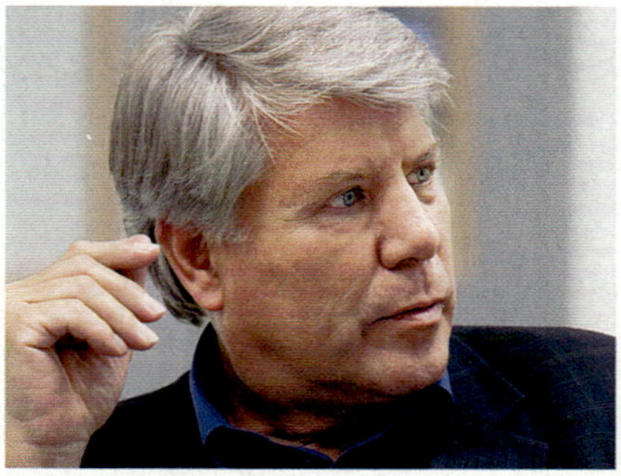

Gunter Gebauer, 63, war in den 1960er Jahren erfolgreicher Weitspringer. Heute hat er eine Professur für Philosophie und Soziologie des Sports an der Freien Universität Berlin. Gebauer ist Autor der Bücher »Poetik des Fußballs« und »Sport in der Gesellschaft des Spektakels«.

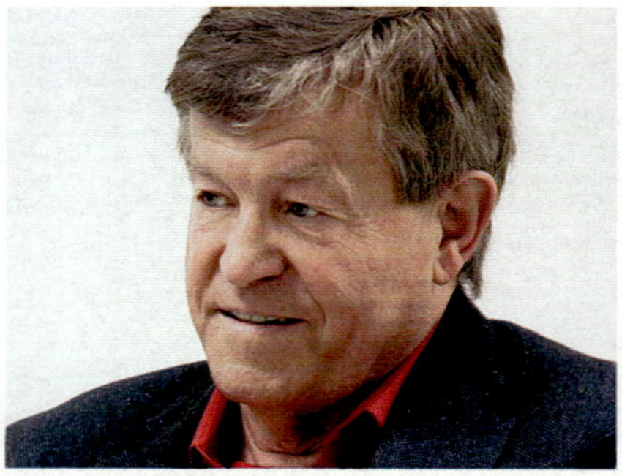

Gerhard Treutlein, 65, war viele Jahre Leichtathletik-Trainer im Jugendbereich und im Spitzensport. Er lehrt als Professor für Sportpädagogik an der PH Heidelberg. Im Jahr 2005 fand auf seine Initiative hin das erste europäische Expertengespräch zur Dopingprävention statt.

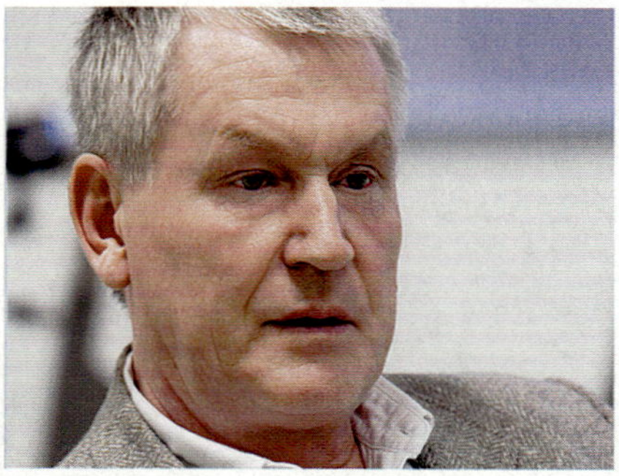

Arnd Krüger, 62, ist neunmaliger Deutscher Meister in den Mittelstrecken der Leichtathletik und war 1968 Olympiateilnehmer in Mexiko. Heute hat er eine Professur an der Universität Göttingen und ist Geschäftsführender Direktor des dortigen Instituts für Sportwissenschaften.

MODERATION: CHRISTINE HEIDEMANN UND CLAUS PETER SIMON; FOTOS: ANDREAS TEICHMANN

GEO: Wenn Sie sich als Experten Spitzensport-Veranstaltungen ansehen: Können Sie die noch genießen?

Gunter Gebauer: Schwerlich. Aber das geht nicht nur Fachleuten so. Wer Floyd Landis gesehen hat, der an einem Tag bei der Tour de France wie eine lebende Leiche hinterhergefahren ist und am Folgetag wie Phönix aus der Asche den Berg raufkurbelt, dem ist klar, dass es dabei nicht mit rechten Dingen zugehen kann. Das gehört in eine Mystery-Serie, aber nicht in eine Sportveranstaltung.

GEO: Die Tour de France ist womöglich ein Sonderfall.

Gebauer: Sagen wir lieber die Spitze eines Eisbergs. Nehmen Sie das Istaf, das Internationale Stadionfest in Berlin 2006. Ich habe noch nie Menschen so schnell laufen sehen wie bei den 100-Meter-Wettbewerben der Männer und Frauen, die Sieger stürmten von der 50-Meter-Marke an den anderen einfach weg. Trotz der Weltklassezeiten gab es nur matten Beifall. Früher war der 100-Meter-Lauf der Höhepunkt bei Weltmeisterschaften und Olympischen Spielen, da hat man den Atem angehalten. Das ist nicht mehr so.

GEO: Wie viele Spitzenathleten sind Ihrer Schätzung nach gedopt?

Arnd Krüger: Eine Arbeitsgruppe der Welt-Anti-Doping-Organisation WADA hat kürzlich diese Frage erörtert. Konsens war, dass etwa 30 Prozent der Spitzensportler dopen, 35 Prozent mit sich ringen, ob sie es tun sollen, und 35 Prozent der Sportler sich gegen Doping entschieden haben.

Gebauer: Vorsicht bei solchen pauschalen Angaben. Aber die Verlockung ist zweifellos sehr groß bei Leuten, die, wie Landis, lange Zeit im zweiten Glied gestanden haben und plötzlich die Chance sehen, ganz nach vorn zu kommen.

Gerhard Treutlein: Der Hauptanreiz kommt aber noch immer wesentlich von staatlicher Seite, denn der Staat gibt Geld gegen Leistung.

GEO: Staaten fördern das Doping?

Treutlein: Ja. Die Funktionäre stecken in einem fürchterlichen Dilemma. Wenn sie effektiv gegen Doping vorgehen, sinken die Leistungen, und es fließt weniger Geld. Gleichzeitig verkünden sie, dass alle Leistungsanforderungen, um an Olympischen Spielen oder Weltmeisterschaften teilzunehmen, ohne Doping zu erreichen seien. Aber allen ist klar, dass das manchmal nicht geht.

GEO: Nennen Sie bitte ein Beispiel dafür.

Treutlein: Für die kommende Universiade, die studentischen Weltsportspiele in Bangkok, ist eine Qualifikationsnorm für die 10 000 Meter von 28 Minuten, 6 Sekunden vorgesehen. Das ist eine absolute Weltklassezeit, vier Sekunden unter der Siegeszeit des letztjährigen Europameisters. Normen orientieren sich oft an der Weltbestenliste, obwohl klar ist, dass da einige Gedopte ganz oben stehen.

GEO: Was Sportlern verboten ist, wird in anderen Bereichen, in denen es um Spitzenleistungen geht, geradezu eingefordert. Eine Primaballerina, die unter Knochenhautentzündung leidet, kann praktisch jedes Medikament nehmen, um für die nächste Ballettaufführung wieder fit zu sein. Ein Sportler steht ganz schnell mit einem Bein im Dopingsumpf. Weshalb eigentlich diese Ungleichbehandlung?

Treutlein: Ein sportlicher Wettkampf sollte zumindest eine gewisse Chancengleichheit bieten. Deshalb hat der Sport sich die Doping-Regeln gegeben. Diejenigen, die mit diesen Regeln nicht einverstanden sind, könnten ihre eigenen Verbände gründen und dann so viel dopen wie sie wollen, solange sie nicht mit dem Arzneimittelgesetz in Konflikt geraten.

Gebauer: Kunst und Sport sind zwei völlig unterschiedliche kulturelle Systeme. In der Kunst geht es oft darum, Regeln zu brechen, um neue ästhetische Wirkungen zu erzielen. Große Werke der klassischen Musik und der Popmusik sind unter Drogeneinfluss entstanden, das stört niemanden. Das künstlerische Produkt ist abgespalten von den Bedingungen der Erzeugung. Niemand fragt, welche Substanzen Schiller im Urin hatte, als er „Die Räuber" schrieb. Zu Recht!

Treutlein: Im Sport aber steckt, anders als in der Kunst, auch ein Gesundheitsversprechen. Wenn ehemalige Profis in ihrer Freizeit dopen, ist das deren Privatsache. Ich weiß von 70-Jährigen, die ohne Rücksicht auf Verluste alles einschmeißen, damit sie am Samstag im Training mit etwas Jüngeren mithalten können. Einer der Alten ist dann tot vom Gerät gefallen. Etwas anderes aber ist es, wenn Doping offiziell freigegeben würde. Das wäre ein fatales Signal für Jugendliche. Wenn der Leistungssport nicht für Sauberkeit steht, dann können wir als Trainer und Pädagogen den Eltern nicht mehr raten, ihre Kinder dorthin zu geben.

Krüger: Leistungssport hat mit Gesundheit generell nicht viel zu tun. Unzählige Turnerinnen haben nach Ende der Karriere eine kaputte Wirbelsäule. Wenn es um das Wohl der Sportler gehen würde, müssten erst einmal Ski alpin und Boxen verboten werden. Wer mehr als 200 Kämpfe hinter sich hat, egal ob mit Kopfschutz oder ohne, ist für den Rest des Lebens erledigt. Boxen ist aber schon sehr früh eine olympische Sportart gewesen. Die meisten Medikamente auf der Dopingliste sind viel ungefährlicher als der Sport selbst.

Treutlein: Aber es gibt eine Vielzahl von Todesfällen und dramatischen persönlichen Schicksalen, die mit Doping in Zusammenhang stehen. Ralf Reichenbach, Vizeeuropameister im Kugelstoßen, hat

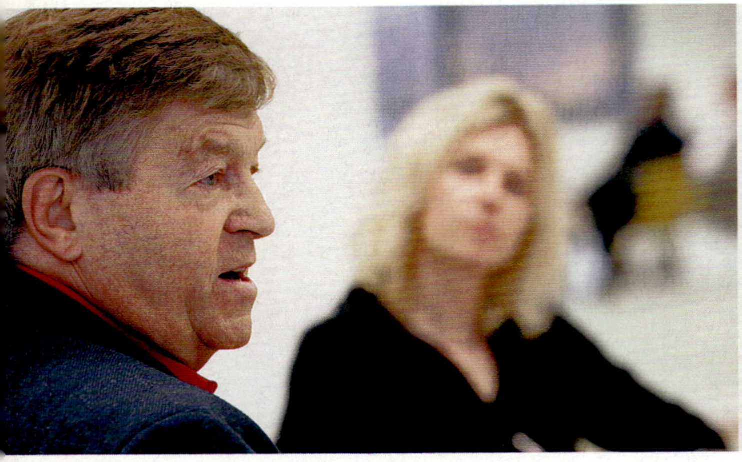

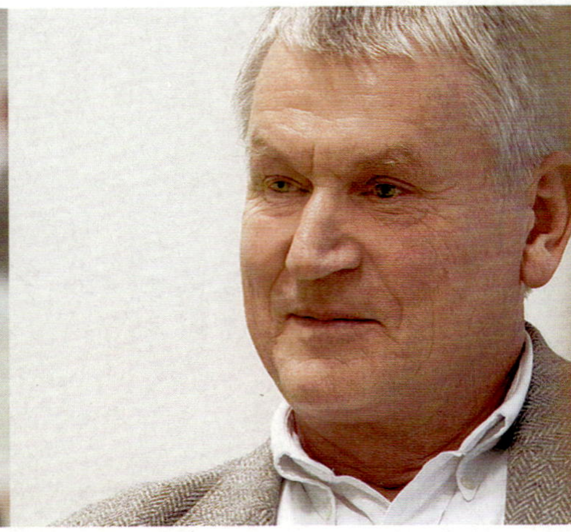

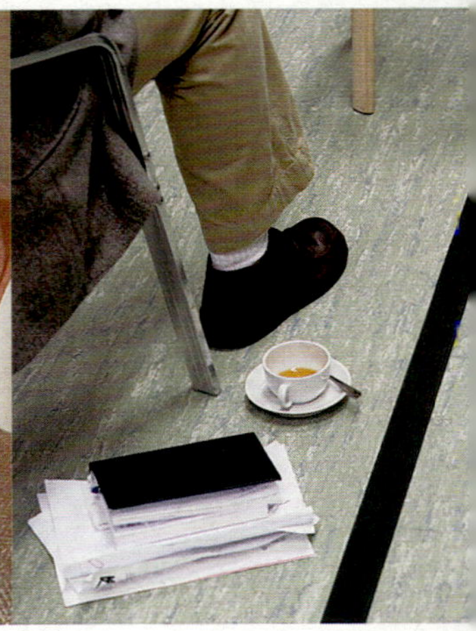

»Selbst Kindern im Vorschulalter wird schon vermittelt: Wenn du nichts nimmst, kannst du nichts erreichen«

Gerhard Treutlein

Anfang 1998 im Fernsehen behauptet, Doping sei harmlos. Vier Wochen später war er tot, nach anabolikabedingtem Herzmuskelschaden und vor einer geplanten Herztransplantation. Ein anderer bekannter Kugelstoßer hat heute Parkinson, infolge der Einnahme von wohl aus Leichenhirnen gewonnenen Wachstumshormonen.

Krüger: Doping macht längst nicht immer krank. Und außerdem sagt die Weltgesundheitsorganisation, Gesundheit ist physisches, psychisches und soziales Wohlbefinden. Wenn einer dopt und gewinnt, ist sein soziales Wohlbefinden sicherlich gesteigert.

Gebauer: Testosteron und Anabolika sind zweifellos Medikamente, die bei Krankheiten sehr hilfreich sein können. Ein kontrolliertes Doping, von erfahrenen Ärzten verabreicht und mit relativ geringen Dosen, kann einen hohen Leistungszuwachs bringen. Es ist eine furchtbare Erkenntnis, aber das Gesundheitsargument allein kann nicht unbedingt ein Dopingverbot begründen.

Treutlein: Aber selbst das ärztlich kontrollierte Staatsdoping in der DDR hat in vielen Fällen ganz massive Schäden bei den Athleten hervorgerufen.

Krüger: Dort haben die Ärzte mit wenigen Substanzen und hohen Dosierungen gearbeitet, das könnte man inzwischen wesentlich besser machen. Das Problem heute ist vor allem die unkontrollierte Anwendung. Bei Anabolika zum Beispiel kommt es zu einer Verknöcherung von Sehnen und Bändern. Genau das passiert bei einigen Fußballern, deren Sehnen und Bänder reißen dann. Anabolika steigern auch die Aggressivität und lösen Glücksgefühle aus. Werden sie abgesetzt, kommt es zu Depressionen. Auch das ist bei Fußballern zu sehen. Wer aber nach einer Verletzungspause hart trainieren muss, womöglich zweimal am Tag, dem fällt das mithilfe von Anabolika sehr viel leichter.

GEO: Offiziell ist Doping im Fußball kaum ein Thema.

Krüger: Wenn die Fach-Doper aus der Leichtathletik plötzlich als Fitnesstrainer auf der Bank auftauchen, gerät man schon ins Grübeln.

Treutlein: Der Bruder des Vereinspräsidenten eines französischen Erstligaklubs hat mich in den 1990er Jahren auf einer Tagung gefragt: Weißt du, warum die französischen Fußballer in der zweiten Halbzeit immer besser spielen als in der ersten? Wusste ich natürlich nicht. Die Antwort: Die Dopingkontrollen finden in der Pause statt, und direkt danach werden Stimulanzien eingeworfen.

GEO: Und in Deutschland?

Treutlein: Hier wird so getan, als ob wir auf einer Insel der Seligen leben. Wettkampfkontrollen sind erst 1988, nach den Dopingvorwürfen von Toni Schumacher in seinem Buch „Anpfiff", eingeführt worden; Trainingskontrollen gibt es bis heute kaum. So kann man sich nicht gegen Doping abschotten, schon gar nicht, wenn es um so viel Renommee, Aufmerksamkeit und Geld wie im Profifußball geht.

GEO: Ist der Kampf gegen Doping letztlich ein Kampf gegen Windmühlen? Hat der Mensch nicht schon immer versucht, seinen Körper mit allen zur Verfügung stehenden Mitteln zu verändern, trotz Risiken? Ob das nun Piercings sind, Schönheitsoperationen, Medikamente gegen Müdigkeit und für mehr geistige Leistungsfähigkeit, oder künftig vielleicht Hirnimplantate?

Treutlein: Selbst Kindern im Vorschulalter wird schon vermittelt: Wenn du nichts nimmst, kannst du nichts erreichen. Erst sind es nur Vitamine und Stärkungssäfte, später werden die Grenzen fließend. Aber genau diese entstehende Dopingmentalität müssen wir bekämpfen, denn sie führt zur Selbstzerstörung des Individuums und in letzter Konsequenz langfristig zur Selbstzerstörung der Gesellschaft.

Gebauer: Erschreckend viele Jugendliche finden heute nichts dabei, ihren Körper in fast jeglicher Hinsicht zu verändern, ob durch Medikamente oder Implantate. Was der jungen Frau die Brustvergrößerung, ist dem jungen Mann der Muskelaufbau durch Anabolika. Der Hochleistungssport geht insofern vollkommen konform mit der Mentalität in der Gesellschaft.

Krüger: Sportler sind auch nur normale Menschen, die ihr Talent ganz und gar ausschöpfen wollen. Das finde ich beruhigend. Wir leben eben nicht mehr auf Bäumen und essen nur Bananen. Etwas anderes ist es natürlich, wenn Sportler unwissentlich oder gegen ihren Willen gedopt werden, erst recht, wenn sie minderjährig sind. Das ist eine Straftat.

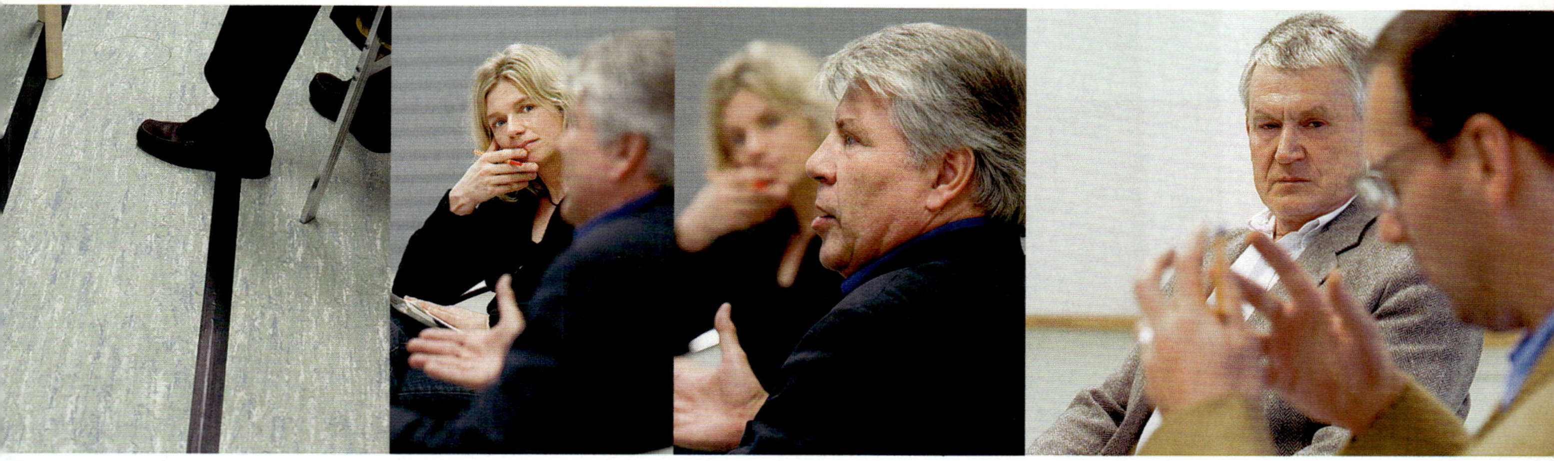

Gebauer: Aber wir haben gesellschaftliche Vorstellungen davon, wie Jugendliche aufwachsen sollten. Relativ frei von schädlichen Einflüssen, keine unnötigen Medikamente, viel Bewegung.

Krüger: Genau diese gesellschaftlichen Bedingungen führen jedoch ganz oft zu nicht nachvollziehbaren Entscheidungen. Die Anti-Baby-Pille zum Beispiel hat als Hormonpräparat eine eindeutig leistungssteigernde Wirkung, da sie die Regenerationszeit bei intensiver Trainingsbelastung deutlich verkürzt. Die Pille steht aber nicht auf der Dopingliste. Niemand traut sich, sie zu verbieten, weil ein Verbot als unzumutbarer Eingriff in die Privatsphäre der Sportlerinnen betrachtet würde. Was als Doping angesehen wird und was nicht, ist also kulturell bedingt. Oder nehmen wir den Schwangerschaftsabbruch. Da gesteht man einer Frau zu, eine folgenschwere und gefährliche Entscheidung über ihren Körper und über künftiges Leben zu treffen. Bei Medikamenten im Leistungssport will man diese Eigenverantwortlichkeit nicht. Das ist nicht nachzuvollziehen.

Gebauer: Das eine hat nur wenig mit dem anderen zu tun. Die Frage des Schwangerschaftsabbruchs hat zu einer relativ klaren Entscheidung geführt, die von der deutschen Gesellschaft akzeptiert wird, nämlich zu einem Kompromiss zwischen schützenswertem Leben und dem Wohlergehen der Frau. Zudem ist ein Abbruch nur in einem bestimmten Zeitrahmen möglich. Im Leistungssport geht es um eine Konkurrenzsituation, um halbwegs gleiche Startbedingungen, darum, dass die Leistung vor allem durch den eigenen Körper erbracht wird. Es geht um eine Art genetische Lotterie: Wer hat von der Natur die besten Anlagen mitbekommen, und wer schafft es, das Beste daraus zu machen?

Krüger: Gerechtigkeit ist doch eine Illusion im Spitzensport. Manche Kinder können noch so begabt sein: Wenn sie arme Eltern haben, werden sie in Deutschland niemals Spitzen-Eiskunstläufer. Dann gibt es die genetische Lotterie. Viele ostafrikanische Langstreckenläufer haben natürlicherweise einen Hämatokritwert, der im Radsport als Indiz für EPO-Doping gilt. Und ein drittes Beispiel für Ungleichheit sind die Fördermöglichkeiten durch Vereine und Staat. Ein reicher Verein schickt seine Langläufer zum Höhentraining nach St. Moritz, um die Zahl der roten Blutkörperchen und damit die Sauerstoffkapazität des Blutes zu erhöhen. Andere Sportler machen das für einen Bruchteil der Kosten mit EPO-Doping. Das ist quasi das Höhentrainingslager des kleinen Mannes. Letzteres gilt jedoch als Doping – obwohl der Effekt derselbe ist. Aus diesen Gründen haben die meisten dopenden Sportler auch kein schlechtes Gewissen.

Gebauer: Hinter dem EPO-Doping steht doch ein ganz anderes Modell der Körperlichkeit als beim Höhentraining. Bei diesem sorgt der Körper selbst für die höhere Sauerstoffkapazität, er muss sich über Wochen immer wieder anstrengen. EPO muss nur von außen zugeführt werden.

GEO: Wie könnten denn gerechte Regeln in Ihrem Sinne aussehen, Herr Professor Krüger?

Krüger: Regeln, die Sportler für sich selbst aufstellen, sind generell besser als solche, die von Funktionären aufgestellt werden. Zurzeit sind es die Dopinglabors, die de facto bestimmen, was auf der Dopingliste steht. Da geht es auch um viel Geld, denn die Kontrollen sind ein lukratives Geschäft.

Gebauer: Ganz so ist es ja nicht. Die Regeln werden von den Sportverbänden aufgestellt. Es gibt Vorschläge von den Labors, und die Dopingagenturen übernehmen dann die Strafverfolgung.

GEO: Konkret bitte, welche Regeln finden Sie gut, Herr Krüger?

Krüger: Die früheren Regeln der ATP, der Spielergewerkschaft der Tennisprofis.

GEO: Was besagen die?

Krüger: Kein Heroin, kein Kokain, kein Marihuana, keine Amphetamine. Kontrolliert wurden Sportler, Trainer, Repräsentanten der Sportartikelfirmen und Journalisten. Man wollte keine Drogenszene auf den Turnieren und keine Hitzetoten nach einem Fünfstunden-Match.

Gebauer: Das hieße, alles andere wäre erlaubt, Anabolika, Testosteron, Wachstumshormone, Steroide. Trainingskontrollen würde es nicht mehr geben.

Krüger: Bei den scheinbar so objektiven Kontrollen im Training werden nur die Dummen gefasst. Besser sind Kontrollen kurz vor, während und nach den Wettkämpfen.

Gebauer: Von solchen Vorstellungen halte ich gar nichts. Zum einen ermöglichen Anabolika eine deutlich höhere Trainingsbelastung, weshalb Trainingskontrollen so wichtig sind. Zum anderen wäre jeder, der Spitzensportler werden will, quasi

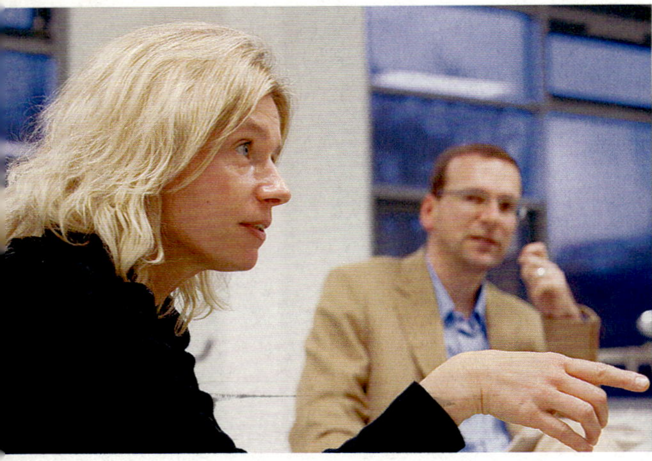

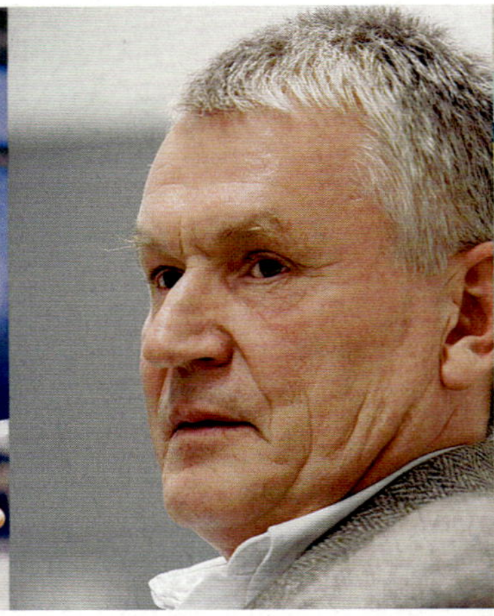

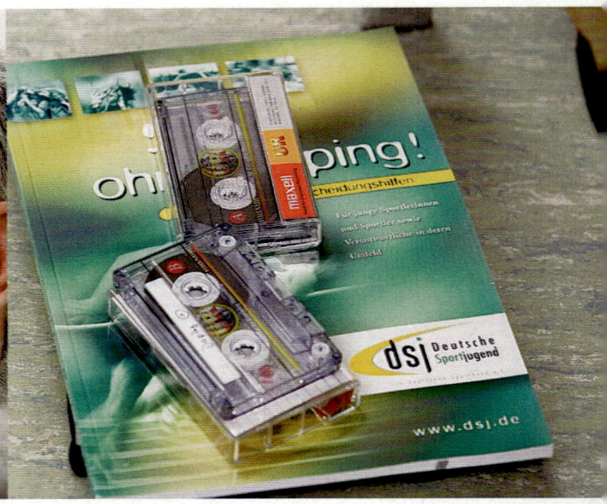

»Man kann ein Bum-Bum-Tennis mit hohen Aufschlag-geschwindigkeiten nicht ohne Anabolika spielen«

Arnd Krüger

gezwungen zu dopen. Sport würde endgültig zum Entertainment verkommen. Die ATP-Tournee ist schon lange eine Art Zirkus und eine Geldmaschine. Daher hat sie mit der klassischen Idee des Sports auch nicht mehr viel zu tun.

Krüger: Aber man kann 30 Turniere im Jahr und ein Bum-Bum-Tennis mit hohen Aufschlaggeschwindigkeiten nicht ohne Anabolika spielen. Bei diesen Substanzen hat man 1997 übrigens eine Obergrenze eingezogen. Denn bei den Olympischen Spielen 1996 in Atlanta war es zu einer paradoxen Situation gekommen: Jene Athleten, die eine Woche zuvor in Wimbledon gespielt und Anabolika genommen hatten, riskierten durch eine Olympiateilnahme einen positiven Dopingtest, weil dort weitaus strengere Regeln gelten. Das ist im übrigen auch der Grund dafür, dass bei den olympischen Tennisturnieren nach wie vor meist viele Spitzenspieler fehlen.

GEO: Verbot für Heroin, Kokain, Marihuana, Amphetamine: Eine Dopingliste mit vier Substanzen, von denen zwei „harte Drogen" sind, wäre der absolut kleinste Nenner und käme fast einer Freigabe von Doping gleich. Wollen Sie das wirklich?

Krüger: Ich halte es für sinnvoll, dass Athleten mit bewährten Medikamenten zur Leistungssteigerung verantwortungsvoll umgehen dürfen. Derzeit müssen sie sich praktisch Menschenversuchen mit noch wenig ausgetesteten Substanzen unterziehen oder werden in eine vorgetäuschte Krankheit gezwungen. Das halte ich für verlogen.

GEO: Können Sie ein Beispiel dafür nennen?

Krüger: Bei der Schwimm-WM 1998 in Australien waren 100 Prozent der Briten und 50 Prozent der Amerikaner registrierte Asthmatiker. Daher durften sie legal Salbutamol einnehmen, ein leistungssteigerndes Asthmamittel. Viele Zehnkämpfer fassen sich nach der letzten Disziplin mit schmerzverzerrtem Gesicht an den Oberschenkel, um eine medizinische Indikation zu bekommen, damit sie in der nächsten Trainingsphase alle möglichen Sachen nehmen dürfen. Ich möchte leistungssteigernde Mittel – wenn es das Wort gibt – entteufeln, anstatt sie nur zu verteufeln. Ich möchte wissen, was wirklich gefährlich ist. Aber die Forschung zu Langzeitwirkungen von Dopingmitteln wird diskriminiert, dafür bekommen Sie kein Geld.

Treutlein: Ich halte das alles für äußerst gefährlich, was Sie hier ausbreiten. Mit dem Jugendschutz wäre eine weitgehende Dopingfreigabe überhaupt nicht zu vereinbaren. Und die Ungerechtigkeit würde sogar zunehmen. Denn dann hätten Ärzte, Chemiker und Pharmakologen das Sagen – und Länder wie Deutschland viel bessere Chancen als Länder wie Uganda, weil die sich einen solchen Apparat gar nicht leisten können. Ähnlich laxe Regeln wie bei der ATP gibt es übrigens auch in amerikanischen Profisportarten. Das hat dann zur Folge, dass junge Menschen beim Übergang in eine Profimannschaft in drei Monaten mal eben 25 Kilogramm zunehmen.

Gebauer: Wäre Doping weitgehend freigegeben, müsste der Spitzensport vom Jugendsport strengstens abgeschottet werden. Denn wenn es regelfreie Bereiche gibt, in denen viel Geld zu verdienen ist, wird das eine magische Anziehungskraft auf manche Eltern ausüben. Die würden ihre Kinder gerade dorthin schicken. Auch viele Jugendliche wären fasziniert, denn sie haben Sportler vor sich, die erfolgreich sind, aggressiv, die viel Geld verdienen und blendend aussehen.

GEO: Angenommen, es bestünde der Wille, konsequent gegen Doping vorzugehen – könnte der Sport das allein durchsetzen, oder bräuchte er Unterstützung durch staatliche Gesetze?

Treutlein: Der Sport kann es nicht selbst schaffen, das ist klar. Er hat nicht die Möglichkeiten, entsprechend gegen die Hintermänner vorzugehen. Doping ist ja kein Problem einzelner Sportler. In Italien ist der Schwarzmarkt für Dopingmittel zum Großteil in den Händen der Mafia. Die Menschen, die dort gegen Doping kämpfen, arbeiten mit den Anti-Mafia-Brigaden zusammen. In Deutschland wird so getan, als ob es solche Strukturen nicht auch hier gäbe und der Sport alles selbst regeln könnte.

Gebauer: Bei uns wird dem Sport immer eine grundsätzlich heilsame Wirkung zugeschrieben – die Welt wird besser durch den Sport, heißt es. Das wird widerlegt durch die Dopingfälle, die wir auch in Deutschland haben. Aber die Funktionäre eines Verbandes werden den Ast, auf dem sie sitzen, nicht absägen. Ebenso wenig wird der Fachjournalist „seine" Sportart ruinieren. Der Sport hat einfach nicht genügend Selbstreinigungskräfte. Deshalb sind staatliche Anti-Dopinggesetze wie in Frankreich und Italien der richtige Weg.

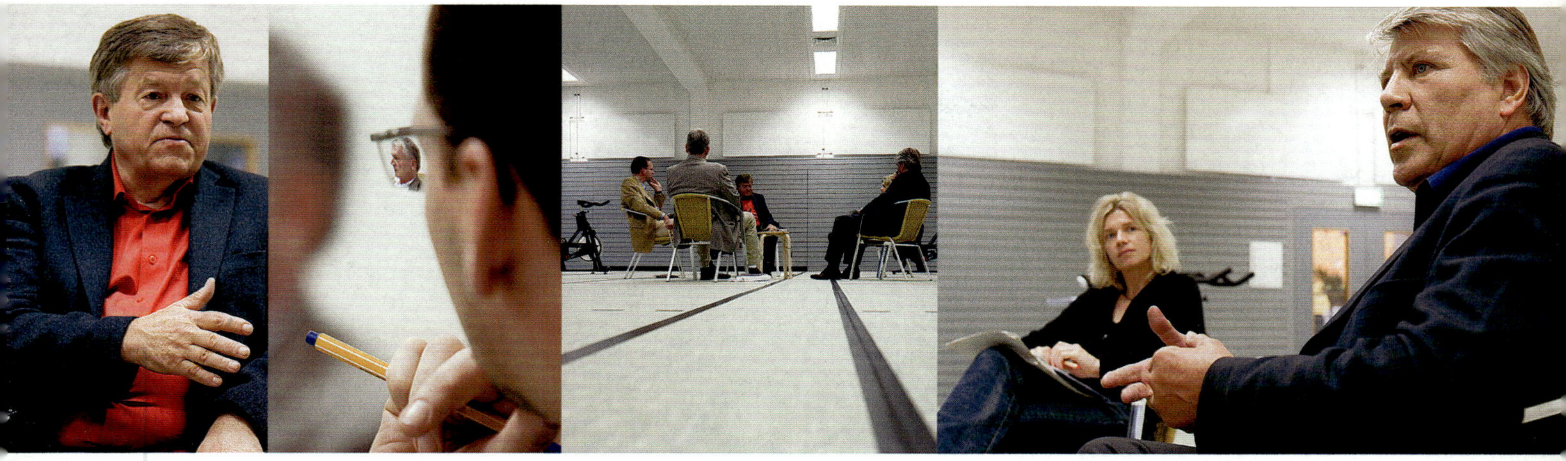

Krüger: Ich halte nichts von Sondergesetzen für den Sport. Schon heute haben wir Urinuntersuchungen ohne richterliche Anordnung, die außerhalb des Sports nur bei dringendem Verdacht auf eine Straftat zulässig wären. Der Sport sollte eine Vorbildfunktion haben. Wir bewegen uns aber immer mehr auf den alles kontrollierenden Polizeistaat zu – statt auf den mündigen Athleten zu setzen, der über sich selbst entscheiden kann.

GEO: Standen Sie in Ihrer Zeit als Leistungssportler jemals vor der Frage, ob sie dopen sollten? Und falls ja, haben Sie es getan?

Gebauer: Mit 21 Jahren, als ich erste gute Leistungen gebracht hatte, traten Leute an mich heran, die mich trainieren wollten und mir bestimmte Mittel anboten – damit der Knoten endgültig platzt. Das war für mich eine echte Verführung. Zum einen, weil ich aus einem Milieu kam, in dem sportliche Leistung viel zählte. Vor allem aber, weil mein Freund, der Hammerwerfer Uwe Beyer, mit Doping angefangen hatte und dann als 19-Jähriger eine Bronzemedaille bei den Olympischen Spielen gewann. Das übte eine große Faszination auf mich aus. Mein damaliger Vereinsleiter hat dann aber bemerkt, dass da dubiose Leute um mich herumschlichen, und hat mir klar gemacht, dass Doping nicht der richtige Weg ist. Ohne ihn hätte ich möglicherweise zugegriffen.

Treutlein: Als Aktivem hat sich mir die Frage nicht gestellt. Ich habe früh eine chronische Achillesehnenentzündung bekommen und daher schon ab dem Alter von Anfang 20 als Jugendtrainer gearbeitet. In meinem Verein, dem USC Heidelberg, gab es zwei Fraktionen. Auf der einen Seite überzeugte Anti-Doper, darunter auch ich, auf der anderen Seite Leute aus den Wurfdisziplinen, die sich für Doping ausgesprochen und teilweise auch zugegeben haben, dass sie es betrieben.

Krüger: Ich war als Leistungssportler an einer amerikanischen Universität, da spülten die Leute rechts und links von mir schon zum Frühstück große Mengen Anabolika herunter. Ohne groß zu reflektieren, habe ich das nicht mitgemacht. Ich war ein einziges Mal gedopt, allerdings hochoffiziell. Das war 1972 in München. Ein Trainingspartner und ich haben Amphetamine geschluckt, trainiert und dann Urin abgegeben – gewissermaßen für den damaligen Bundesinnenminister Genscher. Denn der nahm anlässlich der Olympischen Spiele den ersten Analysecomputer für Dopingkontrollen in Betrieb und sollte sehen, wie dieser den Unterschied zwischen gedoptem und ungedoptem Urin feststellt.

Gebauer: Und, war es schön, gedopt zu sein?

Krüger: Hätte ich die Erfahrung früher gemacht – ich weiß nicht, wie ich mich verhalten hätte. Ich bin schon 1968 bei den Olympischen Spielen in Mexiko die 1500 Meter gelaufen, ungedopt. Wäre ich damals nicht in der Mannschaft gewesen, hätte ich wahrscheinlich alles dafür getan, um 1972 zum Ende meiner Karriere in München dabei zu sein. Die ganze Infrastruktur, um zu dopen, wäre damals vorhanden gewesen.

Ist Spitzensport ohne Doping überhaupt denkbar?
Diskutieren Sie mit im Forum unter:
www.geo.de/doping

STAATSDOPING

Der Fall Katharina Bullin

Die Pralinen passten so gar nicht zu den strengen Gewichtskontrollen. Noch dazu wurden sie von einer Ärztin verabreicht. Katharina Bullin wusste damals nichts von den systematischen Menschenversuchen im Zentralinstitut des Sportmedizinischen Dienstes in Kreischa bei Dresden. „Ich habe mich geehrt gefühlt, als ich zum Aufbautraining dorthin geschickt wurde. Nur die besten Athleten kamen nach Kreischa.“ Die Süßigkeiten zeigten Wirkung: „Ich bekam solche Oberschenkel, dass ich keinen Rock mehr anziehen mochte.“

Katharina Bullin, Jahrgang 1959, hat 1980 in Moskau mit dem Volleyballteam der DDR die olympische Silbermedaille gewonnen. Wenn man sie heute trifft, lässt sich nicht auf Anhieb sagen, ob sie in der Männermannschaft gespielt hat oder bei den Frauen. Sie redet in der Stimmlage eines Tenors, ihr breites Gesicht mit der markanten Stirn wirkt maskulin, die großen Hände passen zu den muskulösen Armen.

Bullin wächst in Eisenhüttenstadt auf. Als Mädchen muss sie sich zwischen Kugelstoßen und Volleyball entscheiden. „Kugelstoßen hat mich abgeschreckt“, sagt sie, „weil ich die dicken Frauen im Fernsehen gesehen habe.“ Als Volleyballerin kommt sie mit 13 Jahren zum Eliteclub Dynamo Berlin, mit 15 ist sie im Olympiakader. Das Training wird auf 50 Stunden pro Woche gesteigert. Das Mädchen entwickelt eine gewaltige

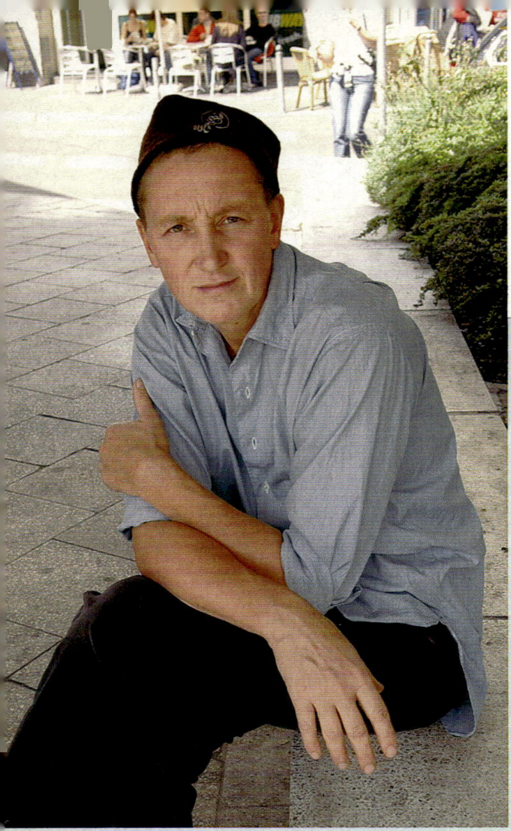

Katharina Bullin heute: Das jahrelange Doping hat sie krank gemacht und ihr maskuline Züge verliehen

Sprungkraft am Netz. Mit 15 Jahren bekommt es erstmals Tabletten. „Die hat der Trainer uns in den Mund gelegt. Aber wir haben sie nicht geschluckt, sondern später ausgespuckt.“ Als jemand die Mädchen verrät, erhalten sie stattdessen Spritzen. Wegen ihrer tiefen Stimme wird Bullin in der Mannschaft bald „der Bär“ genannt. Sie bekommt Bartwuchs, ihre Periode bleibt aus, Nase und Hände werden überproportional groß.

„Ich wusste damals nichts von männlichen und weiblichen Hormonen“, sagt

Mit 22 Jahren wird sie ausgemustert – und fühlt sich als Krüppel

sie. Womöglich hat sie einiges geahnt, aber der Begriff „leistungsfördernde Mittel“ hatte für sie nichts Negatives: „Unser Pensum war so knallhart, dass ich dankbar war, etwas zu bekommen, um das Training durchzustehen.“

Der Sporthistoriker Giselher Spitzer von der Berliner Humboldt-Universität hat in Bullins persönlicher Krankenakte einen überraschenden Fund gemacht: Entgegen der in der DDR üblichen Vertuschungspraxis hat ein Gynäkologe im Jahr 1978 die Gabe von anabolen Steroiden verzeichnet.

Im Laufe der neun Jahre, in denen Bullin Hochleistungssport betrieben hat, ist ihr Körper zu einem orthopädischen Operationskatalog geworden: Rechte Schulter und linkes Handgelenk werden je zweimal operiert, die Knie fünfmal. Kurz vor den Europameisterschaften 1979 reißen Kapsel und Bänder im Sprunggelenk, der Mittelfußknochen bricht zweimal. Statt die Fraktur auszukurieren, erhält sie einen Spezialgips, mit dem sie weitertrainieren kann. Und ist stolz auf ihr Privileg – der Gips kommt aus dem Westen.

Ein Jahr nach dem Triumph von Moskau wird Katharina Bullin ausgemustert. Da ist sie 22 Jahre alt und empfindet sich als Krüppel. Das Abitur hatte sie abgebrochen, und als sie aus dem Internat im Sportforum Hohenschönhausen ausziehen muss, merkt sie, dass sie lebensuntauglich ist: „In meiner Einraum-Hinterhofwohnung hab ich das Frieren gelernt. Ich wusste nicht, wie man mit Kohle heizt.“ Der Doping-Entzug verstärkt die Leere, sie steigt um auf die Ersatzdroge Alkohol: „Bis 1993 habe ich gesoffen.“

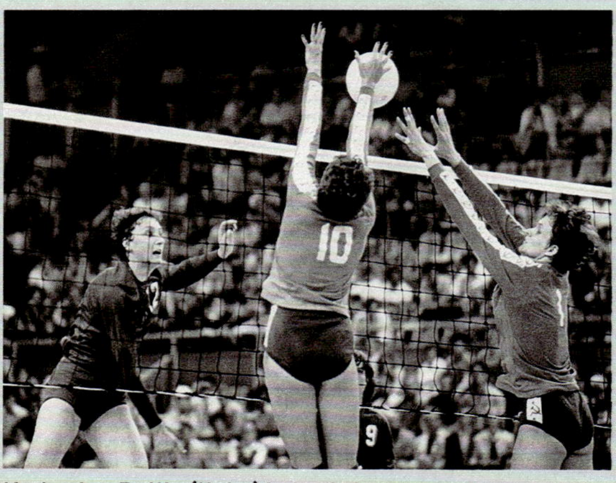

Katharina Bullin (links) beim Schmetterschlag, auf einem Turnier in Moskau Anfang der 1980er Jahre

Für ihre Sportkarriere bezahlt Bullin bis heute mit chronischen Schmerzen. Jahrelang muss sie die Kaffeetasse mit links halten. Für einen Dokumentarfilm hat sie gezeigt, wie sie nachts im Bett liegt: Sie faltet ein Kissen unters linke Knie und klemmt die linke Faust unters Gesäß, um die schmerzende Hüfte zu entlasten. „Der Schmerz gehört zu meinem Leben wie das Kaffeetrinken“, sagt sie.

Auch die Wende bringt ihr kein Glück. Sie lässt sich von Heilpraktikern und Therapeuten behandeln, versucht ihr Leben mit Tai Chi und Esoterik in den Griff zu bekommen. Ihre Medaillen verkauft sie einem Sammler – für 500 Mark.

Im Jahr 2003 stellt Katharina Bullin einen Antrag auf Entschädigung als Dopingopfer. Unterstützt wird sie von der ehemaligen Kugelstoßerin Birgit Boese, die früher ebenfalls ohne ihr Wissen gedopt wurde und heute eine Beratungsstelle in Berlin leitet. Nach einem entwürdigenden Hickhack erhält Bullin wie

Die Medaillengewinnerin ist zu einer Hartz-IV-Empfängerin geworden

alle anerkannten Dopingopfer von der Bundesregierung eine kleine Hilfszahlung. Von dieser könnte sie keine zwei Jahre überleben. Ihren vor einigen Jahren erlernten Beruf als Heilerziehungspflegerin kann sie wegen der diversen Sportfolgeschäden nicht mehr ausüben. Aus der Medaillengewinnerin ist eine Hartz-IV-Empfängerin geworden.

Was sich in den Pralinen aus Kreischa verbarg, weiß Katharina Bullin bis heute nicht. Der Sporthistoriker Spitzer hat in Stasiunterlagen inzwischen aber eindeutige Hinweise gefunden: Es war in der DDR üblich, Hochleistungssportlern mit Dopingmitteln versetztes Essen zu servieren. Die Schokolade enthielt wahrscheinlich Anabolika. *Johannes Schweikle*

TOTGESAGTE LEBEN LÄNGER...

Vorsichtig gesagt: Ein Sport-Ass kann man ihn nicht nennen. Seine Genussmittel waren ganz andere. Doch dann packte ihn der Ehrgeiz: Sollte es möglich sein, in nur drei Monaten von null auf 42 durchzustarten? GEO-WISSEN-Autor Mark Kuntz stürzte sich ins Abenteuer Marathon. Der Hamburger Fotograf Frank Wache hat ihn dabei begleitet

30. AUGUST 2006:
Der härteste Auftrag meines Lebens

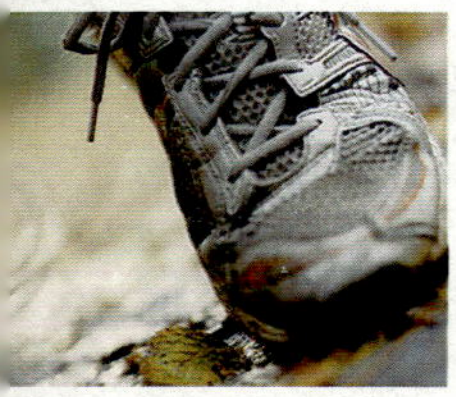

Sehr, sehr freundlich hatte er es formuliert. Er hatte alles vermieden, was mich irgendwie verletzen, kränken oder auch nur entfernt in einem schlechten Licht hätte erscheinen lassen können. Ob ich mir vorstellen könnte, fragte der GEO-Redakteur Claus Peter Simon, vorübergehend mein Leben ein wenig zu ändern, mich in eine ganz fremde Welt zu begeben, ein höchst spannendes Selbsterfahrungserlebnis zu wagen?

Er hatte sich seine Formulierungen offenbar sorgfältig zurechtgelegt. Denn Simon kennt mich von der Journalisten-Schule und weiß seit gut 15 Jahren um einige Details meines Lebenswandels: 40 bis 60 Zigaretten am Tag, manchmal zwei bis drei Flaschen Wein am Abend. Davor, zwischendurch und danach: no sports.

Genau so ein Wrack suchte er als Probanden für einen brutalen Selbstversuch: Gib ihm drei Monate Zeit zum Trainieren, lass ihn dann einen Marathonlauf versuchen und anschließend erzählen, wie er sich vorher, währenddessen und nachher gefühlt hat – womöglich sogar, wie er gescheitert ist.

Seltsam, dass man beim Telefonieren immer weiß, wie der andere guckt. Simon grinste, so viel war mir klar, von einem Ohr zum anderen. Die Berufs-Ethik von Wissenschaftsredakteuren bedarf meiner Ansicht nach längst einer Revision. Aber vielleicht war es das, was mich positiv provozierte: Man wollte mich leiden sehen, mir das Rauchen und Trinken vergällen. „Dir wer-

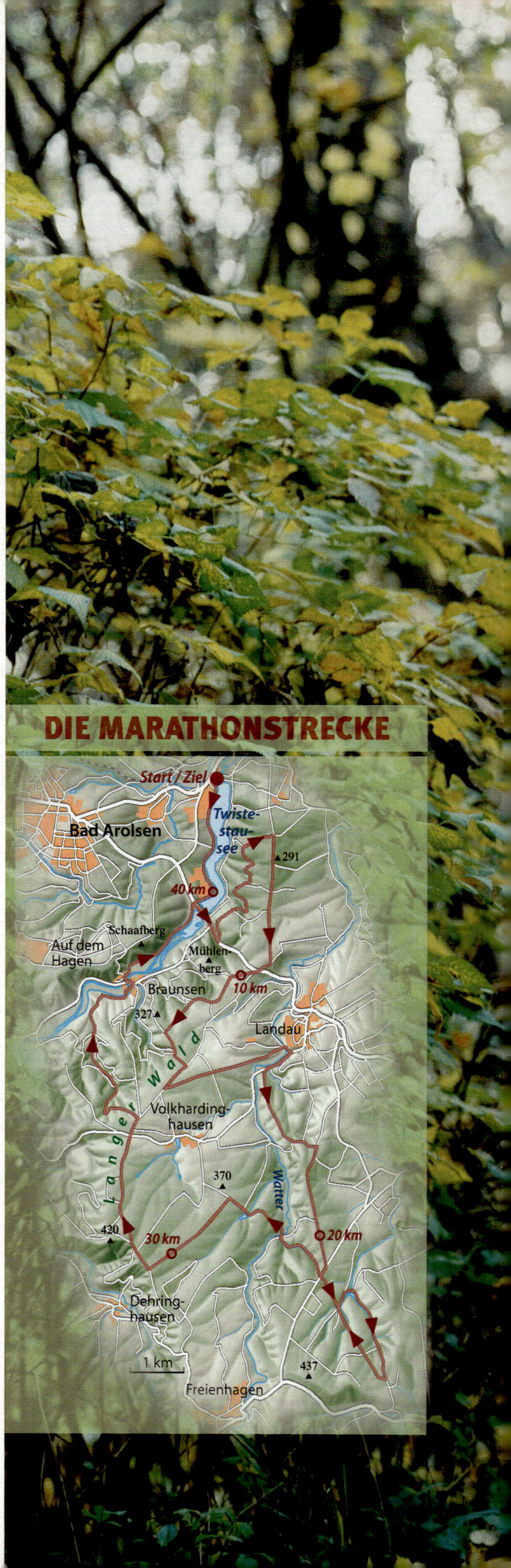

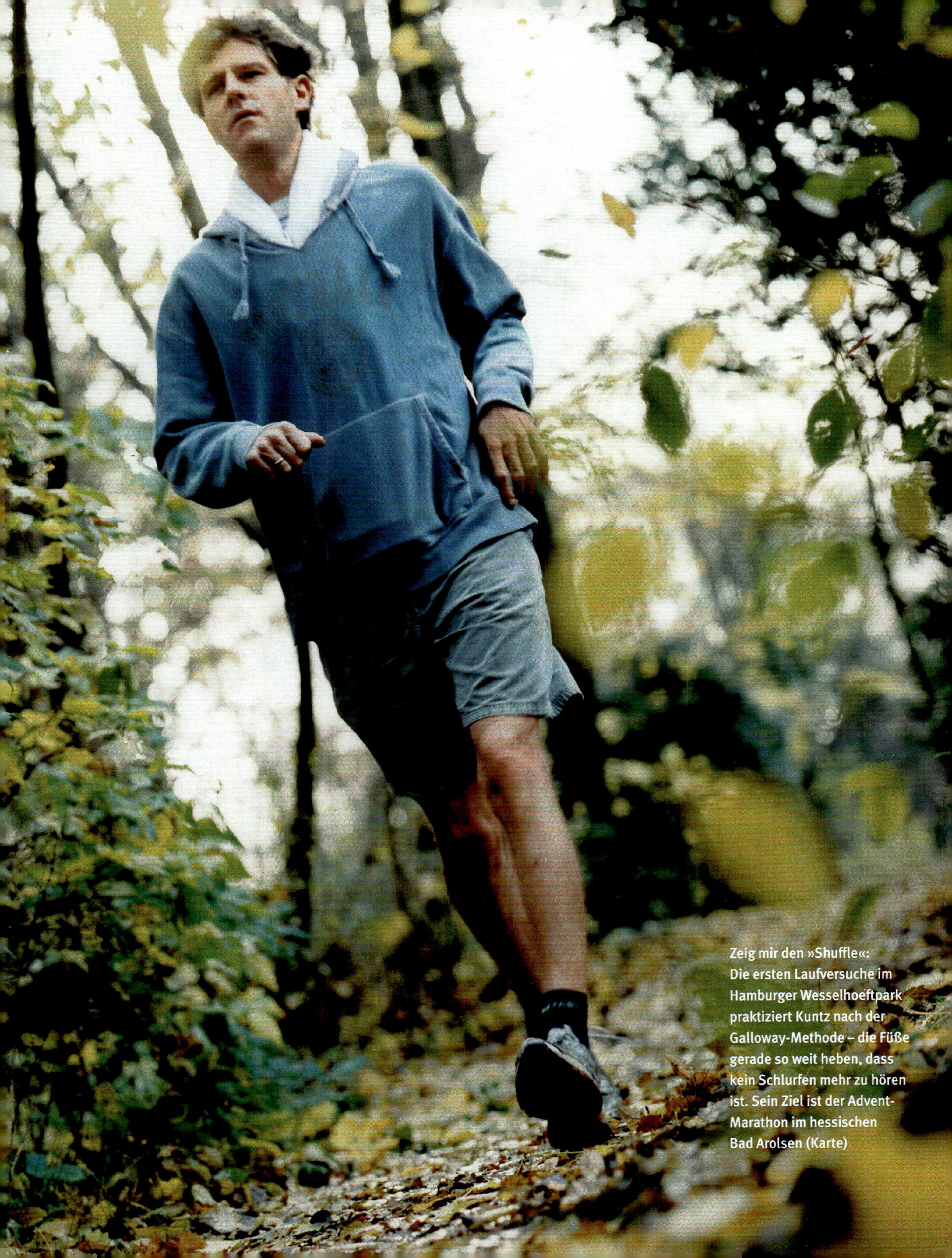

Zeig mir den »Shuffle«: Die ersten Laufversuche im Hamburger Wesselhoeftpark praktiziert Kuntz nach der Galloway-Methode – die Füße gerade so weit heben, dass kein Schlurfen mehr zu hören ist. Sein Ziel ist der Advent-Marathon im hessischen Bad Arolsen (Karte)

de ich es zeigen“, dachte ich, sagte „Ja“, machte eine Flasche Bier auf, setzte mich auf den Balkon und sah mich – drei Monate in der Zukunft – unter dem Beifall der Massen erschöpft, aber glücklich eine Ziellinie durchlaufen. Ein Marathon, großartig! Außer Mikado hatte ich bislang keine Ausdauersportart betrieben.

TRAININGS-PLAN:

31.08.: 3 km, 45 min
01.09.: 6 km, 1 h 30
05.09.: 8 km, 2 h
06.09. 8 km, 2 h
09.09. 12 km, 3 h
12.09. 6 km, 1 h 30
13.09. 8 km, 1 h 30
16.09. 14 km, 2 h
18.09. 8 km, 1 h 30
19.09. 10 km, 2 h
20.09. 10 km, 2h
21.09. 10 km, 2 h
22.09. 10 km, 2h
26.09. 8 km, 1 h 15
27.09. 20 km, 3 h
01.10. 10 km, 2 h
04.10. 28 km, 3 h 50
08.10. 10 km, 1 h 30
10.10. 8 km, 1 h
15.10. 6 km, 1 h
16.10. 10 km, 1 h 30
18.10. 33 km, 4 h 25
28.10. 10 km, 1 h 30
23.10. 8 km, 1 h
30.10. 8 km, 1 h
07.11. 38 km, 4 h 50
13.11. 8 km, 1 h
15.11. 12 km, 1 h 45
16.11. 18 km, 2 h 30
22.11. 43 km, 5 h 15
28.11. 10 km, 1 h 30

INSGESAMT:
401 Trainings-km +
42 km Marathon
am 2. 12.

31. AUGUST BIS 6. SEPTEMBER:

Hundeattacken, Rentner und kurze Hosen – die ersten Trainingstage

Ohne tosenden Beifall, allerdings von Hundemassen umzingelt, stehe ich am folgenden Morgen um 8 Uhr 30 in kurzen Hosen in einem Park an der Elbe. Tröstlich, dass mich hier niemand kennt. Kurze Hosen habe ich zuletzt mit acht Jahren getragen. Die ersten Meter taumele ich eher, als dass ich laufe. Den gepflegten Morgenschwindel bin ich seit Jahren aus anderen Gründen gewohnt – und nach ein paar Metern schmerzt der komplette Bereich um meine Fußknöchel. Ich mache eine Pause, gehe ein paar Schritte und setze erneut an. Nach 45 Minuten habe ich genug. Die letzten Meter zum Auto muss ich noch einmal laufen, ein wütender Spitz verfolgt mich.

Am nächsten Tag steht Intervall-Training auf dem Programm: Ich ignoriere den Bus, gehe zügig in die Innenstadt, fahre auf der Rolltreppe in den ersten Stock einer Buchhandlung, gehe langsam zur Abteilung „Laufen/Marathon“ und verschnaufe. „Sein Erfolgsrezept sind Gehpausen“, lese ich im Klappentext von Jeff Galloways Buch „Marathon – Das Erfolgsprogramm“. Während der Busfahrt nach Hause blättere ich darin und lese: „Legen Sie Gehpausen ein, auch wenn Sie sich noch frisch fühlen.“ Weiter empfiehlt der amerikanische Lauftrainer: „Vermeiden Sie jede Art von Ermüdung oder Überbeanspruchung.“ – „Laufen Sie langsam, Sie können gar nicht zu langsam laufen.“ – „Sie können gar nicht zu viele Gehpausen machen.“

Gehpausen einlegen – das ist die Methode meines Vertrauens!

Ich bin begeistert. Gehpausen – das wird mein Rezept sein. Weiter lese ich, dass ich zunächst nichts an meiner Ernährung ändern soll. Da ich Rauchen im weitesten Sinne auch unter dem Begriff „Ernährung“ subsummiere und auf jeder zweiten Seite lese, dass ich viel trinken soll, habe ich das gute Gefühl, ohne lange Recherche die Methode meines Vertrauens gefunden zu haben.

Es ist wirklich erstaunlich, wie langsam der Mensch laufen kann. Am nächsten Tag überholt mich auf den ersten Metern eine Gruppe von Nordic-Walking-Rentnern in einem Tempo, das mich entsetzt und beschämt. Einige drehen sich nach mir um, tuscheln: Vermutlich halten sie mich für den Vorreiter einer neuen Trendsportart, die Jogging mit asiatischen Meditations-Techniken kombiniert.

Mich packt derweil eine so wütende Hustenattacke, dass die Hunde im Park die Ohren anlegen und die Enten auf dem Teich kollektiv zum Flug aufsteigen, was im Gegenlicht der Spätsommersonne recht malerisch anzusehen ist.

Nach anderthalb Stunden beende ich meinen dritten Trainingstag, bin viel gegangen, unglaublich langsam gelaufen. Die Trainingsdauer kann ich während der folgenden vier Wochen ohnehin kaum steigern. Um halb eins muss ich zu Hause sein und duschen, um dann meinen Sohn von der Schule abzuholen, anschließend meine Tochter vom Kindergarten. Abends arbeite

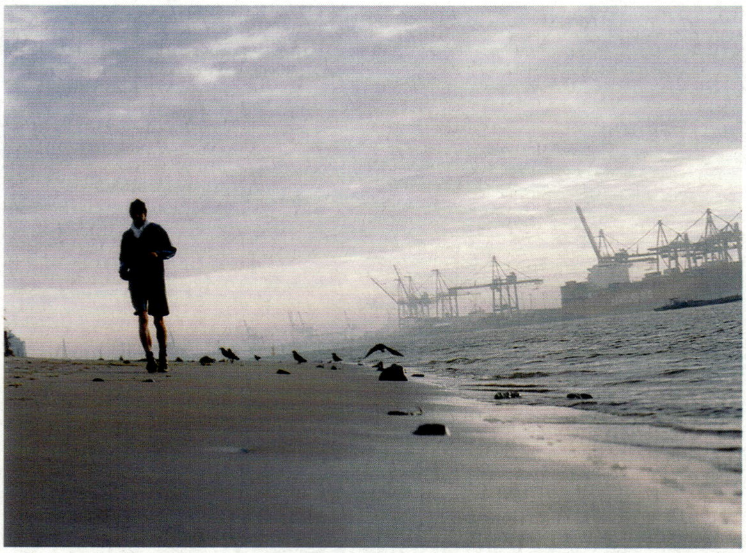

Auf der Trainingsrunde: Kuntz wird sich noch wundern – die Waldmarathon-Strecke ist längst nicht so eben wie das Elbufer am Hamburger Hafen

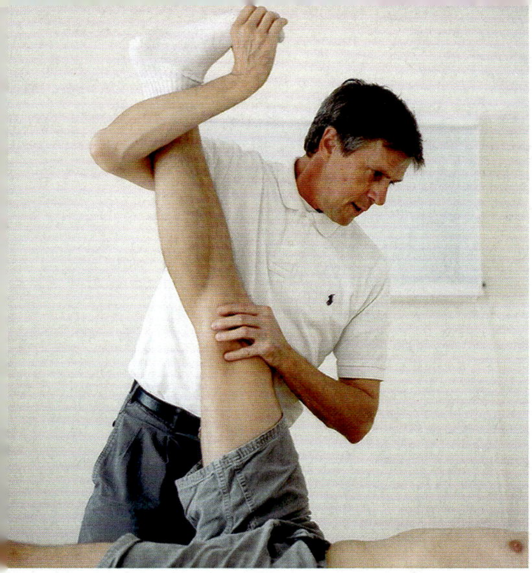

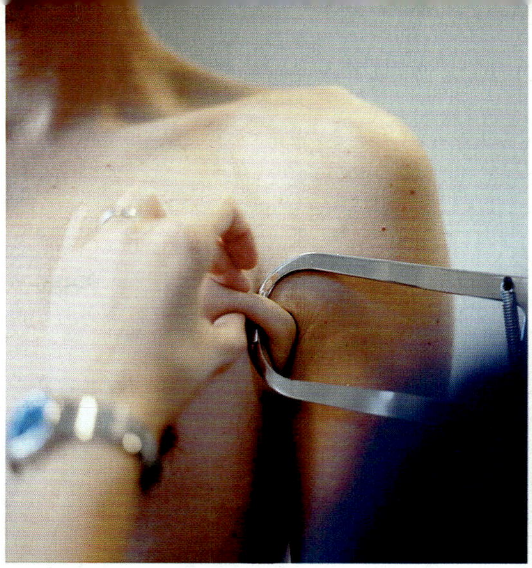

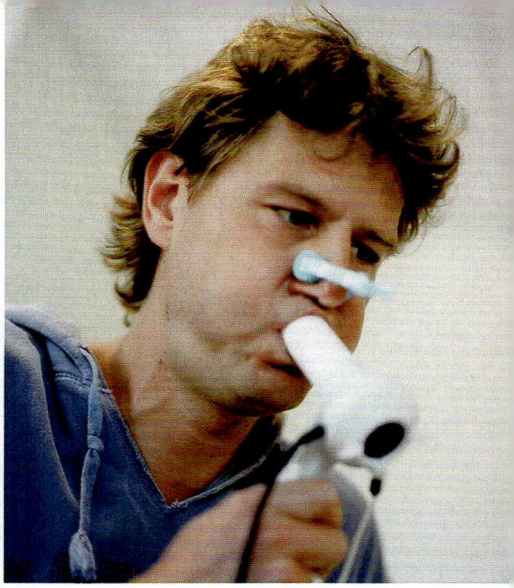

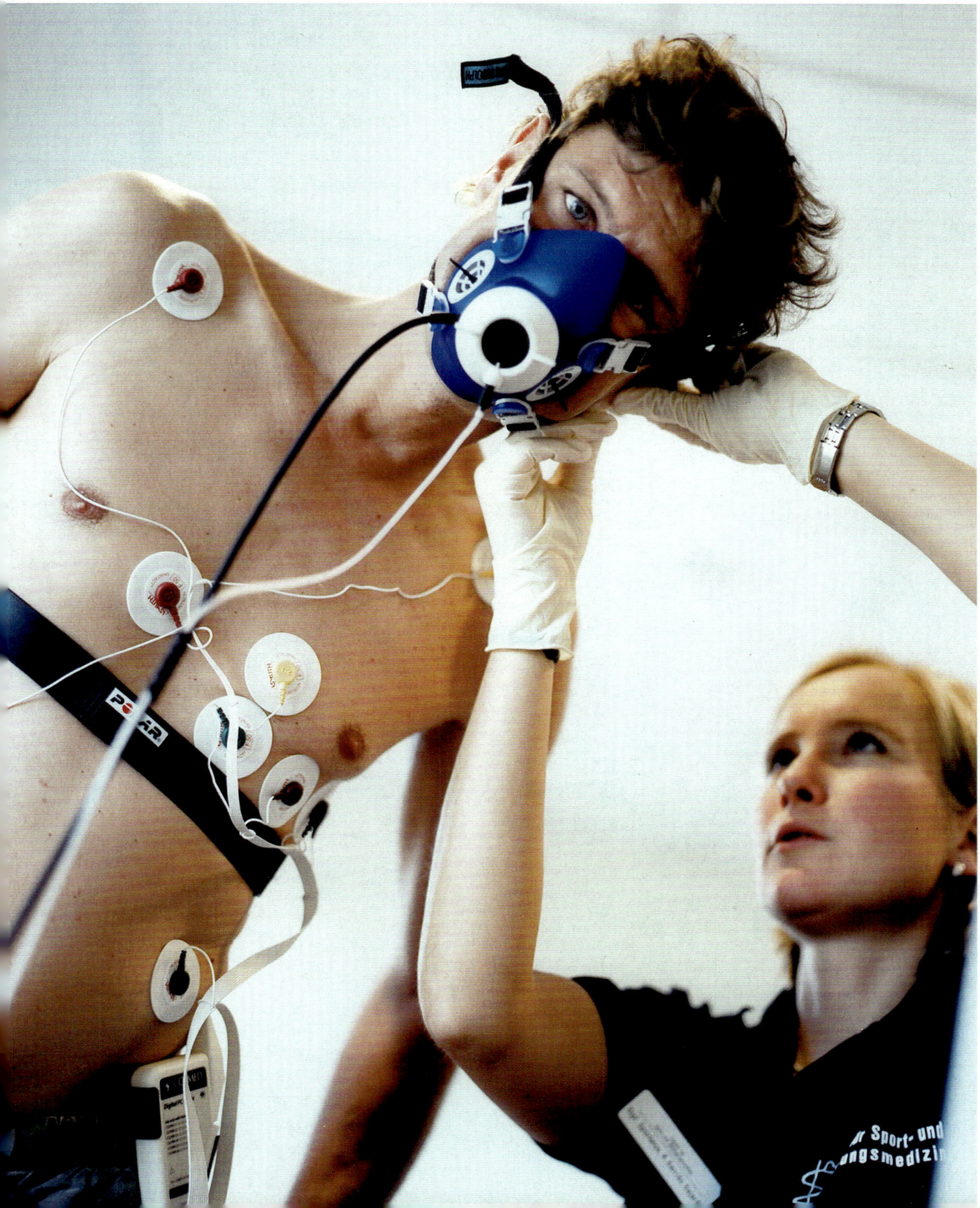

Beim Sport-Check-up lässt Kuntz den Bewegungsapparat untersuchen, Körperfettanteil und Lungenvolumen bestimmen. Innerhalb von weniger als drei Monaten haben sich die Fitnesswerte deutlich verbessert

ERGEBNISSE DER UNTERSUCHUNG:

25. SEPTEMBER

Maximale Laufgeschwindigkeit:
10 KM/H FÜR 2,5 MINUTEN

Aerob-anaerobe Schwelle:
BEI 8,3 KM/H

Laktatwert:
6,1 MMOL/

Maximale Sauerstoffaufnahmefähigkeit:
35,4 ML/MINUTE JE KILOGRAMM KÖRPERGEWICHT

13. DEZEMBER

Maximale Laufgeschwindigkeit:
12 KM/H FÜR 3 MINUTEN

Aerob-anaerobe Schwelle:
BEI 9,7 KM/H

Laktatwert:
3,0 MMOL/L

Maximale Sauerstoffaufnahmefähigkeit:
47,5 ML/MINUTE JE KILOGRAMM KÖRPERGEWICHT

ich. Wer sich auf eine kurze Vorbereitungszeit für einen Marathon einlässt, muss wissen, dass dies täglich sehr viel Zeit kostet. Für Freiberufler ist das vielleicht möglich. Aber wer an feste Arbeitszeiten gebunden ist, muss mit Einbußen im familiären und im sozialen Bereich rechnen – freundlich formuliert.

9. BIS 27. SEPTEMBER

Laufen lernen, Unsinn denken, zum Arzt gehen – die Aufbauphase

Beim Fußball kann man noch darauf hoffen, mit dem Schlusspfiff den völlig unerwarteten Ausgleich zu erzielen. Beim Tennis kann man aus dem Nichts heraus eine perfekte Rückhand ins gegnerische Feld schlagen. Beim Laufen hofft man vergeblich auf derartige Sensationen. Man läuft halt. Nun gibt es ja Menschen, die behaupten, beim Laufen vor allem auch mental wieder zu sich zu kommen. Ich kann das nicht bestätigen.

Was mir – vor allem bei den langen Läufen – alles durch den Kopf gegangen ist, mag ich hier nicht berichten, es wäre mir zu peinlich. Gerade noch zitierfähig ist die Abwandlung des Werbe-Jingles „Waschmaschinen leben länger mit Calgon!", den ich Kilometer für Kilometer in der Version „Totgesagte leben länger mit Calgon!" halblaut vor mich hin gesummt habe.

Den richtigen Laufstil gibt es nach aktuell herrschender Meinung nicht. Man soll sich wohlfühlen. Findet auch der Fachautor Jeff Galloway und gibt gewohnt schlicht zu bedenken: Beim Marathon komme es darauf an, Strecke in der Horizontalen zurückzulegen. Jede Bewegung in der Vertikalen bedeute somit Kraftverschwendung. Darüber hinaus gelte es, Muskeln, Sehnen und Bänder zu schonen. Das zwingt mich zu ungewohnt kleinen Schritten, obwohl ich bei einer Körpergröße von 1,90 Meter eigentlich über eine souveräne Übersetzung verfüge.

Den von Galloway empfohlenen „Shuffle" übe ich so, dass ich mit den Sohlen zunächst hörbar über den Boden schlurfe und die Füße dann beim Laufen gerade so weit hebe, dass kein Schlurfen mehr zu hören ist. Dabei versuche ich, die Knie leicht durchzudrücken und das Becken ein wenig nach vorn zu schieben.

„Sieht aus, als ob du dir in die Hosen gemacht hättest und jetzt versuchst, so schnell und so vorsichtig wie möglich nach Hause zu kommen", bemerkt meine Frau Christine, als ich ihr den Shuffle vorführe.

Schon nach zwei Wochen laufe ich ohne Probleme 14 Kilometer in zwei Stunden und bin sicher, mit Gehpausen bis ans Ende

In der Twisteseehalle in Bad Arolsen wird gefachsimpelt – der Debütant fremdelt noch sichtlich in der Marathon-Szene

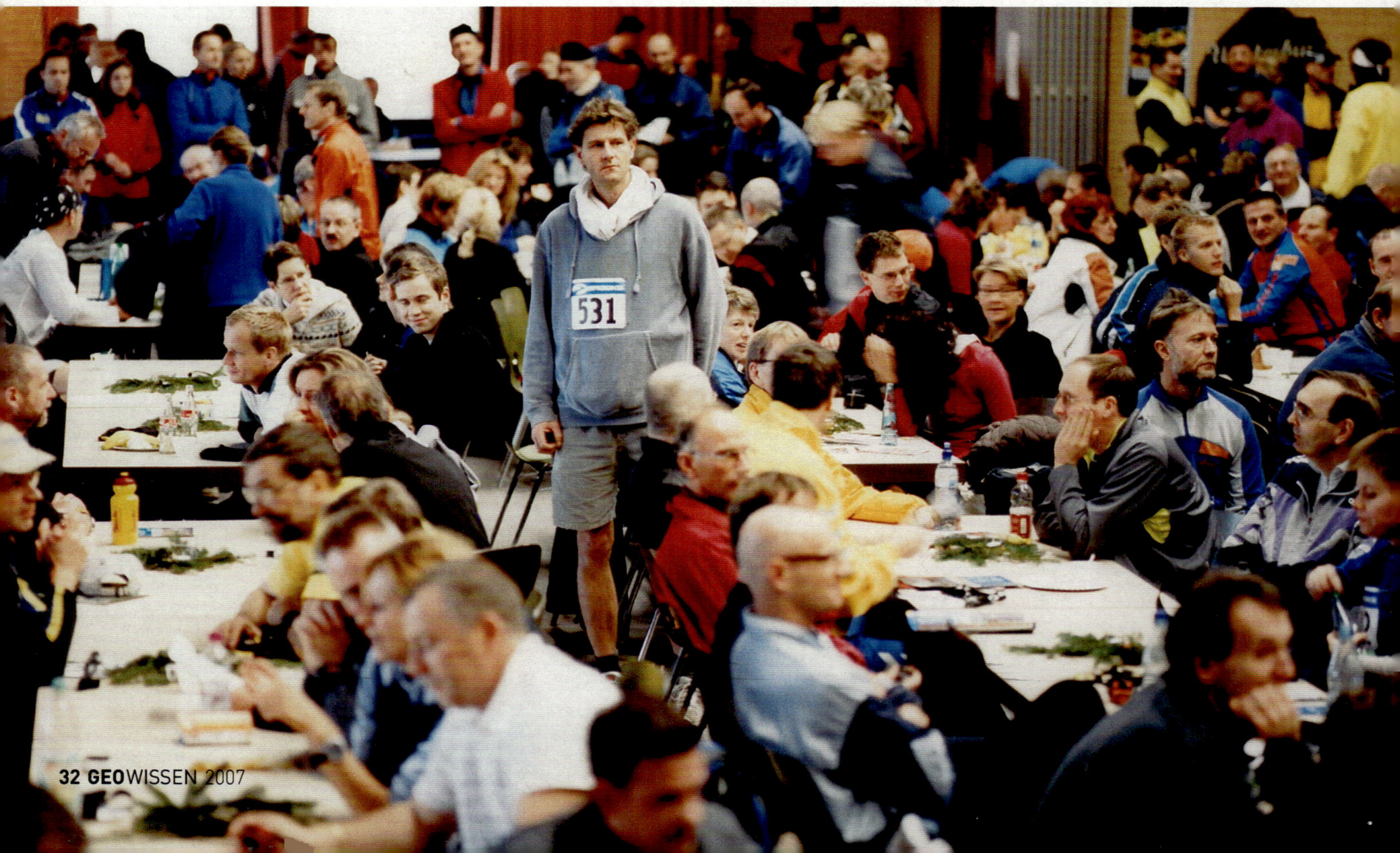

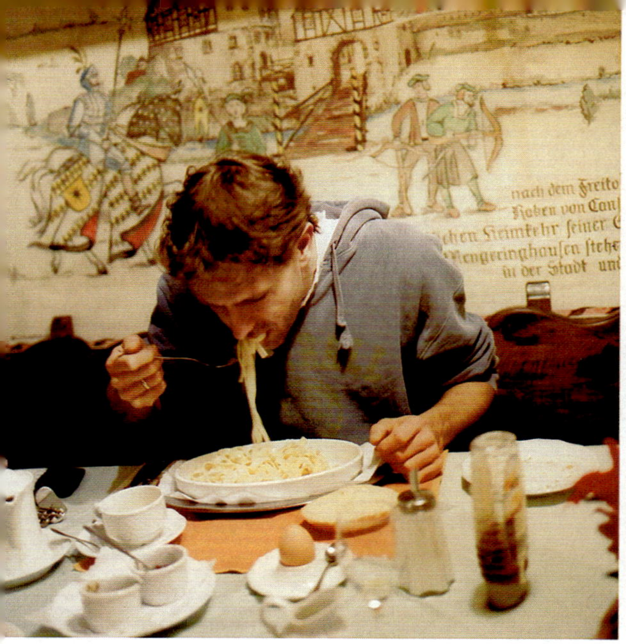

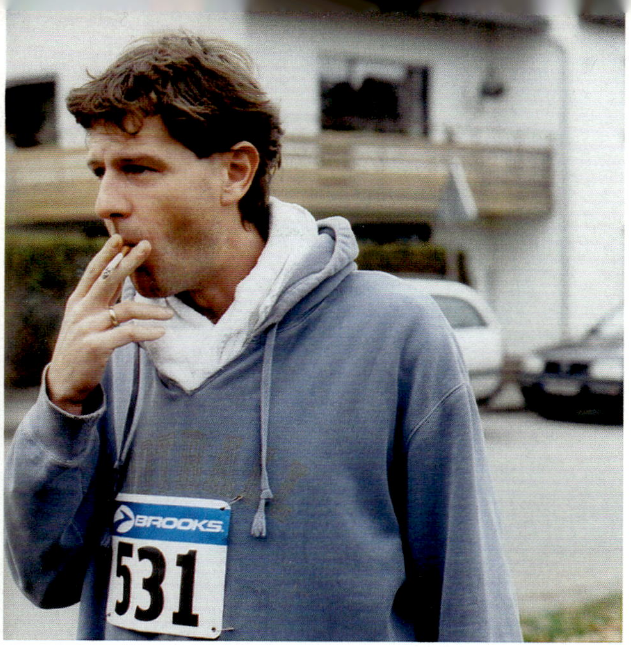

Mit Kalorien und Nikotin ins Rennen: Vor dem Start setzt Kuntz auf seine bewährte Ernährungs-Strategie – Nudeln pur und die für lange Stunden letzte Zigarette

der Welt kommen zu können. Meine Umgebung reagiert jedoch immer noch alarmiert bis hysterisch: „Du musst sofort zum Arzt und dich gründlich untersuchen lassen", lautet der gute Rat. „Eine sportmedizinische Untersuchung wäre wohl angebracht", sagt auch der GEO-Redakteur Claus Peter Simon und

»Tod bei Kilometer 34: Was wusste GEO?« – das wäre keine gute Werbung

räuspert sich verlegen, „und zudem im Sinne der Geschichte interessant: Mal sehen, wie sich deine Leistungswerte über die drei Monate entwickeln."

Mir ist klar, die Zeile: „Tod bei Kilometer 34: Was wusste GEO?", wäre keine gute Werbung.

„So übel sehen Sie doch gar nicht aus", sagt Professor Klaus-Michael Braumann, Leiter des Instituts für Sport- und Bewegungsmedizin in Hamburg, als ich mich nach dem Check-up bei ihm vorstelle. Blutbild, Herz-Ultraschall, Lungenfunktionstest, Untersuchung der Wirbelsäule – so genau wollte ich das gar nicht wissen. Aber ich bin erleichtert, dass nichts gegen mein Vorhaben spricht. Dass die Leberwerte unauffällig sind und sogar die Lungenfunktion einigermaßen okay ist, versteht meine Frau nicht. „Das gibt's doch gar nicht", sagt sie und blättert verärgert im Untersuchungsbericht.

Mir wird ein „guter Allgemeinzustand" bescheinigt. Beim Belastungstest auf dem Laufband bitte ich den Arzt dann allerdings bei zwölf km/h um Gnade – ohne Gehpausen bin ich schon nach wenigen Minuten völlig aus der Puste. Ich habe eine „eher mäßige Leistungsfähigkeit" an den Tag gelegt, heißt es im Abschlussbericht.

28. SEPTEMBER BIS 22. NOVEMBER
Schöner schlafen, Nudeln zum Frühstück, undankbare 38 km – die Phase der „langen Läufe"

Was eine sportmedizinische Untersuchung nicht zeigt: Mein subjektiver Allgemeinzustand vor dem Projekt war katastrophal. Nach langen Arbeitsnächten wachte ich morgens oft mit einer Mischung aus Kater, Depression und Verzweiflung auf. Meinen Körper hatte ich schon lange nicht mehr gespürt, das Interesse an meiner Umwelt hielt sich in Grenzen, reagiert habe ich nur noch auf Dinge, die mich geärgert haben, wütend und unkontrolliert.

Ursachen dafür gab es einige: ein zweites Kind, die freiberufliche Tätigkeit, mehr familiäre Verantwortung, mehr finanzieller Druck. Irgendwann blieb nur noch ein Gefühl, das mir vermittelte, ich sei lebendig: Jemand

Kilometer null: Gedränge am Start. Doch schon bald wird Kuntz allein sein – am Ende des Feldes

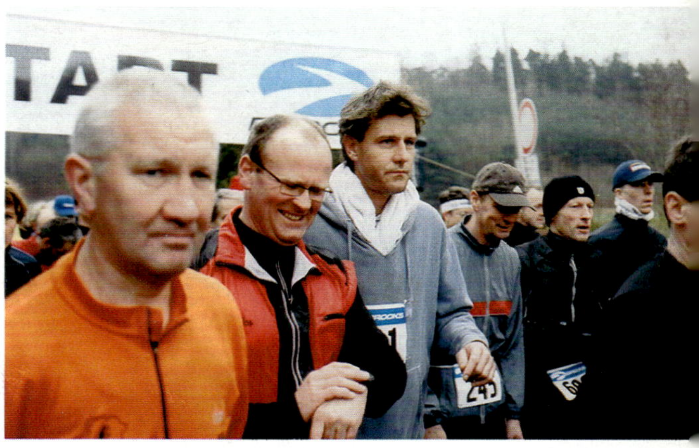

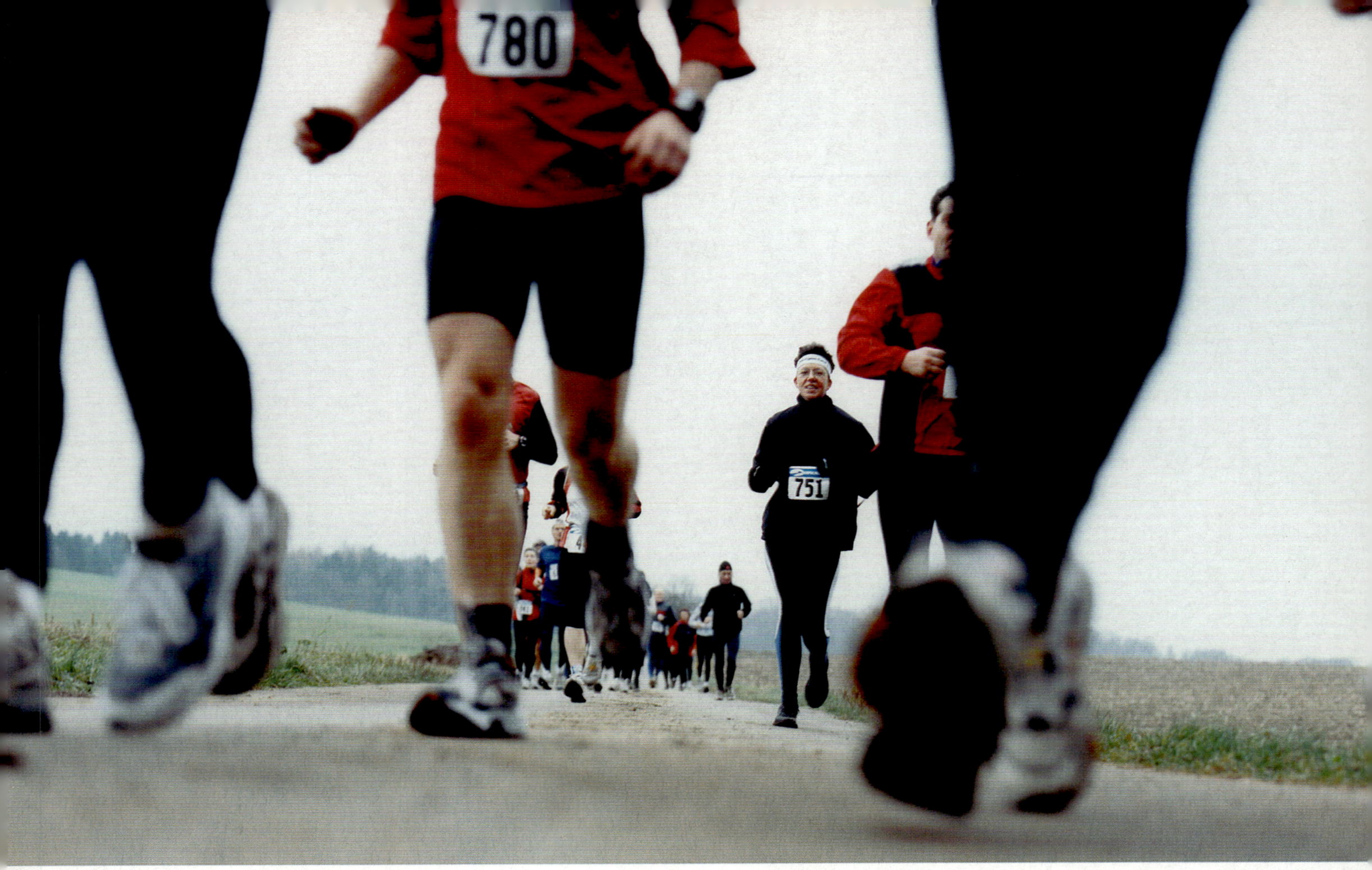

Kilometer 9: Nach den ersten Steigungen hat sich das Feld mehr und mehr auseinandergezogen – Kuntz ist noch lange nicht in Sicht

drückte mir mit beiden Händen ganz langsam die Kehle zu.

So wollte ich nicht mehr leben. Das ist auch ein Grund, weshalb ich mich auf das Projekt eingelassen habe.

Nach nur zwei Wochen sehe ich, als ich aus der Dusche steige, erstmals einen Typen im Spiegel wieder, den ich von früher kenne. Von einem zehn Jahre alten Passbild. Die Schwellungen unter den Augen sind abgeklungen, die Furchen darunter haben sich geglättet, und ich schaue in ein klares, entschlossenes Gesicht.

Endlich kann ich wieder schlafen, wenn ich müde bin, ein entscheidender Gewinn an Lebensqualität. „Laufen funktioniert wie Valium, es ist nur gesünder", sagt Professor Braumann. „Wenn Ihr Körper müde ist, kann Ihnen der Stress in Ihrem Kopf nichts mehr anhaben. Laufen ist eine der wirksamsten Therapien bei psychosomatischen Störungen." Bei Stress bleibe ich nun viel gelassener und bekomme eine Ahnung davon, wie ich mich zuletzt vor vielen Jahren gefühlt habe: ganz normal.

Ich rate jedem, auf seinen Magen zu hören – der hat immer Recht

Inzwischen habe ich den Eindruck, dass ich einen professionellen Trainingsplan brauche, der mich auch tatsächlich zum Marathon führt.

Jeff Galloway bietet für 250 Dollar ein Online-Coaching an. Der Weltklasseläufer und Olympia-Teilnehmer entwirft Trainingspläne und ist per Mail jederzeit ansprechbar, bei Fragen zur Technik, bei körperlichen Malaisen oder auch einfach so, zur Motivation, wenn man mal einen Durchhänger hat.

Sein Programm sieht für die nächsten zwei Monate vier lange Läufe vor: 28, 32, 38 und 43 Kilometer, jeweils in Abständen von zwei Wochen. Dazwischen reichen zwei kurze Einheiten pro Woche, eine bis anderthalb Stunden, um die Form zu halten. Das hört sich überschaubar an.

Einmal wöchentlich maile ich Galloway einen „Report", in dem ich Rechenschaft über meine Trainingsstrecken und Zeiten ablege. Ansonsten, sagt er, soll ich jeden Lauf so langsam wie möglich angehen und die Gehpausen nicht vergessen, denn dabei können die Laufmuskeln sich regenerieren. Mir gefällt die Schlichtheit seiner Ansagen, die ganz ohne sportmedizinisches Tamtam auskommen.

Meine Ernährung hat sich ganz von selbst geändert. Ich war nie ein leidenschaftlicher Biertrinker und kein großer Pastafan. Jetzt esse ich vier bis fünfmal Nudeln pro Woche, zusätzlich zu den normalen Mahlzeiten. Und unmittelbar nach einem Lauf ein Bier zu zischen, zählt zu den schönsten Augenblicken des Projekts. Was den Marathon selbst angeht, hält sich Galloway mit konkreten Empfehlungen zurück: „Es gibt keine Nahrung, die einen Läufer über die Marathon-Distanz trägt. Die Vorräte an Kohlenhydraten und Eiweißen sind früher oder später aufgebraucht. Entscheidend ist es, Magenkrämpfe zu vermeiden und den Blutzuckerspiegel konstant zu halten."

Ich quäle mir vor den langen Läufen einen Teller Nudeln und jede Menge Bananen hinein. Unterwegs fühle ich mich dann mit stillem Wasser am wohlsten – isotonische Getränke sind mir suspekt. Meinen Blutzucker halte ich in den letzten anderthalb Stunden eines Laufs mit Traubenzucker stabil. Ich rate jedem, auf seinen Magen zu hören. Der hat immer Recht, vor allem beim Marathon.

Wer morgens mit dem Gedanken aufwacht: „Gleich musst du 38 Kilometer laufen, und vorher gibt's Nudeln zum Frühstück", muss sich mit dem Thema Motivation beschäftigen. 38 Kilometer sind eine undankbare Distanz. Nachdem ich die 32 Kilometer geschafft hatte, war ich sicher, die fehlenden neun Kilometer bis zum Marathon auch noch laufen zu können. Die 43-Kilometer-Trainingsstrecke wiederum bietet den Reiz, schon mal ein Stück mehr als einen Marathon gelaufen zu sein. Aber 38 km? Zudem ist draußen mieses Wetter, und mein Magen grummelt.

Dass ich auch diese Strecke geschafft habe, lag an den Umständen: Ich hatte ein konkretes Ziel vor Augen und zudem GEO gegenüber eine absolut verbindliche Zusage gemacht. Abgesehen von einer Verletzung oder einer schweren Erkrankung hätte mich nichts zum Aufgeben bringen können.

Sehr angenehm war auch, dass ich mich zu keiner Zeit beim Rauchen oder Trinken eingeschränkt habe. Nicht, um mir irgendetwas zu beweisen, sondern weil quälende Dauerläufe plus Askese der sichere Weg gewesen wären, das Projekt nach wenigen Wochen abzubrechen.

Der alles entscheidende Motivations-Faktor aber waren für mich die Gehpausen. Sie haben den Mythos Marathon entzaubert, weil sie jede noch so lang

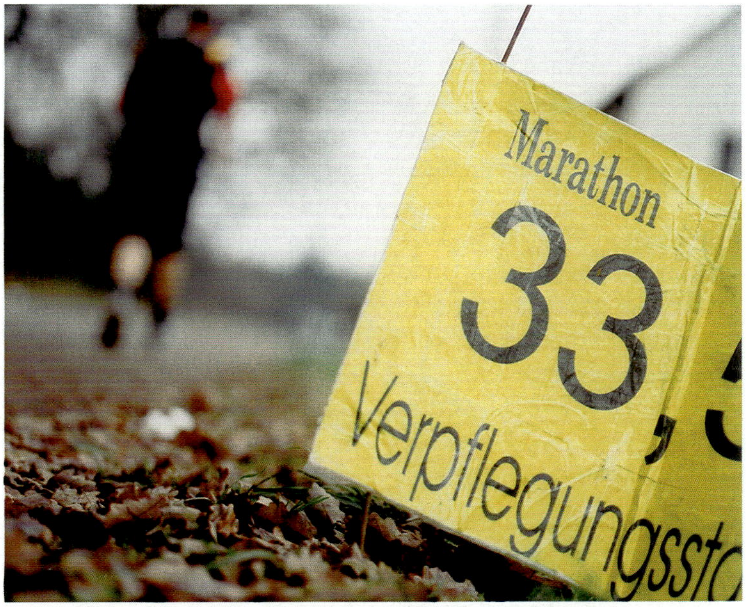

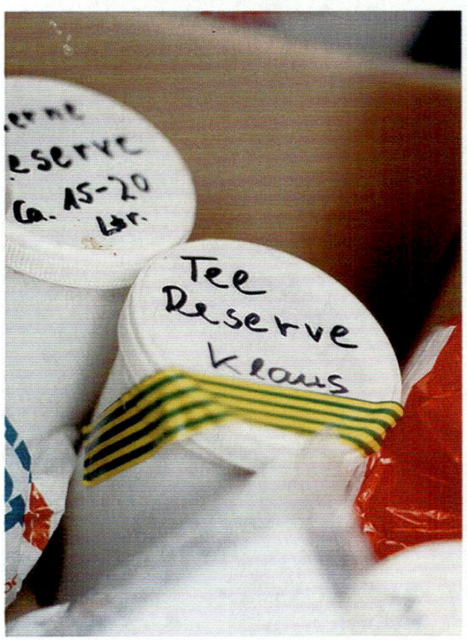

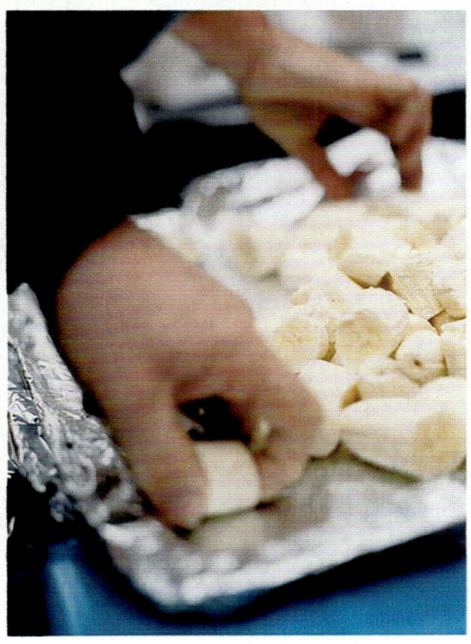

Kilometer 33,5 : Getränke und Kohlenhydrate an der Verpflegungsstation füllen die Energiespeicher des Körpers. Kuntz erhöht das Tempo und überholt erstmals andere Läufer

erscheinende Strecke in eine Vielzahl harmloser Teilstrecken zerlegen.

Als ich am 22. November nach 43 Kilometern, bewältigt in fünf Stunden und 15 Minuten, vor meiner Haustür einlaufe, erwarte ich trotzdem eine kleine Würdigung meiner Leistung, etwa vereinzelten Beifall. Doch die Leute auf der Straße sehen durch mich hindurch, als ob ich in Jogging-Klamotten vom Zeitungholen kommen würde.

Auf einmal war ich ein echter Athlet – wer hätte das gedacht?

2. DEZEMBER

Der Tag X, Jeff Galloways Prophezeiung und die Einsamkeit Nordhessens

In der letzten Mail vor dem Marathon schreibt mir Jeff Galloway: „Peile etwa 7 Minuten 30 für einen Kilometer an, laufe zwei Minuten und gehe dann eine Minute. Wenn du langsam anfängst, wirst du auf den letzten zehn Kilometern reihenweise Läufer überholen.“ Das kann ich mir kaum vorstellen, aber ich glaube Jeff Galloway mittlerweile alles, was er mir zum Thema Laufen zu sagen hat.

Drei Monate lang habe ich allein trainiert, und ich frage mich, ob mich die vielen Mitläufer irritieren werden. Denn der Advents-Marathon in Bad Arolsen in der Nähe von Kassel ist zwar eine überschaubare Veranstaltung, aber am Start drängen sich doch gut 600 Teilnehmer in vorweihnachtlicher Volksfest-Stimmung. Schon wenige Minuten nach dem Startschuss erweist sich meine Sorge als unbegründet: Die letzten Läufer des Feldes verschwinden hinter einer Wegbiegung, dahinter kommt nur noch einer – ich.

Das langsame Anfangstempo beizubehalten, fällt mir nicht leicht. Außerdem erweist sich der vom Veranstalter als „Probier-Marathon“ angepriesene Kurs auf den ersten 20 Kilometern als Berg- und Talfahrt. Wir sind hier im Waldecker Land. Steigungen hatte ich jedoch nicht trainiert.

Mir bleibt zum ersten Mal so richtig die Puste weg. Schlecht gelaunt stapfe ich mutterseelenallein durch den Tannenwald hinauf und hinab und ärgere mich am meisten über mich selbst: Warum nur habe ich mich nicht über den Kurs informiert? Anfängerfehler.

Ab Kilometer 20 wird das Gelände flacher. Mir kommen etwa 100 Läufer entgegen, die schon wieder dem Ziel entgegeneilen. Viele von ihnen sehen alles andere als gesund aus. Bedauerlich. Aber mich bauen diese Schicksale regelrecht auf. Außerdem habe ich endlich meinen Rhythmus von Gehen und Laufen gefunden. Das Gehen kostet zwar etwas Zeit, aber ab Kilometer 30 werde ich schneller, überhole immer mal wieder andere Läufer.

Meine stetig steigende Geschwindigkeit auf den letzten Kilometern ist eindeutig die beste Erfahrung, weil sie so gegen jede Erwartung ist. Noch bei Kilometer 39 lege ich an Tempo zu und lasse völlig entkräftete Läufer locker stehen. Nach fünf Stunden und acht Minuten komme ich durchs Ziel – Kilometer 42,195 – und wundere mich, dass ich damit meine Laufzeit der 43 Kilometer langen Generalprobe noch unterboten habe – trotz der Hügellandschaft.

Kilometer 37: Auch ohne den Ansporn von Zuschauermassen strebt Kuntz beharrlich dem Ziel entgegen

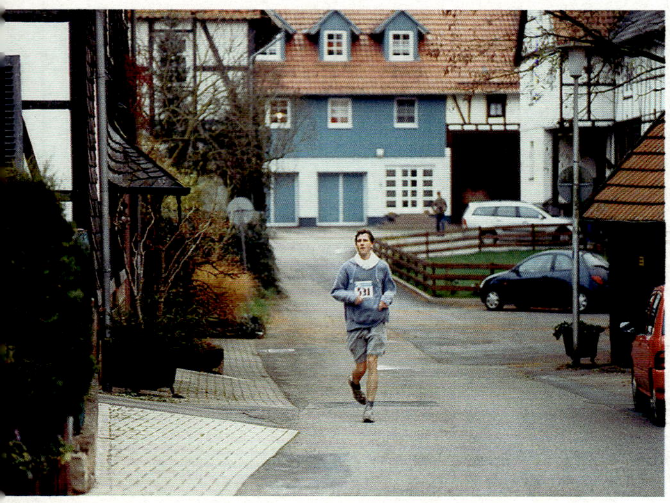

3. BIS 13. DEZEMBER

Matschige Birne, optimale Fitness, neues Ziel – die Nachbereitung

Nach langen Läufen fühlt man sich mit meiner Lauftechnik wie nach einer etwa sechs- bis siebenstündigen Bergwanderung mittleren Schwierigkeitsgrades. Man hat schwere Beine, schläft früh ein und ist am nächsten Morgen wieder okay.

Nur nach sehr langen Läufen lässt die mentale Frische zu wünschen übrig. Mein Kopf fühlt sich ein bis zwei Tage lang – salopp gesagt – leer und matschig an. Ein Mediziner, der anonym bleiben möchte, weil er Ausdauersportarten nicht diskreditieren will, sagte mir, es gebe Hinweise, darauf, dass ein Marathon zu einer „vorübergehenden Hirninsuffizienz“ führe.

Ich kann das nur bestätigen: Am Abend nach dem Lauf liege ich im Bett und versuche, die TV-Sendung „Am laufenden

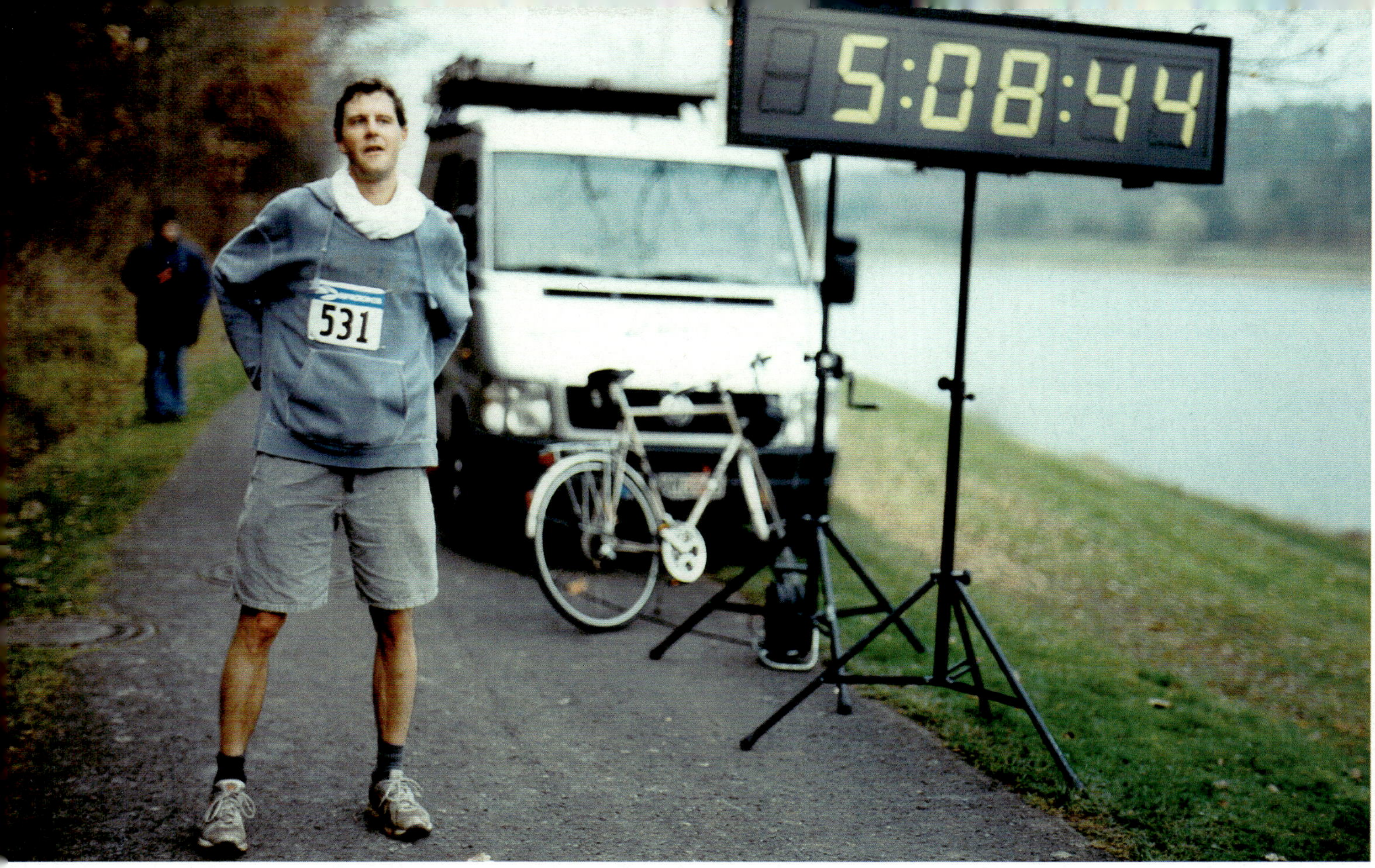

Kilometer 42, 195: Nach fünf Stunden und etwas mehr als acht Minuten ist Kuntz ins Ziel gekommen – als 505. von rund 650 gestarteten Läufern, und ohne zwischendurch aufs Fahrrad oder Auto umgestiegen zu sein

Band" mit Florian Silbereisen zu sehen, merke aber, dass sie mich überfordert, schalte aus, versuche bis 41 zu zählen, und schlafe bei ungefähr 15 ein.

„Herzlichen Glückwunsch", mailt mir Jeff Galloway nach meinem nordhessischen Abenteuer, „jetzt bist du ein Athlet."

Ich, ein echter Athlet, wer hätte das gedacht?

Bei der Nachuntersuchung im Institut für Sport- und Bewegungsmedizin steige ich diesmal erst bei zwölf km/h auf dem Laufband aus, was ich nicht spektakulär finde. Die Ergebnisse zeigen jedoch, dass sich meine maximale Sauerstoffaufnahmefähigkeit – der entscheidende Wert für die körperliche Fitness – um etwa ein Drittel verbessert hat. Von 35,4 Milliliter Sauerstoff pro Minute und Kilogramm Körpergewicht auf 47,5.

Höchst erfreulich für mich. Denn Studien zeigen, dass sich bei einem Wert von über 42 das Risiko der so genannten Zivilisationsleiden wie Herz-Kreislauf-Krankheiten oder Diabetes minimiert. Nach oben ist allerdings noch Luft: Fußball-Profis erreichen Werte zwischen 60 und 65, Weltklasse-Athleten in Ausdauersportarten 80 und mehr.

Jeff Galloways Trainingsplan sieht zum Ausklang noch einen Lauf über acht und einen über 20 Kilometer vor. Unterwegs stellt sich mir zum ersten Mal die Sinnfrage. Mein neues Lebensgefühl motiviert mich nicht mehr, ich habe mich schnell daran gewöhnt. Ein neues Ziel muss her.

Der Hamburg-Marathon findet im April statt. Ein Marathon in meiner Heimatstadt, viel Publikum, wenige Steigungen und eine ganz neue Herausforderung: In den Statistiken der letzten Jahre finde ich in der Altersklasse „80" drei Läufer, die in genau meiner Zeit – 5 Stunden acht Minuten – ins Ziel gekommen sind. Die Alten werde ich mir mal vorknöpfen, wäre doch gelacht, wenn ich die nicht verputzen könnte. Auf den letzten Metern. ☐

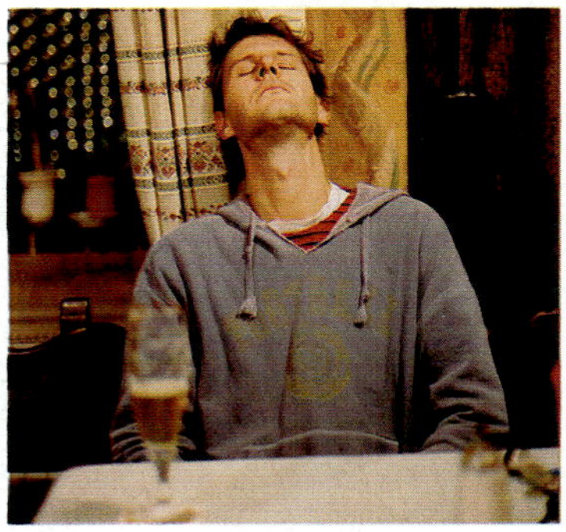

Das schönste Bier seit vielen Wochen hat der Hamburger Autor **Mark Kuntz**, 44, direkt nach dem Marathon getrunken – und nach insgesamt fast 450 Kilometern, die er während des Projekts gelaufen ist. Zum Nachtisch gab es ein paar Magnesium-Tabletten, dann ging es ab ins Bett. Der Fotograf **Frank Wache**, 42, läuft ohnehin regelmäßig. Für 2007 hat er sich seinen ersten Halb-Marathon vorgenommen.

Was Ausdauersport bewirkt

Regelmäßiges Training stärkt die Leistungsfähigkeit und erhöht den Schutz vor Krankheiten. Dreimal wöchentlich eine Stunde Laufen, Radfahren oder Schwimmen genügen – und es stellen sich bereits nach kurzer Zeit positive Effekte ein: die Herzfrequenz sinkt, das Atemvolumen steigt, die Muskeln werden intensiver aktiviert. Die Übersicht zeigt, auf welche Weise Sport dem Organismus nutzt

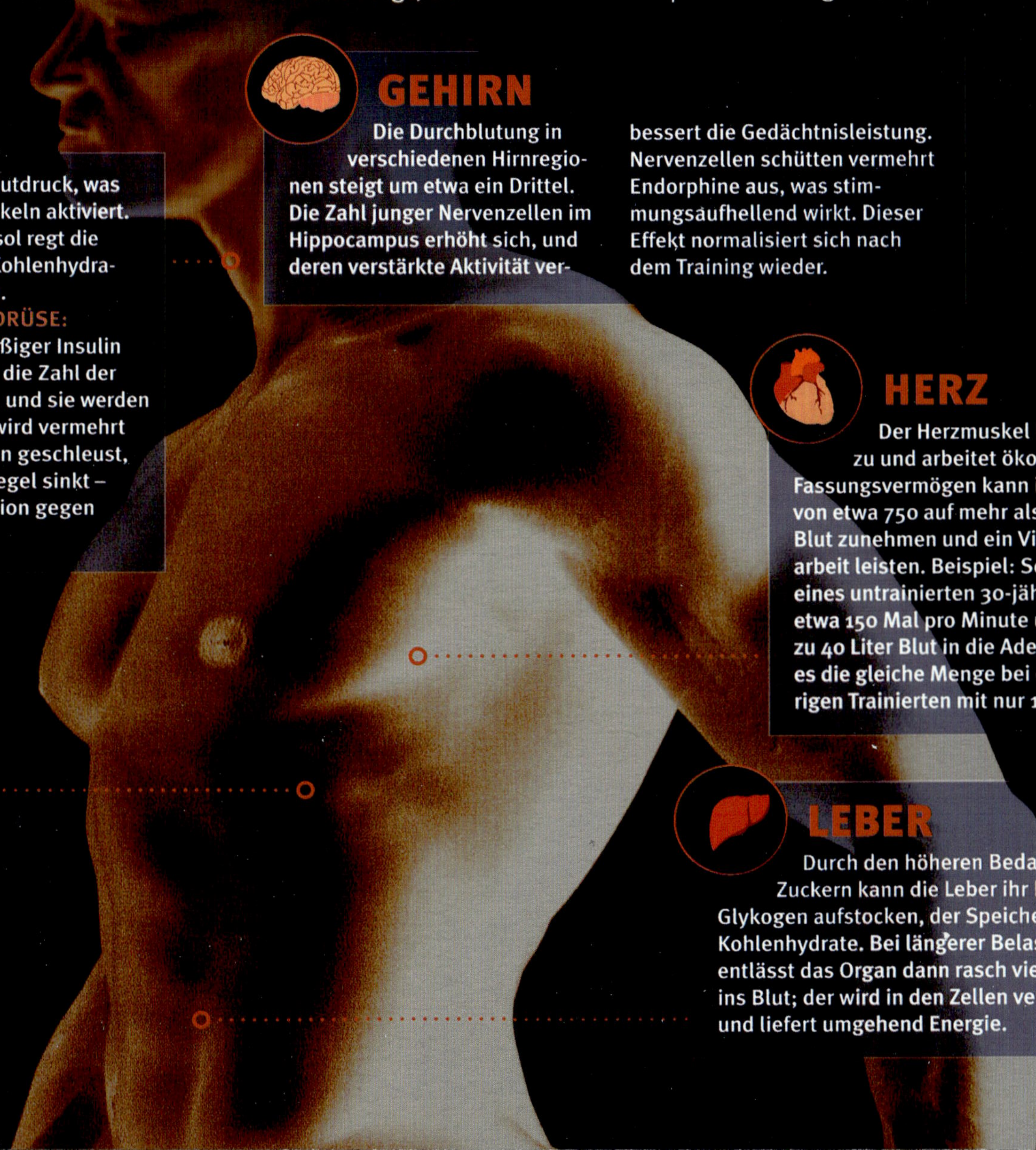

DRÜSEN

SCHILDDRÜSE: schüttet vermehrt die Hormone Thyroxin und Trijodthyronin aus. Das steigert den Stoffwechsel; der Energieumsatz ist somit auch in Ruhephasen hoch.
NEBENNIERE: schüttet vermehrt Adrenalin aus. Das Stresshormon erhöht Puls und Blutdruck, was wiederum die Muskeln aktiviert. Zusätzliches Cortisol regt die Speicherung von Kohlenhydraten in der Leber an.
BAUCHSPEICHELDRÜSE: schüttet gleichmäßiger Insulin aus. Zudem steigt die Zahl der Insulinrezeptoren, und sie werden sensibilisiert; es wird vermehrt Zucker in die Zellen geschleust, der Blutzuckerspiegel sinkt – die ideale Prävention gegen Diabetes Typ II.

GEHIRN

Die Durchblutung in verschiedenen Hirnregionen steigt um etwa ein Drittel. Die Zahl junger Nervenzellen im Hippocampus erhöht sich, und deren verstärkte Aktivität verbessert die Gedächtnisleistung. Nervenzellen schütten vermehrt Endorphine aus, was stimmungsaufhellend wirkt. Dieser Effekt normalisiert sich nach dem Training wieder.

HERZ

Der Herzmuskel legt an Masse zu und arbeitet ökonomischer. Sein Fassungsvermögen kann im Normalzustand von etwa 750 auf mehr als 900 Milliliter Blut zunehmen und ein Viertel mehr Pumparbeit leisten. Beispiel: Schlägt das Herz eines untrainierten 30-jährigen Läufers etwa 150 Mal pro Minute und pumpt es bis zu 40 Liter Blut in die Adern, so schafft es die gleiche Menge bei einem gleichaltrigen Trainierten mit nur 120 Schlägen.

LUNGE

Ein Sportler atmet im Vergleich zum Untrainierten in weniger, dafür aber tieferen Zügen. Mit einem Atemzug gelangen im Extremfall 2,5 Liter Luft in die Lunge statt normalerweise rund 0,5 Liter. Durch den höheren Adrenalinspiegel im Blut erweitern sich zudem die Atemwege, sodass die Lunge schon nach zwei bis drei Monaten Ausdauertraining bis zu 25 Prozent mehr Sauerstoff aufnehmen kann.

LEBER

Durch den höheren Bedarf an Zuckern kann die Leber ihr Depot an Glykogen aufstocken, der Speicherform für Kohlenhydrate. Bei längerer Belastung entlässt das Organ dann rasch viel Zucker ins Blut; der wird in den Zellen verbrannt und liefert umgehend Energie.

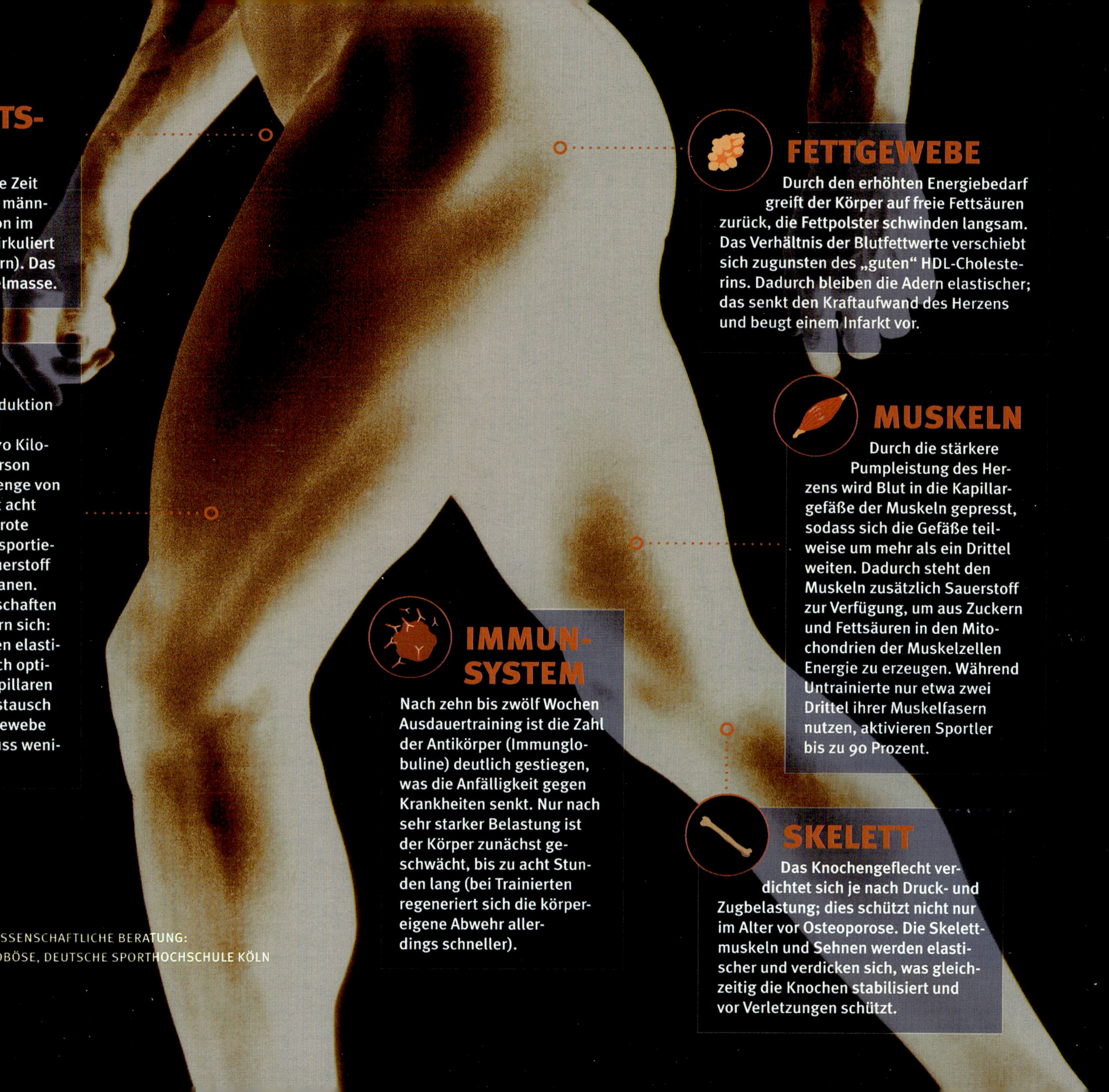

GESCHLECHTSHORMONE

Während des Trainings und einige Zeit danach ist die Konzentration des männlichen Sexualhormons Testosteron im Blut erhöht (in geringer Menge zirkuliert es auch bei Frauen durch die Adern). Das stimuliert den Aufbau von Muskelmasse.

BLUT

Die Blutproduktion im Körper wird angeregt; bei einer 70 Kilogramm schweren Person kann sich die Blutmenge von knapp sechs auf fast acht Liter erhöhen. Mehr rote Blutkörperchen transportieren zusätzlichen Sauerstoff zu Muskeln und Organen. Auch die Fließeigenschaften des Blutes verbessern sich: Die Blutzellen werden elastischer und passen sich optimal der Form der Kapillaren an, was den Stoffaustausch zwischen Blut und Gewebe fördert. Das Herz muss weniger häufig schlagen.

IMMUNSYSTEM

Nach zehn bis zwölf Wochen Ausdauertraining ist die Zahl der Antikörper (Immunglobuline) deutlich gestiegen, was die Anfälligkeit gegen Krankheiten senkt. Nur nach sehr starker Belastung ist der Körper zunächst geschwächt, bis zu acht Stunden lang (bei Trainierten regeneriert sich die körpereigene Abwehr allerdings schneller).

FETTGEWEBE

Durch den erhöhten Energiebedarf greift der Körper auf freie Fettsäuren zurück, die Fettpolster schwinden langsam. Das Verhältnis der Blutfettwerte verschiebt sich zugunsten des „guten“ HDL-Cholesterins. Dadurch bleiben die Adern elastischer; das senkt den Kraftaufwand des Herzens und beugt einem Infarkt vor.

MUSKELN

Durch die stärkere Pumpleistung des Herzens wird Blut in die Kapillargefäße der Muskeln gepresst, sodass sich die Gefäße teilweise um mehr als ein Drittel weiten. Dadurch steht den Muskeln zusätzlich Sauerstoff zur Verfügung, um aus Zuckern und Fettsäuren in den Mitochondrien der Muskelzellen Energie zu erzeugen. Während Untrainierte nur etwa zwei Drittel ihrer Muskelfasern nutzen, aktivieren Sportler bis zu 90 Prozent.

SKELETT

Das Knochengeflecht verdichtet sich je nach Druck- und Zugbelastung; dies schützt nicht nur im Alter vor Osteoporose. Die Skelettmuskeln und Sehnen werden elastischer und verdicken sich, was gleichzeitig die Knochen stabilisiert und vor Verletzungen schützt.

REDAKTION: KIRSTEN MILHAHN; WISSENSCHAFTLICHE BERATUNG:
BIRGIT WALLMANN/PROF. INGO FROBÖSE, DEUTSCHE SPORTHOCHSCHULE KÖLN

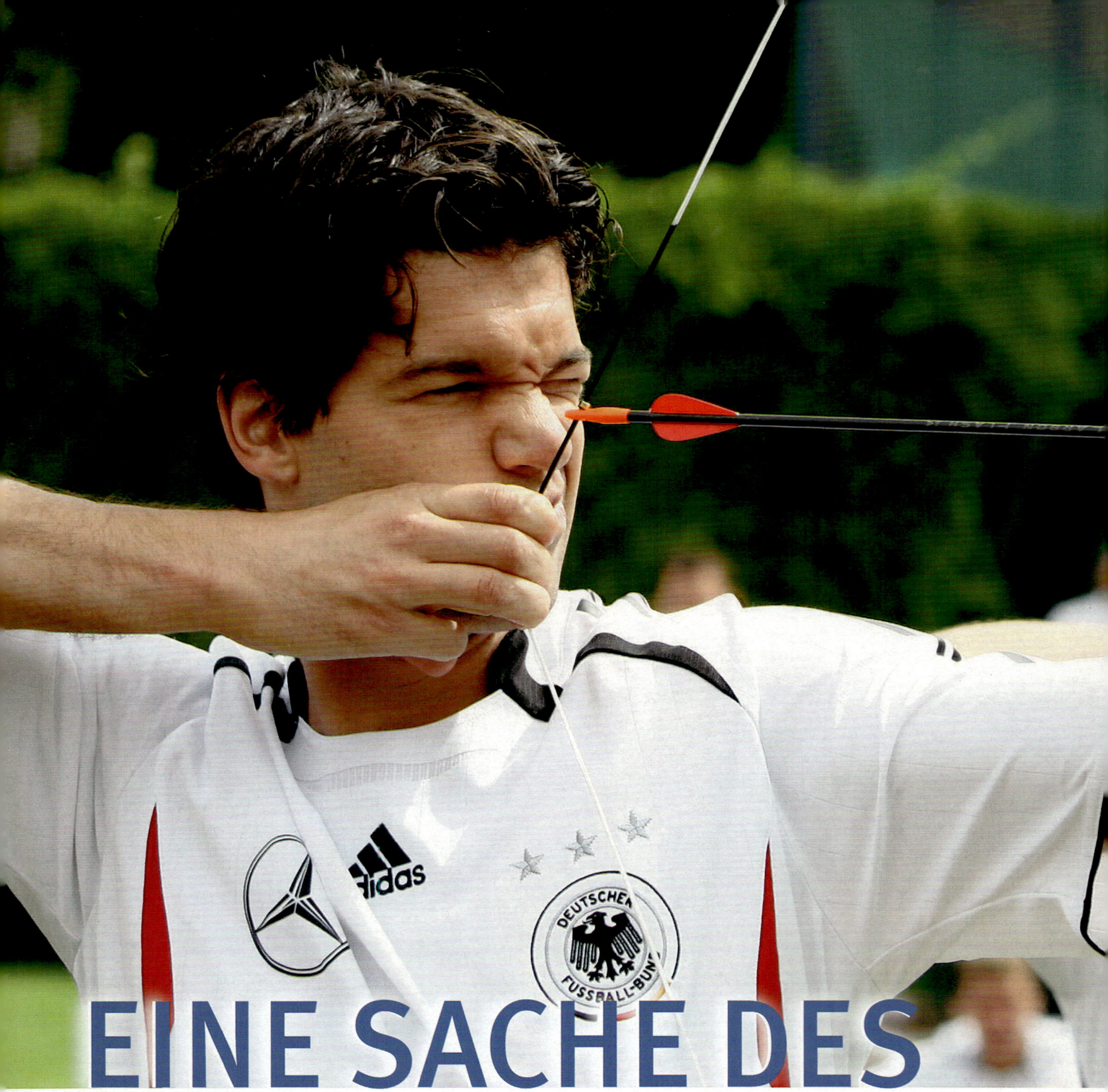

EINE SACHE DES KÖPFCHENS

Moderne Trainingsmethoden können aus einem guten Sportler einen sehr guten Sportler machen. Doch bei der körperlichen und medizinischen Vorbereitung stoßen Athleten längst an Grenzen. Die größten ungenutzten Leistungspotenziale verbergen sich nicht in der Muskulatur, sondern in der Psyche

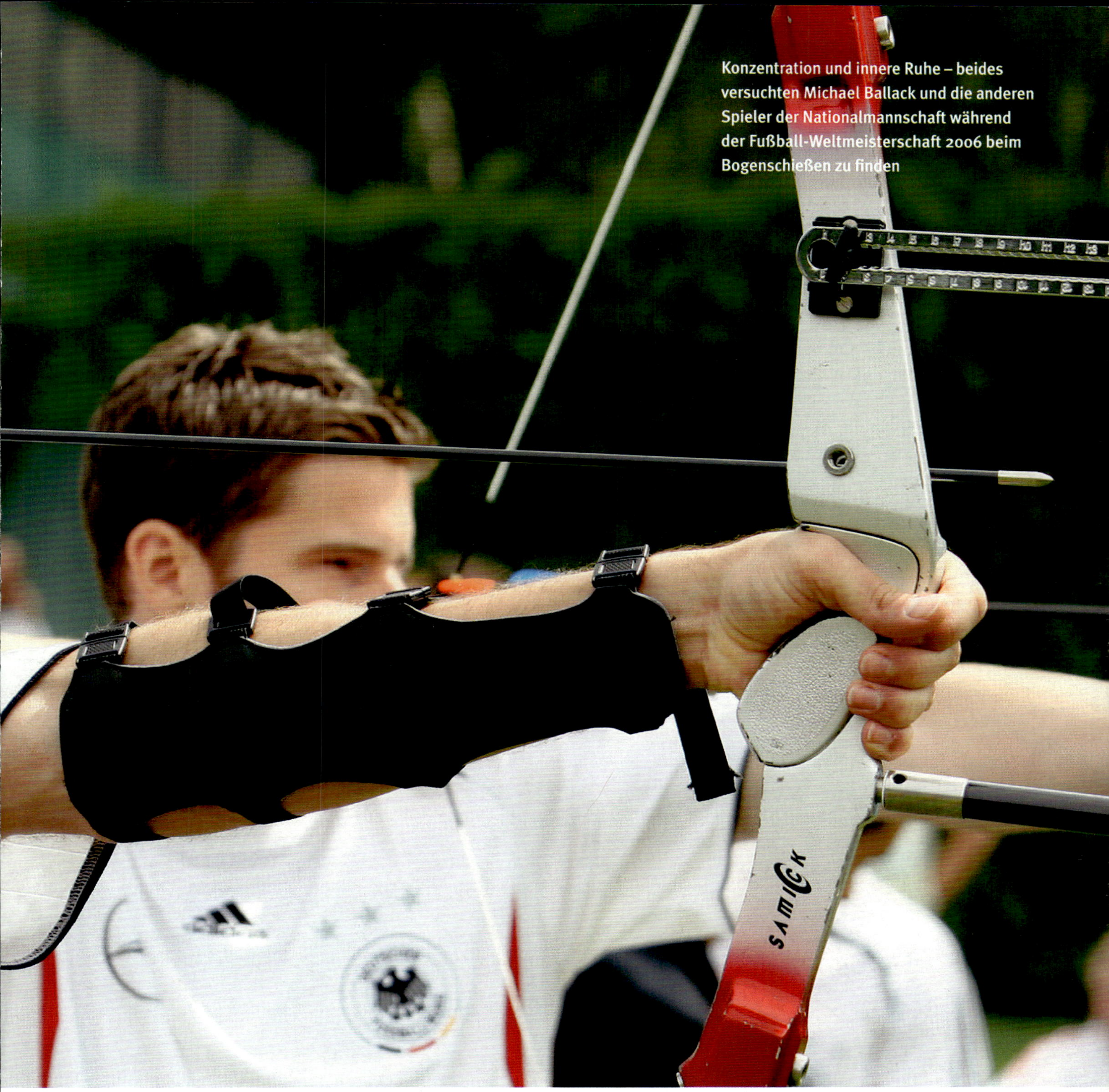

Konzentration und innere Ruhe – beides versuchten Michael Ballack und die anderen Spieler der Nationalmannschaft während der Fußball-Weltmeisterschaft 2006 beim Bogenschießen zu finden

VON SEBASTIAN MOLL

Franziska van Almsick hatte sich viel vorgenommen für diesen Tag in Athen. Das Olympiafinale 2004 über 200 Meter Freistil sollte Höhepunkt und Abschluss ihrer Schwimmkarriere werden. Jene Distanz, über die sie zwölf Jahre zuvor in Barcelona mit einer Silbermedaille über Nacht zum Star geworden war. Inzwischen hielt sie den Weltrekord in dieser Disziplin, hatte alle nur denkbaren Titel gewonnen – allein der Olympiasieg fehlte ihr noch.

Damit wurde es auch in Athen nichts: Als Fünfte stieg sie aus dem Becken, saß weinend in einer Ecke der Schwimmhalle. „Ich bin an dem Erwartungsdruck gescheitert – wieder einmal", konstatierte sie. Mehr als zwei Sekunden war sie langsamer als bei ihrem Weltrekord; auf dieser Strecke sind das Welten. Was van Almsick dachte, als sie auf dem Startblock stand, fasste sie später in Worte: „Hoffentlich ist die ganze Scheiße bald vorbei. Dann bin ich nicht mehr der Mittelpunkt der Nation, dann kann ich endlich wieder ich selbst sein." Ihre eigenen Erwartungen und die der Öffentlichkeit hatten sie blockiert.

So ging es in Athen der gesamten deutschen Schwimm-Elite. Dreifach-Weltmeisterin Hannah Stockbauer endete unter „ferner liefen", die Mannschaft, die 2002 und 2003 die Europa- und Weltmeisterschaften dominiert hatte, brachte gerade einmal eine Silber- und vier Bronzemedaillen mit nach Hause.

Das Schicksal der Schwimmer weist auf ein verbreitetes Problem im Spitzensport hin: Viele Athleten gehen körperlich perfekt vorbereitet in den Wettkampf, scheitern dann aber an mentalen Barrieren.

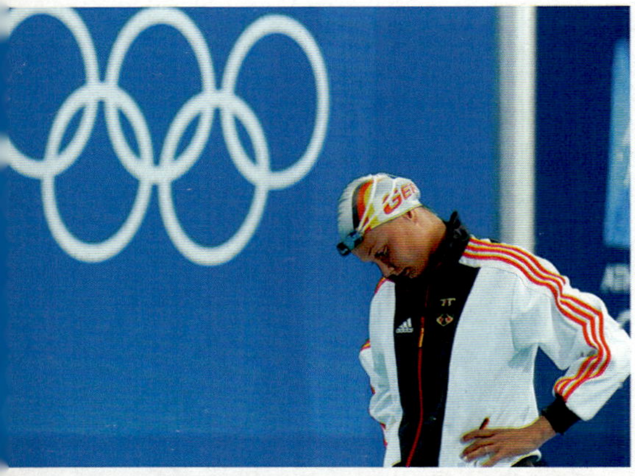

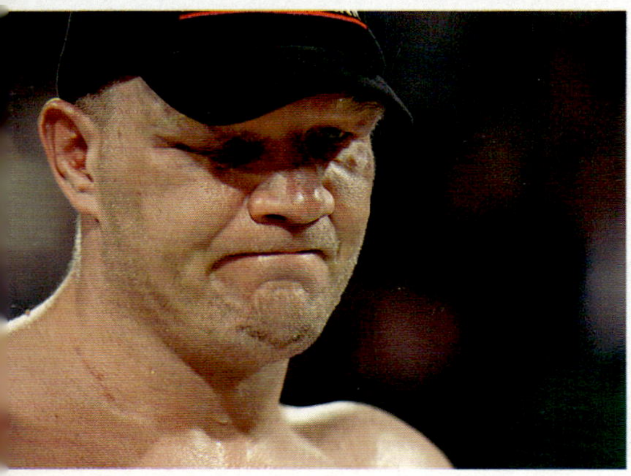

Von den eigenen Erwartungen überholt: Als Favoritin gestartet, wird Franziska van Almsick im Olympiafinale von Athen 2004 über 200 Meter Freistil nur Fünfte; Axel Schulz verpatzt sein geplantes Box-Comeback 2006 gegen Brian Minto

Psychologische Betreuung im Spitzensport war lange Zeit verpönt – galt sie doch als Eingeständnis von Schwäche

Sportpsychologen wundert das nicht: „Wenn ich mir anschaue, wie viel in den vergangenen 50 Jahren in die Ausbildung der Physis, in die Sportmedizin, die Biomechanik, die Verfeinerung der Sportgeräte investiert worden ist und wie wenig in die Ausbildung des mentalen Bereiches, dann sehe ich dort ein großes Potenzial", sagt Professor Hans Eberspächer von der Universität Heidelberg.

Aus medizinischer und biologischer Sicht ist der Spitzensport weitgehend ausgereizt, räumen auch Sportphysiologen wie David Martin von der Universität Atlanta ein, der die US-Marathon-Nationalmannschaft betreut: „In der Methodik hat es in den vergangenen Jahren nichts grundlegend Neues gegeben. Wir beschäftigen uns heute vor allem mit Feinabstimmungen."

Eine psychologische Betreuung der Athleten war jedoch lange Zeit verpönt, galt als Eingeständnis von Schwäche. Dass konsequentes Mentaltraining jedoch genauso zur allgemeinen Fitness gehört, wie Kraft und Ausdauer es tun, zeigte sich spätestens bei der Fußball-Weltmeisterschaft 2006.

Mithilfe des Sportpsychologen Hans Dieter Hermann formte Jürgen Klinsmann aus einer Gruppe zum Teil nur mäßig talentierter Spieler eine Mannschaft, die beinahe das Finale erreicht hätte. Es gelang dem Bundestrainer, den Teamgeist zu stärken und vor allem den jungen Spielern zu helfen, mit dem immensen Druck umzugehen.

„Dass ein Spitzenathlet seine Leistung auf den Punkt perfekt abrufen muss, hat er mit Piloten und Chirurgen gemein", sagt Hans Eberspächer. „Wir müssen dem Sportler dabei helfen, das tausendfach Geübte auch zuverlässig in der Extremsituation eines Finales umzusetzen."

Einer der wirksamsten Schritte gegen die Blockade ist für Experten die Selbstgesprächsregulation. „Wir verändern den Dialog, den der Sportler mit sich selbst führt", beschreibt der Essener Sportpsychologe Ulrich Kuhl diese Methode. Einer seiner Klienten, ein deutscher Weltklasse-Schwimmer, dachte bei jedem wichtigen Start daran, dass er im Falle seines Versagens die Existenzgrundlage verlieren könnte. Kuhl brachte dem Athleten bei, sich wenige zugespitzte Merksätze mit positiven Botschaften einzuprägen und diese in den entscheidenden Situationen abzurufen.

Die Fähigkeit, während des Wettkampfes völlig im Hier und Jetzt aufzugehen, ist das Ziel jeder psychologischen Betreuung. „Der Athlet ist am besten, wenn er nicht denkt", sagt Aladar Kogler, Sportpsychologe am New Yorker Trainingszentrum der US-Nationalmannschaft im Fechten.

Als „Flow" bezeichnen die Psychologen jenen Idealzustand, in dem der Sportler sowohl entspannt und ruhig als auch hellwach und konzentriert ist. „Ein Tennisspieler muss sich voll auf den Ball konzentrieren, dann blendet er störende Gedanken aus", sagt Hans Eberspächer, „der nächste Schlag muss also die zugleich wichtigste und unwichtigste Sache der Welt sein."

Psychologisch talentierte Sportler versetzen sich von selbst in diesen Zustand, die meisten müssen sich ihn jedoch mühsam antrainieren.

IN DEUTSCHLAND FORSCHT Thomas Schack von der Universität Bielefeld an einem mentalen Trainingsprogramm für Hochleistungsathleten. Der Sportpsychologe hat einen 15-minütigen

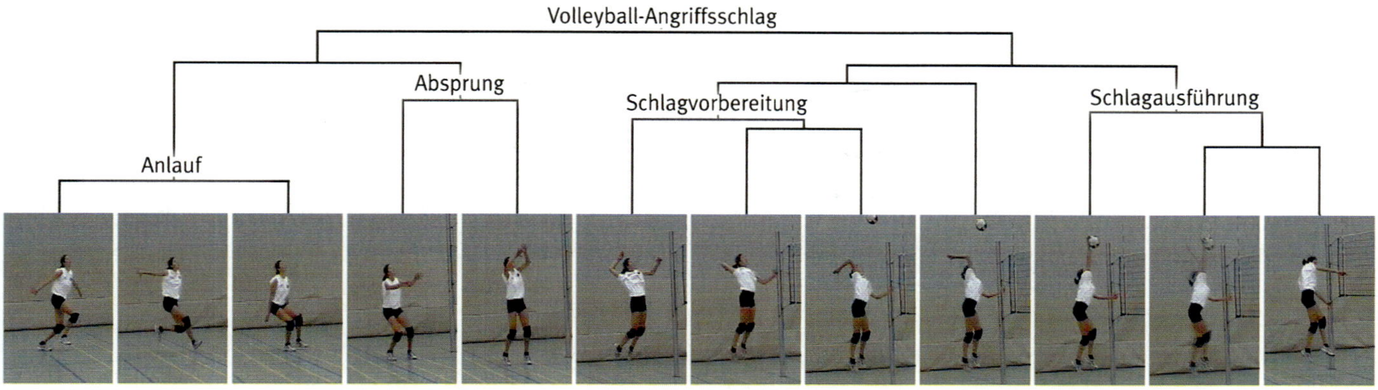

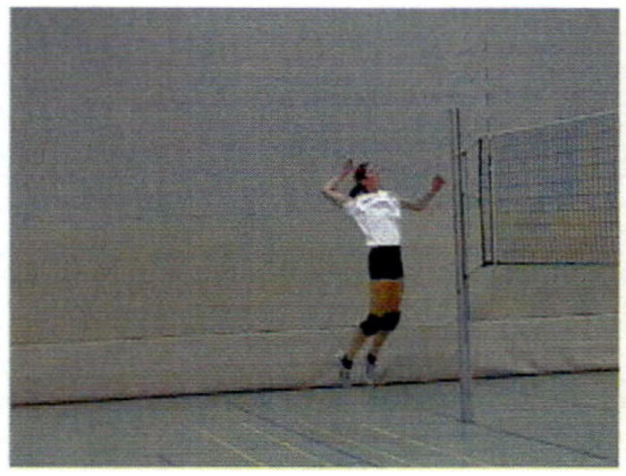

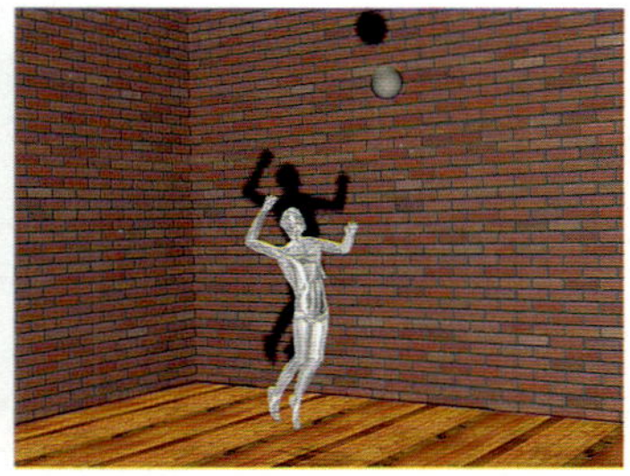

Die Bildfolge zeigt, wie sich eine deutsche Volleyball-Nationalspielerin an den komplexen Bewegungsablauf beim Angriffsschlag erinnert. Mittels einer solchen Visualisierung – ob in realen Bildern oder einer 3-D-Simulation – können die Spielerinnen sich die Details gut einprägen und so durch Mentaltraining ihre Technik verbessern

Test erstellt, mit dessen Hilfe er präzise ermitteln kann, auf welche Weise die Faktoren Angst, Wille und Stress die Leistung beeinflussen.

Der Test unterscheidet beispielsweise zwischen „kognitiv ängstlichen“ Sportlern, die sich von negativen Gedanken blockieren lassen, und „somatisch ängstlichen“, die vor einem Wettkampf einen rasenden Puls oder einen Klumpen im Hals haben. Bei Ersteren verordnet Schack eine Selbstgesprächsregulation, bei den anderen Entspannungstechniken wie autogenes Training.

Rast vor dem Wettkampf der Puls vor Aufregung, helfen Entspannungstechniken wie autogenes Training

Außerdem hat Schack eine Methode entwickelt, mit deren Hilfe sich im Gehirn eines Sportlers hinterlegte Bewegungsabläufe verbessern lassen. Das Verfahren entstand in Zusammenarbeit mit der Weltelite im Windsurfen und wurde mit der deutschen Juniorennationalmannschaft im Frauen-Volleyball verfeinert.

Der Bewegungswissenschaftler zerlegte den komplexen Angriffsschlag im Volleyball in zwölf so genannte Knotenpunkte: Bewegungseinheiten wie „Zurückführen der Arme“, „Schlagarm zurück“, „Blick auf den Block“. Die Sportlerinnen mussten diese Knotenpunkte am Computer in eine ihnen sinnvoll erscheinende Reihenfolge bringen. Daraus erstellte eine Software ein Diagramm, das veranschaulichte, wie die einzelne Sportlerin den Bewegungsablauf im Gedächtnis abgelegt hatte.

Dabei zeigten sich deutliche Unterschiede. In der Vorstellung einer Spitzenspielerin begann der Schlag schulmäßig mit der „Zurückführung der Arme“, „Stemmschritt“ und „Beugung von Knie und Rumpf“. Auch die Absprungphase war im Gedächtnis richtig strukturiert. Eine Nachwuchsspielerin jedoch hatte die detaillierte Abfolge von Anlauf und Absprung noch nicht gut genug abgespeichert – und daher seit langem Probleme mit der korrekten Schlagausführung.

Der Trainer hatte sie mit konventionellem Techniktraining tausendfach den Ablauf üben lassen – ohne Erfolg. Nachdem die Sportlerin den verbesserten Ablauf mehrfach mental simuliert hatte, konnte sie ihn plötzlich mühelos in die Praxis umsetzen. Von außen, so Schack, hätte sich der Fehler niemals finden lassen: „Selbst eine High-Speed-Kamera kann nicht erfassen, was mithilfe unseres Tests sichtbar wird.“

DIE IM KÖRPER VERBORGENEN Leistungspotenziale transparent machen wollen auch die etwa 80 Trainingswissenschaftler und Sportmediziner am Institut für Angewandte Trainingswissenschaften (IAT). Die Leipziger Einrichtung ist Nachfolgerin des Forschungsinstituts für Körperkultur und Sport, das zu DDR-Zeiten den Traum vom „gläsernen Athleten“ verwirklichen wollte.

Nahezu alle deutschen Nationalmannschaften und Spitzensportler fahren regelmäßig nach Leipzig, um sich dort einer „komplexen Leistungsdiagnostik“ zu unterziehen: um etwa die ideale Trainingsintensität für einen Schwimmer zu ermitteln; um die Kraft zu messen, die ein Boxer auf das Kinn des Gegners überträgt; um bei einem Kanuten die Führung des Paddels zu verbessern. Ziel ist die Optimierung des Trainings. So lässt der Triathlon-Experte Thomas Moeller die National-mannschafts-Athleten in allen drei Disziplinen – Schwimmen, Radfahren, Laufen – in je einstündigen Tests bis an ihre Belastungsgrenze gehen. Dabei misst Moeller fortlaufend den Puls, lässt die Milchsäurekonzentration im Blut (Laktattest) sowie die Zusammensetzung und Fließgeschwindigkeit der Atemgase bestimmen.

Das präzise Umsetzen der Datensätze in Trainingsempfehlungen ist jedoch komplexer als zunächst gedacht. Lange Zeit glaubte man sogar, schon mithilfe eines einzigen Wertes ein exaktes Instrument zur Trainingssteuerung in der Hand zu haben: der so genannten aerob-anaeroben Schwelle. Sie lässt sich mit einem Laktattest ermitteln und gilt als der Wert, ab dem der Stoffwechsel eines Athleten unter Sauerstoffmangel arbeitet, die Leistung also nicht lange aufrechterhalten werden kann. Davon ausgehend, gaben Trainer die Belastung vor: Für die Basisausdauer sollte ein Athlet bei 70 Prozent des Schwellenwertes trainieren, für den Sprint hingegen bei 115 Prozent.

Leistungssportler trainieren nur selten mit Pulsuhren – die Aussagekraft der Daten ist allzu begrenzt

DIE EXPERTEN IN LEIPZIG stellen dieses scheinbar elegante System jedoch infrage und setzen wieder mehr auf Kompetenz und Erfahrung der Trainer. „Je intensiver sich die Forschung mit der aerob-anaeroben Schwelle beschäftigt, desto weniger wird sie verstanden", sagt Thomas Moeller. Außerdem unterliegen Puls, Laktat und Atemgas täglichen Schwankungen.

Moeller schaut sich stattdessen sämtliche Daten der Leistungsdiagnostik an und bildet sich ein individuelles, eher intuitives Urteil über die Trainingssteuerung eines jeden Athleten. Statt eines Schwellenwertes gibt er ihnen konkrete Lauf-, Radfahr- und Schwimmgeschwindigkeiten vor.

„Es ist nicht sinnvoll, einen Sportler in einen bestimmten Pulsbereich zu zwingen, wenn er diesen an einem bestimmten Tag einfach nicht erreicht", sagt auch Klaus Wirth, Trainingswissenschaftler an der Universität Frankfurt am Main.

Zwar lässt sich dieser Bereich mit modernen Pulsuhren gut messen, aber wegen der begrenzten Aussagekraft benutzen Leistungssportler solche Geräte nur selten; sie verfügen über langjährige Erfahrung und können sich meist auf ihr gutes Belastungsempfinden verlassen. „Dass Pulsuhren im Freizeitsport so verbreitet sind", so Moeller, „liegt vor allem am guten Marketing der Hersteller."

So wird trotz aller wissenschaftlicher Präzision nach wie vor sehr intuitiv trainiert. Dieter Hogen etwa, der in Colorado eine Gruppe von Spitzen-Marathonläufern betreut, unterzieht seine Athleten keinerlei Leistungsdiagnostik. „Ich lege das Training danach fest, wie der Athlet sich fühlt", sagt Hogen. Auch für den Münchner Weltklasse-Triathleten Faris Al-Sultan, der für seine impulsive Trainings- und Renngestaltung bekannt ist, zählt vor allem das Gespür: „Ich lebe von meinem guten Körpergefühl."

Die Labortests sind dennoch nützlich. Zwar nicht für das tägliche Training,

Höhentraining

Die Olympischen Spiele 1968 in Mexiko-City, die auf über 2200 Meter Höhe stattfanden, lösten ein intensives Interesse an den Wirkungen der Höhenluft auf den Organismus aus. Man war sich schnell einig, dass Training in sauerstoffarmer Luft den Sauerstofftransport im Blut und somit prinzipiell die Leistungsfähigkeit verbessert. Gesicherte Erkenntnisse zur genauen Wirkungsweise des Höhentrainings gibt es jedoch bis heute kaum, Methode und Dosierung richten sich vor allem nach Erfahrungswerten. Außerdem spricht nicht jeder Sportler auf Höhentraining an.

Höhen zwischen 2300 und 2500 Metern gelten allgemein als optimal. Darüber nimmt die Leistungsfähigkeit derart ab, dass ein Training nicht mehr effektiv ist. Die meisten Weltklasseathleten absolvieren im Saisonverlauf diverse mehrwöchige Trainingslager, die deutschen Schwimmer etwa viermal pro Jahr vier Wochen. Zwei Wochen allein dauert es, bis sich der Körper an die Sauerstoffarmut anpasst. Dann wird die Atmung effizienter, und der Organismus beginnt, angeregt durch das körpereigene Hormon Erythropoietin (EPO), vermehrt rote Blutkörperchen zu produzieren, die wiederum den Sauerstofftransport verbessern.

Normalerweise wird in der Höhe trainiert und auch in der Höhe geschlafen (High-High). In den vergangenen Jahren wurde aber auch damit experimentiert, im Flachland zu trainieren und in der Höhe zu schlafen (Low-High) und umgekehrt (High-Low). Zum Teil lässt sich das Training auch simulieren: So schlafen viele Leistungssportler in so genannten Höhenzelten unter künstlicher Sauerstoffarmut. Andere trainieren in Höhenkammern. Beides wird von der Welt-Anti-Doping-Agentur mit der Begründung kritisiert, es widerspreche dem Geist des Sports; verboten ist es jedoch nicht. Höhentraining gilt hingegen als „natürlich".

Sebastian Moll

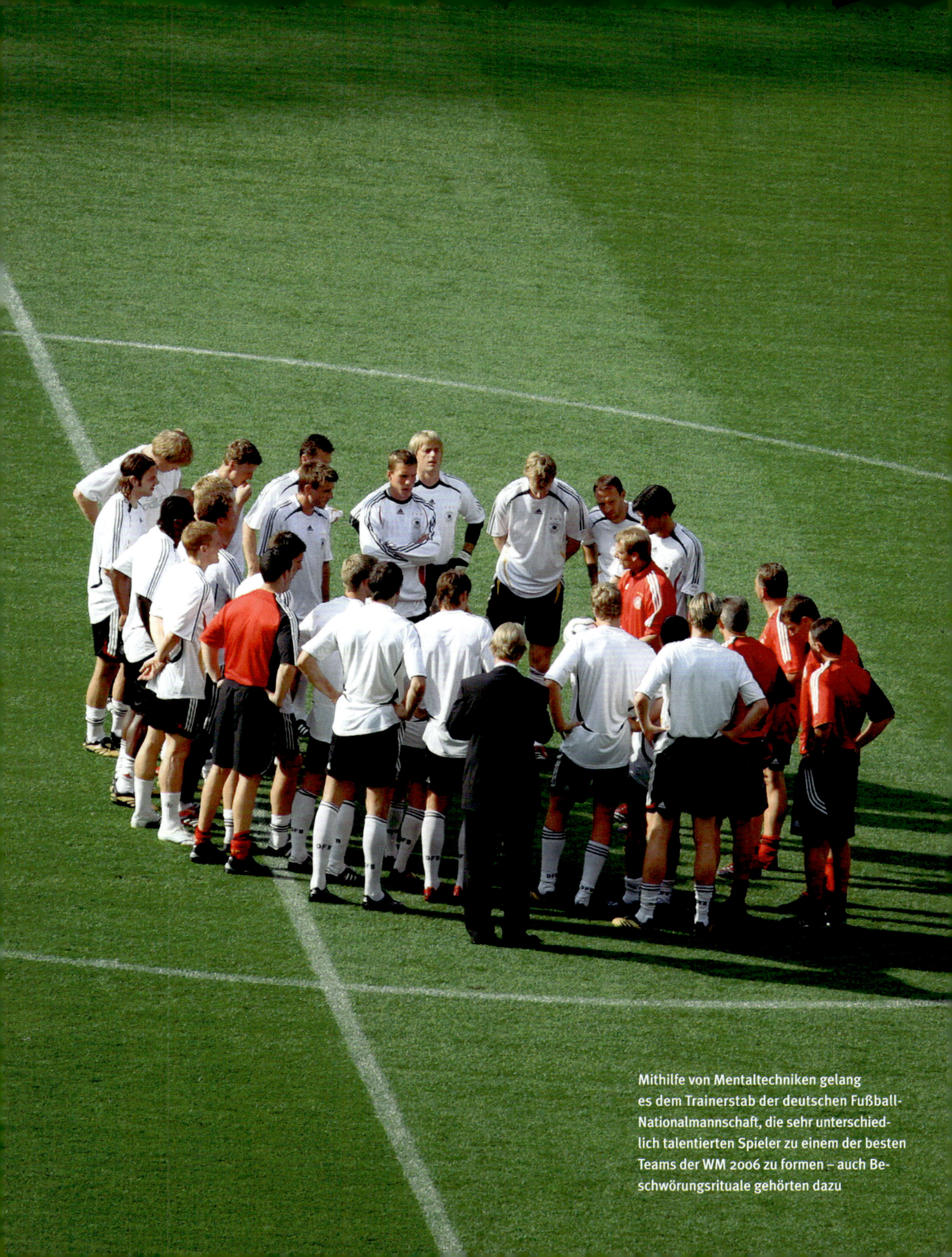

Mithilfe von Mentaltechniken gelang es dem Trainerstab der deutschen Fußball-Nationalmannschaft, die sehr unterschiedlich talentierten Spieler zu einem der besten Teams der WM 2006 zu formen – auch Beschwörungsrituale gehörten dazu

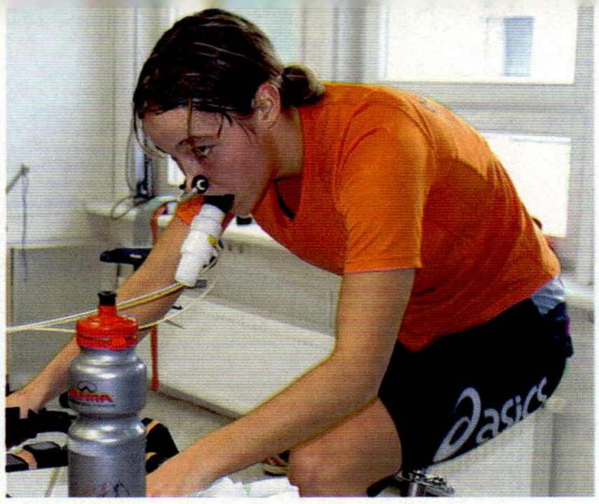

Die Triathletin Anja Knapp strampelt sich ab – für einen Leistungstest am »Institut für angewandte Trainingswissenschaften« in Leipzig

Übertraining

Leistungssportler leiden mitunter unter einem Krankheitsbild, das erst vor wenigen Jahren einen Namen bekommen hat: „unexplained underperformance syndrome" oder Übertraining. Schätzungen zufolge betrifft es bis zu einem Zehntel der Athleten, insbesondere in Ausdauersportarten.

Anzeichen für Übertraining sind häufige Infektionen, Muskel- und Gelenkschmerzen sowie Müdigkeit. Hinzu kommen eine oft drastische Stimmungsverschlechterung, Schlafprobleme und Appetitlosigkeit, die trotz Erholungsphasen anhalten. Ursache ist vermutlich ein Zusammentreffen von zu viel Training und zu wenig Erholung mit psychischen Belastungen etwa durch Prüfungsstress oder Beziehungsprobleme. Schon kleine Muskelverletzungen können dann eine Immunreaktion auslösen, die anfällig für Infektionen macht. Es droht eine Spirale aus physischer Erkrankung und schlechter Stimmung, die wiederum die Trainingsmotivation und die Erholungsqualität verschlechtert.

Die Grenzen zwischen Übertraining und dem Burn-out-Syndrom sind fließend. Als bisher einziges Gegenmittel gilt eine drastische und langfristige Trainigsreduktion in Verbindung mit einer sportpsychologischen Betreuung. Dennoch braucht eine vollständige Genesung, wie Betroffene berichten, mitunter Monate oder gar Jahre.

Fanni Aspetsberger

aber zur Überprüfung des Leistungsfortschritts und für eine mittel- und langfristige Trainingsstrategie.

Im Radsport ist es besonders gut gelungen, die Leistung der Athleten auch objektiv zu quantifizieren. Dank des Münchner Tüftlers Ulrich Schoberer sind Radsportler stets über ihre aktuelle Fitness im Bilde. Schoberer baute vor rund 20 Jahren eine Pedalkurbel, in der Dehnmessstreifen aus verwundenem Draht fortlaufend den elektrischen Widerstand des Metalls ermitteln. Dieser verändert sich mit der jeweiligen Kraft, die der Fahrer auf die Kurbel ausübt – ein Prinzip, das auch elektronische Waagen nutzen. Zusätzlich wird die Trittfrequenz gemessen. Aus diesen Daten berechnet ein kleiner Computer die Leistung und zeigt sie dem Fahrer auf einem Display am Lenker an.

Hobbysportlern wird suggeriert, dass sich die Trainingsleistung durch eine Formel beschreiben lässt

Im Gegensatz zur Geschwindigkeit, die gelände-, wind- und witterungsabhängig ist, wird die Wattleistung von diesen Faktoren nicht beeinflusst. Seither kann ein Sieg bei einem Rennen fast ausgerechnet werden.

Das gilt vor allem für Bergetappen, bei denen das Leistungsgewicht entscheidend ist: die Leistung pro Kilogramm Körpergewicht, die ein Athlet über einen längeren Zeitraum durchhält. Wenn der US-Amerikaner Lance Armstrong vor der Tour de France ein Leistungsgewicht von rund 6,7 Watt pro Kilogramm erreichte, wusste er, dass er in der Lage war, die Rundfahrt zu gewinnen.

Dies entspricht der Leistung, die nötig ist, 63 Liter Milch pro Sekunde vom Boden auf einen Küchentisch zu stellen. Armstrong konnte eine solche Kraftanstrengung mehr als eine halbe Stunde lang durchhalten – genug, um am Berg allen Gegnern davonzustürmen. Umgerechnet, hätten nach 30 Minuten 113 000 Liter Milch auf dem Tisch gestanden.

SO KÖNNEN TECHNIKGLÄUBIGE doch noch hoffen, dass sie eines Tages programmiert einem Sieg entgegentrainieren können. Für Hobbysportler gibt es bereits Computerprogramme, die dem Nutzer suggerieren, dass seine sportliche Leistung sich ganz simpel durch eine mathematische Formel beschreiben lässt.

Solche Programme rechnen automatisch das Übungspensum für ein ganzes Jahr aus. Zu Beginn einer Trainingsperiode gibt der Nutzer Daten über seinen sportlichen Werdegang ein, seine Ziele, die Wochenstunden, die er für ein Training aufbringen möchte, sowie seine Leistungsdaten.

Während er sein Pensum absolviert, speist er fortlaufend aktuelle Trainingswerte ein, die Messgeräte wie die Schoberer-Kurbel, die Pulsuhr oder der Lauf-Tachometer am Joggingschuh ermittelt haben. Das Programm passt sich dann entsprechend an.

Doch die schöne neue Sportwelt ist alles andere als perfekt. Tägliche Leistungsschwankungen, Motivationsprobleme oder -schübe, all das kann die Software nicht erfassen. So bleibt der Sportler aller Wissenschaft zum Trotz undressierbar, der Wettkampf unvorhersehbar und spannend. □

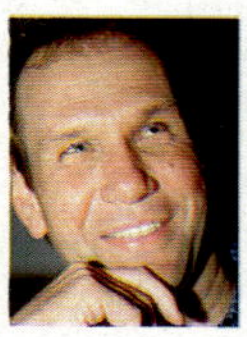

Sebastian Moll, 42, ist ehemaliger Leistungsschwimmer und freier Sportjournalist u. a. für die „Financial Times Deutschland", den „Tagesspiegel" und die „Süddeutsche Zeitung". Für seine regelmäßigen Jogging-Runden will er auch künftig keine technische Aufrüstung betreiben.

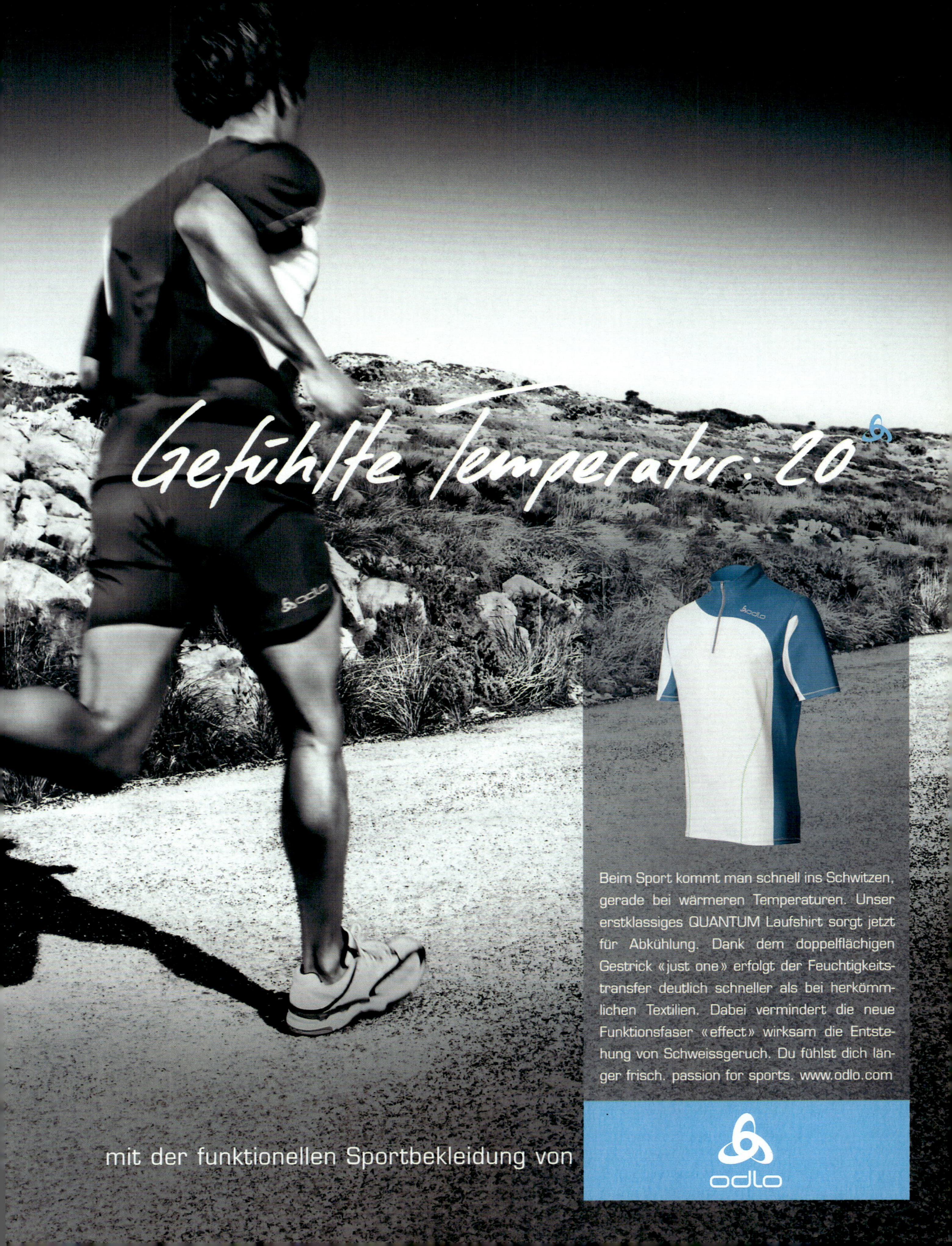
Gefühlte Temperatur: 20°
Beim Sport kommt man schnell ins Schwitzen, gerade bei wärmeren Temperaturen. Unser erstklassiges QUANTUM Laufshirt sorgt jetzt für Abkühlung. Dank dem doppelflächigen Gestrick «just one» erfolgt der Feuchtigkeitstransfer deutlich schneller als bei herkömmlichen Textilien. Dabei vermindert die neue Funktionsfaser «effect» wirksam die Entstehung von Schweissgeruch. Du fühlst dich länger frisch. passion for sports. www.odlo.com
mit der funktionellen Sportbekleidung von
odlo

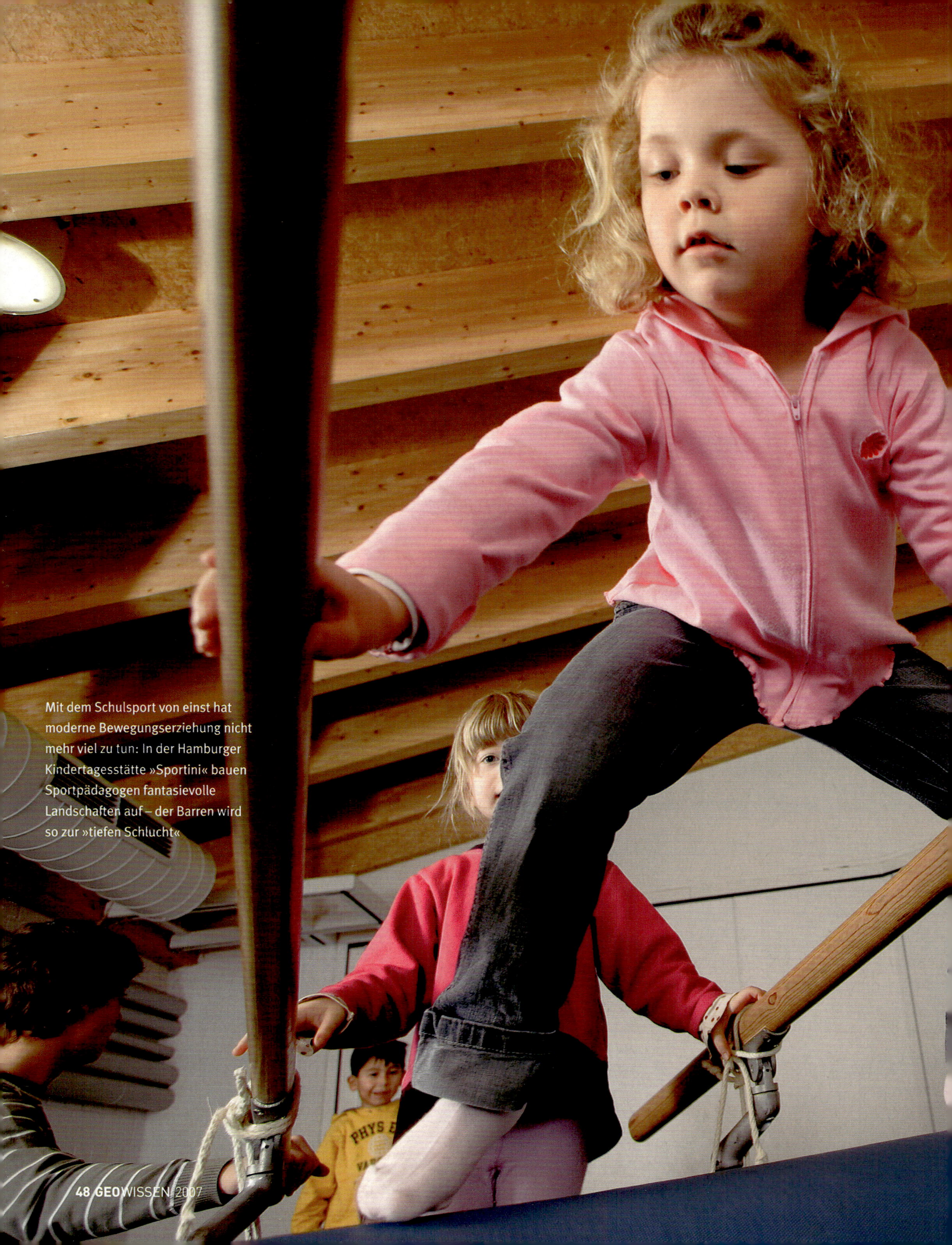

Mit dem Schulsport von einst hat moderne Bewegungserziehung nicht mehr viel zu tun: In der Hamburger Kindertagesstätte »Sportini« bauen Sportpädagogen fantasievolle Landschaften auf – der Barren wird so zur »tiefen Schlucht«

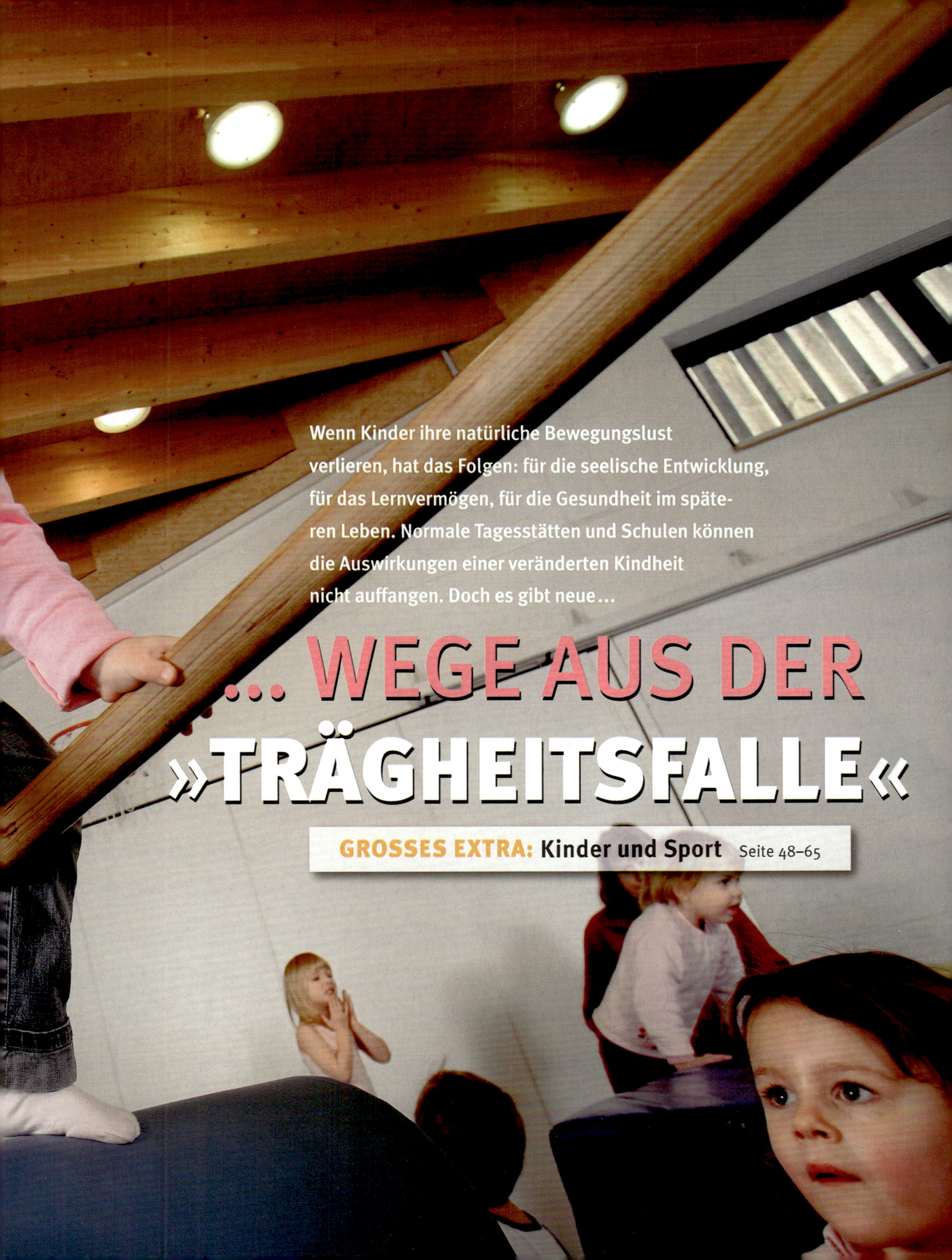

Wenn Kinder ihre natürliche Bewegungslust verlieren, hat das Folgen: für die seelische Entwicklung, für das Lernvermögen, für die Gesundheit im späteren Leben. Normale Tagesstätten und Schulen können die Auswirkungen einer veränderten Kindheit nicht auffangen. Doch es gibt neue …

… WEGE AUS DER »TRÄGHEITSFALLE«

GROSSES EXTRA: **Kinder und Sport** Seite 48–65

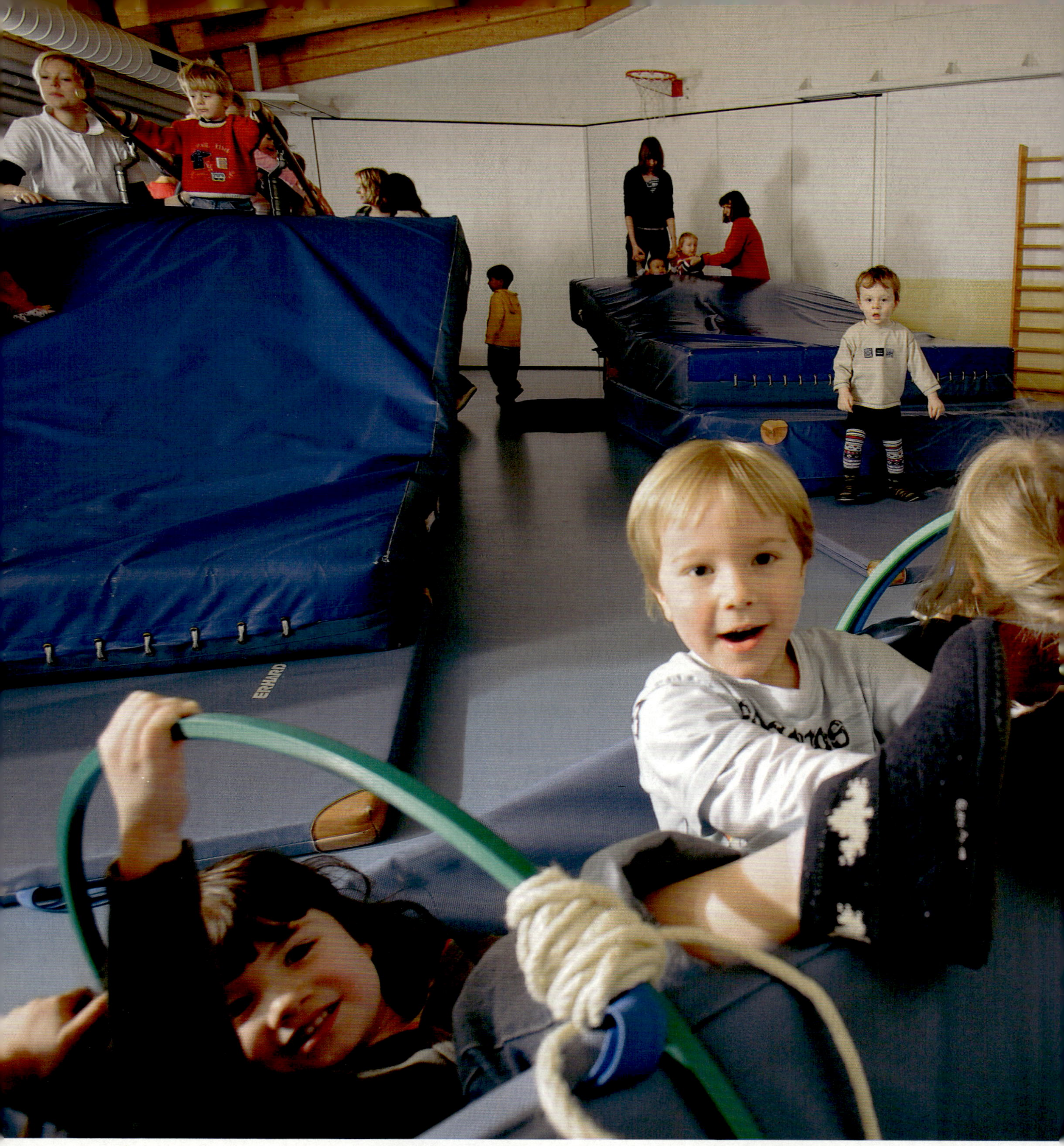

TAGESSTÄTTE »SPORTINI«, HAMBURG

Eine große Turnhalle, ein Fuhrpark für Wettrennen, ein Schwimmbad für gewagte Sprünge, ein Trampolin – wer in den ersten Lebensjahren ausgiebig toben darf, der spürt bald ganz deutlich: Ich bin eins mit meinem Körper

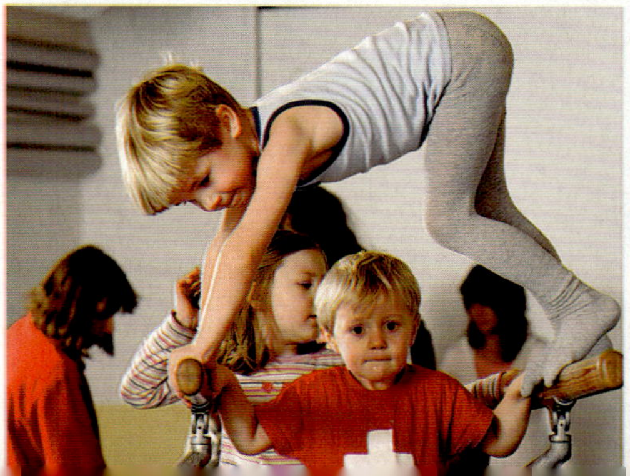

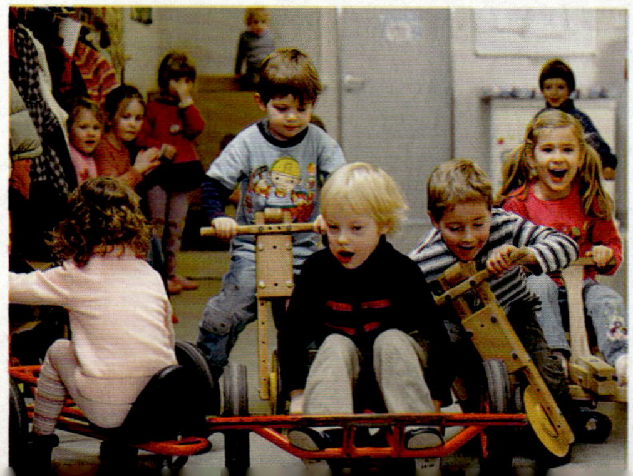

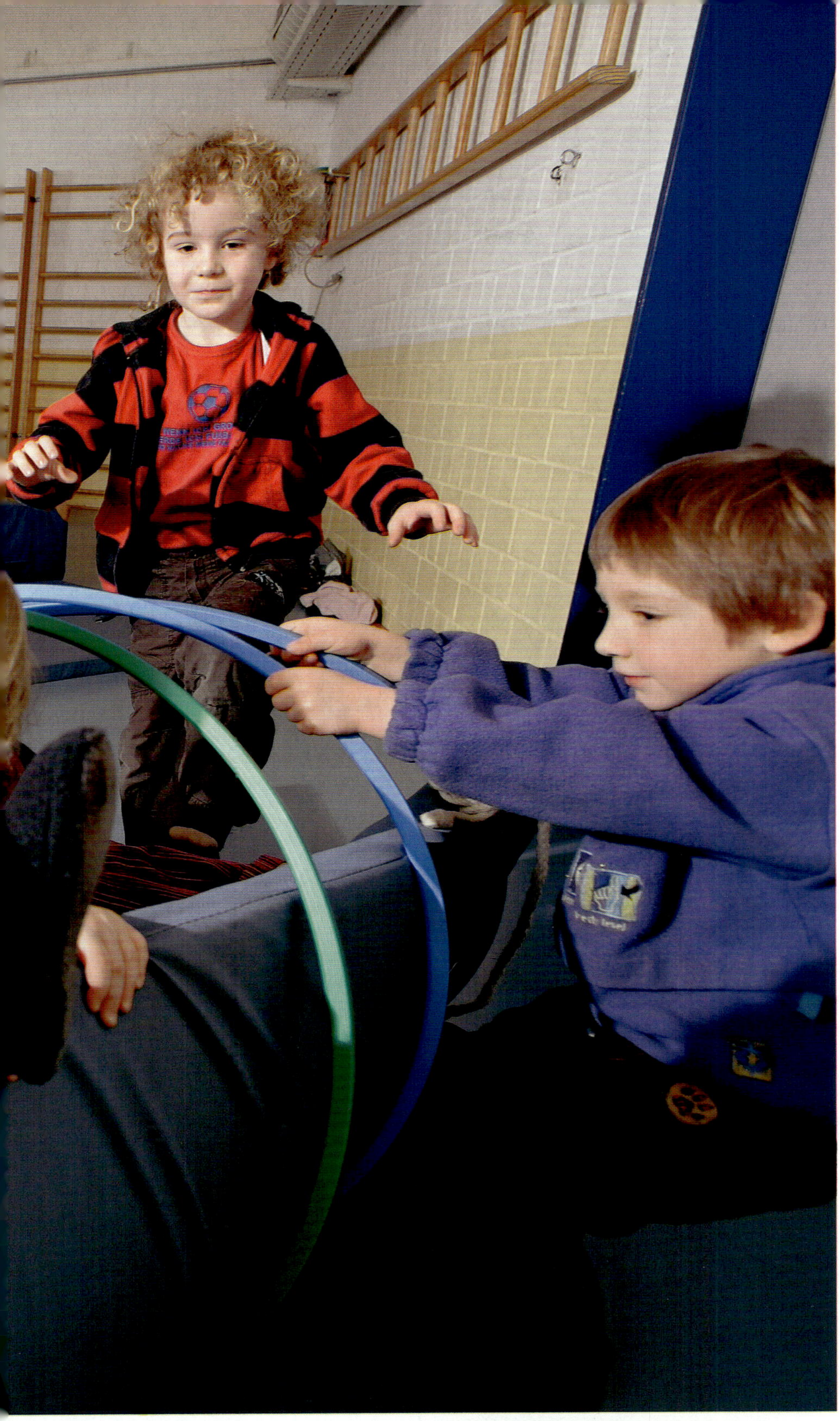

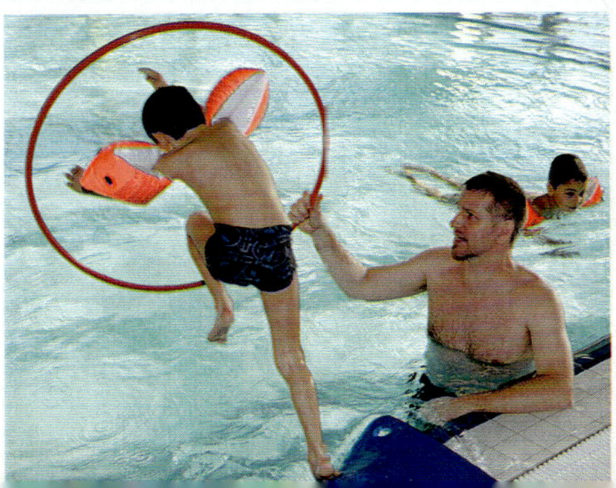

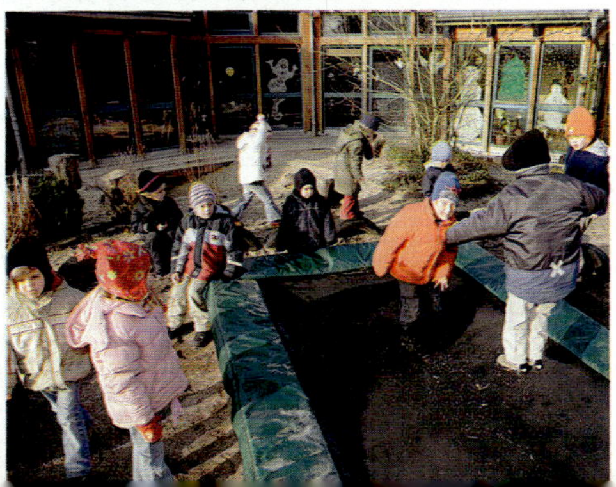

VON SUSANNE PAULSEN (TEXT) UND
RONALD FROMMANN (FOTOS)

Stellt euch vor, dass es ein Sumpf ist", ruft Susanne Berg. „Versucht, irgendwie rüberzukommen." Die Sportpädagogin hat im Turnraum der Kindertagesstätte „Sportini" in Hamburg-Bergedorf eine Spiellandschaft aufgebaut. Der Sumpf besteht aus Matten, die bogenförmig über drei kleinen Kästen liegen. Die wiederum befinden sich zwischen den Holmen eines großen Barrens.

Der Sumpf ist tückisch, Lenas Fuß ist in die Tiefe gerutscht. Die blonde Vierjährige greift zur Seite und hält sich fest. Sie scheint zu träumen. Sieht sie die Holme des Barrens? Oder denkt sie sich knorrige Weidenäste in einer morastigen Landschaft? Langsam zieht sie ihr Bein wieder hoch, lässt den Barren los und balanciert weiter.

Sporthallen mit ihrer harten Akustik, ihrem speziellen Geruch und der enormen Vielfalt an Kletter-, Hangel- und Tobemöglichkeiten sind Lena und den anderen „Sportini"-Kindern vertraut wie nur wenigen anderen ihres Alters: Im Turnraum der Tagesstätte können sie täglich eine neue „Landschaft" entdecken. Außerdem dürfen ihre Erzieher mit den Gruppen das gesamte Sportforum der „Turn- und Sportgemeinschaft Bergedorf" zum Toben und Spielen nutzen.

Sie müssen dazu nur an der Rezeption nachfragen, ob die Badminton- oder die Dojohalle frei ist, der Squashcourt oder ein Gymnastiksaal. Das Angebot nutzen die Betreuer regelmäßig. Denn für sie ist die Bewegungserziehung einer der wichtigsten Inhalte ihrer Arbeit.

SPORTKINDERTAGESSTÄTTEN wie das „Sportini" sind so etwas wie eine Antwort – mit ihnen reagiert die Gesellschaft auf einen von Medizinern und Sportwissenschaftlern ausgelösten Alarm: Unsere Kinder sind nicht mehr so fit wie früher. „In allen Industriestaaten schneiden sie in motorischen Tests heute um durchschnittlich etwa zehn Prozent schlechter ab als noch zu Beginn der 1980er Jahre", sagt der Sportwissenschaftler Klaus Bös von der Universität Karlsruhe. „Im Sport bedeutet so eine Veränderung einen deutlichen Leistungsabfall."

Klaus Bös gehört zu den erfahrensten Testern jugendlicher Fitness. Zurzeit werten er und seine Mitarbeiter die Motorik-Daten der Kinder- und Jugendgesundheitsstudie „KIGGS" aus. Diese Untersuchung an über 17000 Mädchen und Jungen ist die erste, für die Probanden in ganz Deutschland repräsentativ ausgewählt wurden.

ERGEBNISSE BESTÄTIGEN, dass es um Geschick und Beweglichkeit des Nachwuchses nicht besonders gut bestellt ist. So kann zum Beispiel über ein Drittel der deutschen Kinder und Jugendlichen nicht zwei oder mehr Schritte auf einem drei Zentimeter breiten Balken rückwärts balancieren, und bei einer Rumpfbeuge erreichen 43 Prozent nicht mehr die Zehen.

Immer seltener spielen Kinder regelmäßig und lange in großen Gruppen im Freien – statt drei, vier Stunden wie in den 1970er Jahren heute im Durchschnitt nur noch eine Stunde. Sie halten sich lieber in den Innenräumen auf, die mit den immobilisierendsten Möbeln der Welt ausgestattet sind – den Bildschirmen.

Viele Kinder verlieren so ihre natürliche Bewegungslust. Fachleute sagen: Sie sitzen in der „Trägheitsfalle". Das hat Folgen: „Gerade in übungsabhängigen Bereichen – etwa auf einem Bein stehen oder balancieren – sind viele Jungen und Mädchen richtig schlecht", erklärt Klaus Bös. „Denn bei der Motorik gilt die gleiche Regel wie beim Lesen, Rechnen oder Musizieren: Was ich nicht trainiere, kann ich nicht."

Kinder in der Trägheitsfalle finden sich in jeder Altersstufe und quer durch die Gesellschaft. In manchen Gruppen sind sie jedoch überproportional vertreten: bei Mädchen ab 14 Jahren, bei Migrantenfamilien, bei Familien mit niedrigem Sozialstatus.

Früher haben die meisten Kinder das Sitzen in der Schule oder den vielleicht allzu ruhigen Kindergarten-Vormittag durch viel Bewegung am Nachmittag ausgeglichen. Heute müssten eigentlich die Schulen und Kindertagesstätten ausgleichen, was immobile Nachmittage und Wochenenden bei den Kindern anrichten.

Doch so weit sind die Institutionen noch lange nicht. Beispiel Kindergarten: Nur etwa ein halbes Prozent der Drei- bis Sechsjährigen besucht einen Wald- oder Naturkindergarten und hat dementsprechend viel Raum zum Klettern und Rennen. Ein ähnlich geringer Anteil der Kleinkinder wird in Sport- und Bewegungskindergärten betreut.

In den meisten anderen Kindertagesstätten hat Bewegung zwar ihren Platz – doch das ist meist nicht der, den Fachleute für angemessen halten.

Viele Kinder mit trägem Lebensstil spüren, dass ihnen etwas fehlt, das sie stark und fröhlich machen könnte

„Es reicht heute nicht mehr, wenn man die Kinder eine halbe Stunde täglich draußen toben lässt und es einmal die Woche eine Sportstunde gibt", erklärt Elsbeth Elsner, die Leiterin des „Sportini". „Im Idealfall durchzieht das Thema Bewegung den gesamten Alltag in der Tagesstätte."

In Nordrhein-Westfalen können Eltern den Tagesstätten schon heute ansehen, ob die motorische Entwicklung gefördert wird. Das dort entwickelte Gütesiegel für „anerkannte Bewegungskindergärten" sichert einen Mindeststandard an „Bewegtheit". Um ein solches Zertifikat zu bekommen, muss mindestens ein Betreuer pro Gruppe eine Ausbildung in „Bewegungserziehung" vorweisen; innerhalb von zwei Jahren müssen alle Betreuer geschult sein. Außerdem muss ein Kindergarten sich zur Zusammenarbeit mit einem Sportverein verpflichten. Andere Bundesländer sind diesem Vorbild bereits gefolgt oder wollen es demnächst.

Bei einer Grundsatzentscheidung werden jedoch auch die Siegel nicht helfen: Sollen Eltern überhaupt einen Erziehungsschwerpunkt auf die Motorik legen? Oder mehr auf die intellektuelle Förderung? Überleben lässt es sich heute schließlich auch ohne geschmeidige Muskeln.

Allerdings gibt es gewichtige Argumente für eine bewegungsfrohe Kindheit: Kinder nehmen die Welt viel weniger mit dem „Kopf" auf als ihre Eltern und Erzieher. Daher ist ihre geistige und seelische Entwicklung besonders in den ersten elf Jahren eng mit Sinnes- und Bewegungserlebnissen verknüpft. Bewegen sie sich zu wenig, kann so etwas wie eine diffuse Trauer entstehen, sagen Experten wie Klaus Bös: „Viele Kinder mit eher trägem Lebensstil spüren, dass ihnen etwas fehlt, das sie stark und fröhlich machen könnte."

Ein weiteres wichtiges Argument betrifft die Gesundheit. „Wir wissen heute, dass sich die Persönlichkeit sehr früh ausprägt und oft sehr stabil ist", erklärt Bös. Das heißt: Wer als Kind nicht viel und gern getobt und seine Muskeln erprobt hat, wird später schwer Gefallen an Alltagsbewegung und Sport finden. Er wird wahrscheinlich nicht so gesund durchs Leben kommen, wie es ihm möglich wäre.

Natürlich durchbrächen immer wieder einzelne Erwachsene die Regel „einmal träge – immer träge". Aber schon für viele Diabetiker sei es schwierig bis unmöglich, auf einen sportlicheren Lebensstil umzusteigen, sagt Bös. Dabei würde das ihren Zustand

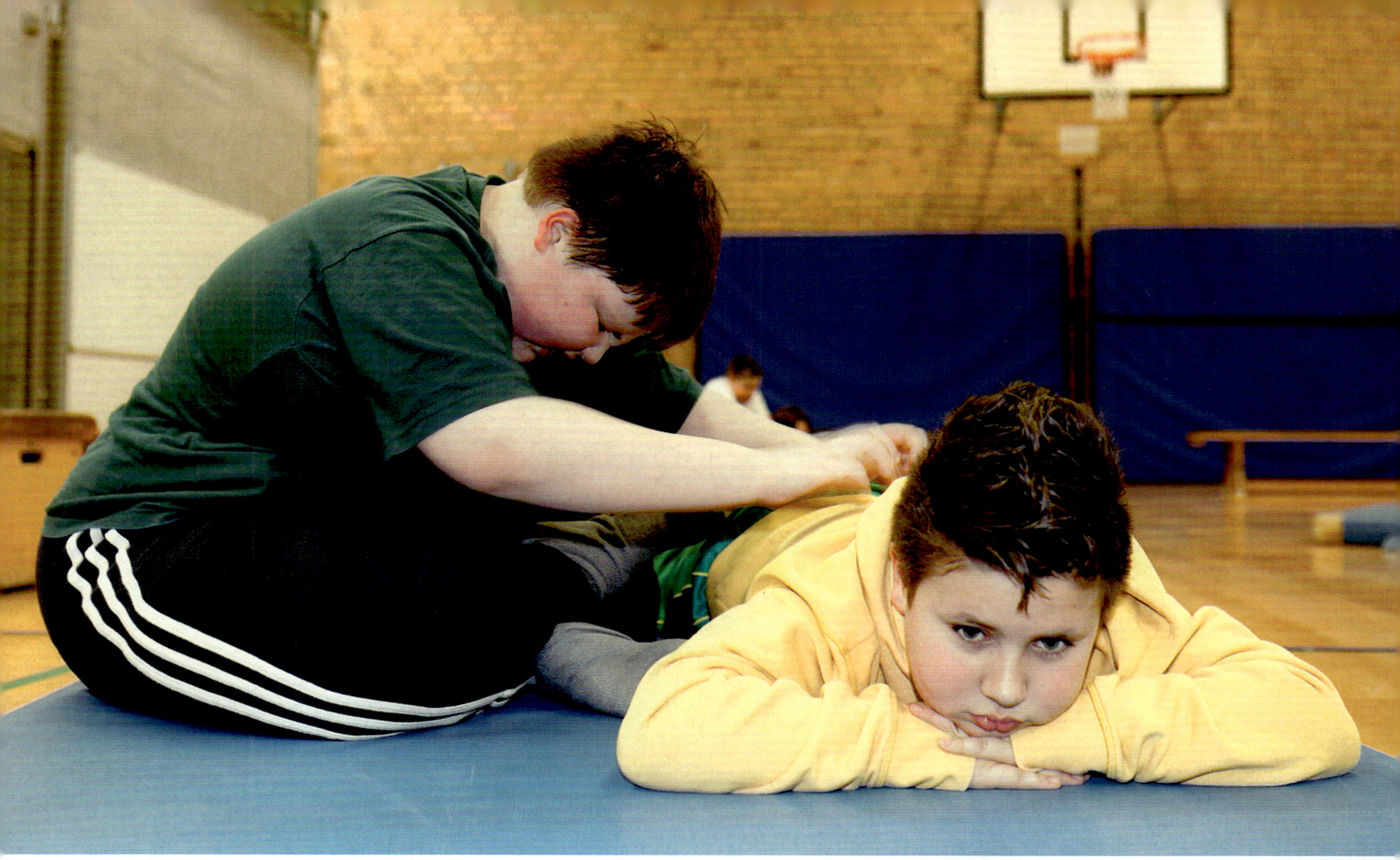

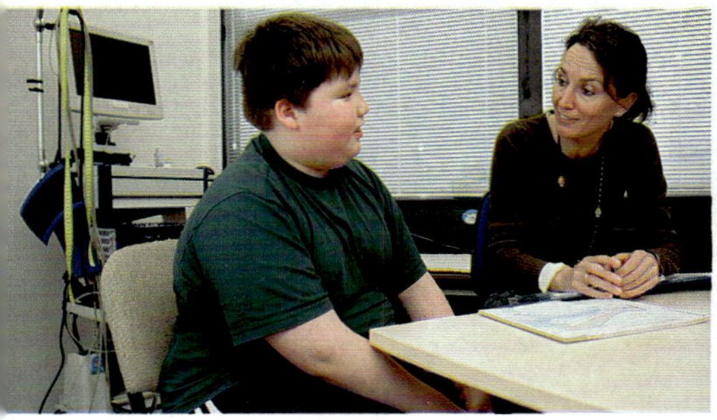

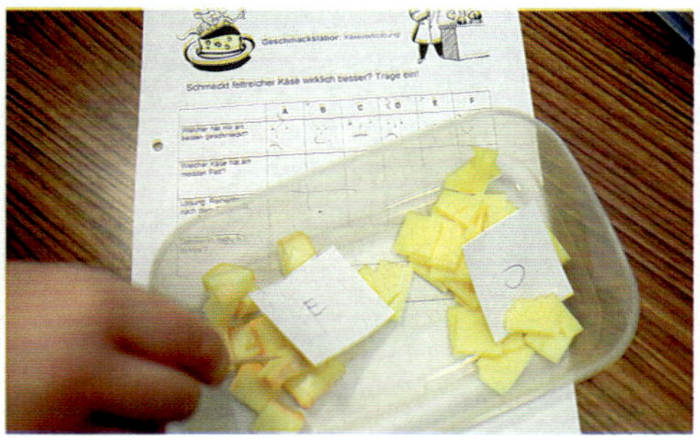

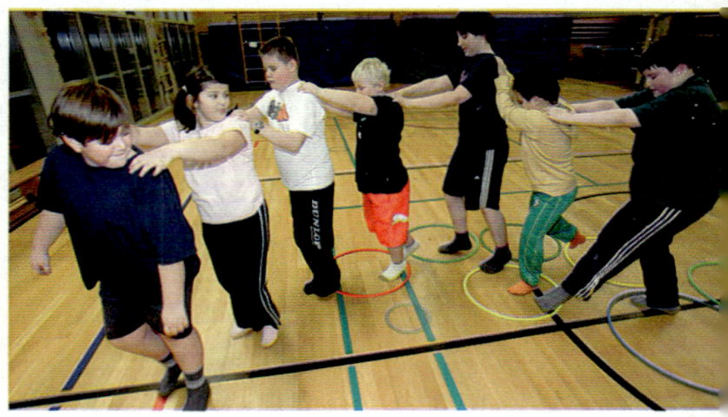

DEUTSCHE SPORTHOCHSCHULE, KÖLN

Ein »Lebensstiltraining« soll helfen, wenn starkes Übergewicht die Bewegungsfreude dämpft und die Gesundheit bedroht: Der elfjährige William massiert nach einer Sportstunde ein anderes Kind und verbessert auf diese Weise sein Körpergefühl. Die Projektleiterin Christine Graf berät den Jungen; und bei Geschmackstests mit Käsesorten kommen auch deren unterschiedliche Fettgehalte zur Sprache

oft entscheidend verbessern. „Deshalb müssen wir schon bei den Kindern intervenieren, denn im Grunde wollen sie sich ja bewegen."

WILLIAM KEUCHT. Der Elfjährige läuft zwei Runden durch die Turnhalle; dabei strengt er sich an wie manch anderer für 20 Runden. Sein Kopf ist hochrot. Aber hier in der Deutschen Sporthochschule Köln schaut ihn niemand mitleidig an. Denn die Jungen und Mädchen, die sich gemeinsam warm machen, sind ebenso übergewichtig wie er. Viele von ihnen freuen sich auf die Termine in der Sporthalle. Zusammen, so scheint es, plagen sich auch eher träge Kinder gern.

Zudem sprechen sie, gemeinsam mit ihren Eltern, jede Woche mit einer Ökotrophologin über Ernährung. Zwei Psychologen schulen das Selbstbewusstsein der Kinder; sie lernen Entspannungsübungen und treiben intensiv Sport – damit Lebensfreude und Energieverbrauch steigen. Das Programm erstreckt sich über ein Jahr, viereinhalb Stunden wöchentlich.

Im Geräteraum warten die Eltern. Da sitzt zum Beispiel die Kinderkrankenschwester, der das Übergewicht ihres Sohnes peinlich ist: „Ich müsste doch eigentlich wissen, wie das geht mit der richtigen Ernährung." Neben ihr der Außenhandelskaufmann, der sich freut, dass sein Sohn endlich abends müde ins Bett fällt und nicht mehr so viel an Fernsehen, Computerspiele und Essen denkt.

„Es ist ein Lebensstiltraining für die ganze Familie", sagt Christine Graf vom Institut für Kreislaufforschung und Sportmedizin, die die Kinder ärztlich betreut. Gemeinsam mit Kollegen hat sie von 2001 bis 2005 den „Children's Health Interventional Trial" (CHILT) durchgeführt: 433 Grundschulkinder erhielten Gesundheitsunterricht und wurden zu mehr körperlicher Aktivität angeregt, etwa durch regelmäßige Bewegungspausen im Unterricht.

„Das Ergebnis hat mich schockiert", sagt Graf. Denn vom CHILT-Zusatztraining wie auch vom regulären Schulsport profitierten nur die normalgewichtigen Kinder. So etwas kann viele Gründe haben. Entscheidend sei jedoch – so vermutet Graf – die soziale Ausgrenzung der vermeintlich „ungeschickten Dicken". Sie kann den letzten Rest Bewegungsfreude zerstören und einen Teufelskreis von Immobilität, motorischer Ungeschicklichkeit und steigendem Gewicht entstehen lassen.

GESUNDHEITSFORSCHER wissen heute, dass es für die Bewegungsentwicklung aller Kinder enorm wichtig ist, bei Spiel und Sport nicht beschämt zu werden. Um „Motorik-Mobbing" vorzubeugen, sei Sensibilität wichtig: von Beginn an klarmachen, dass unterschiedliche Geschicklichkeit etwas Normales ist; Geräte aufbauen, die Begabte wie weniger Begabte gleichermaßen herausfordern; Verzicht auf Gewinner-Verlierer-Spiele im Kindergartenalter; auszählen der Mannschaften, weil beim Wählen manche Kinder

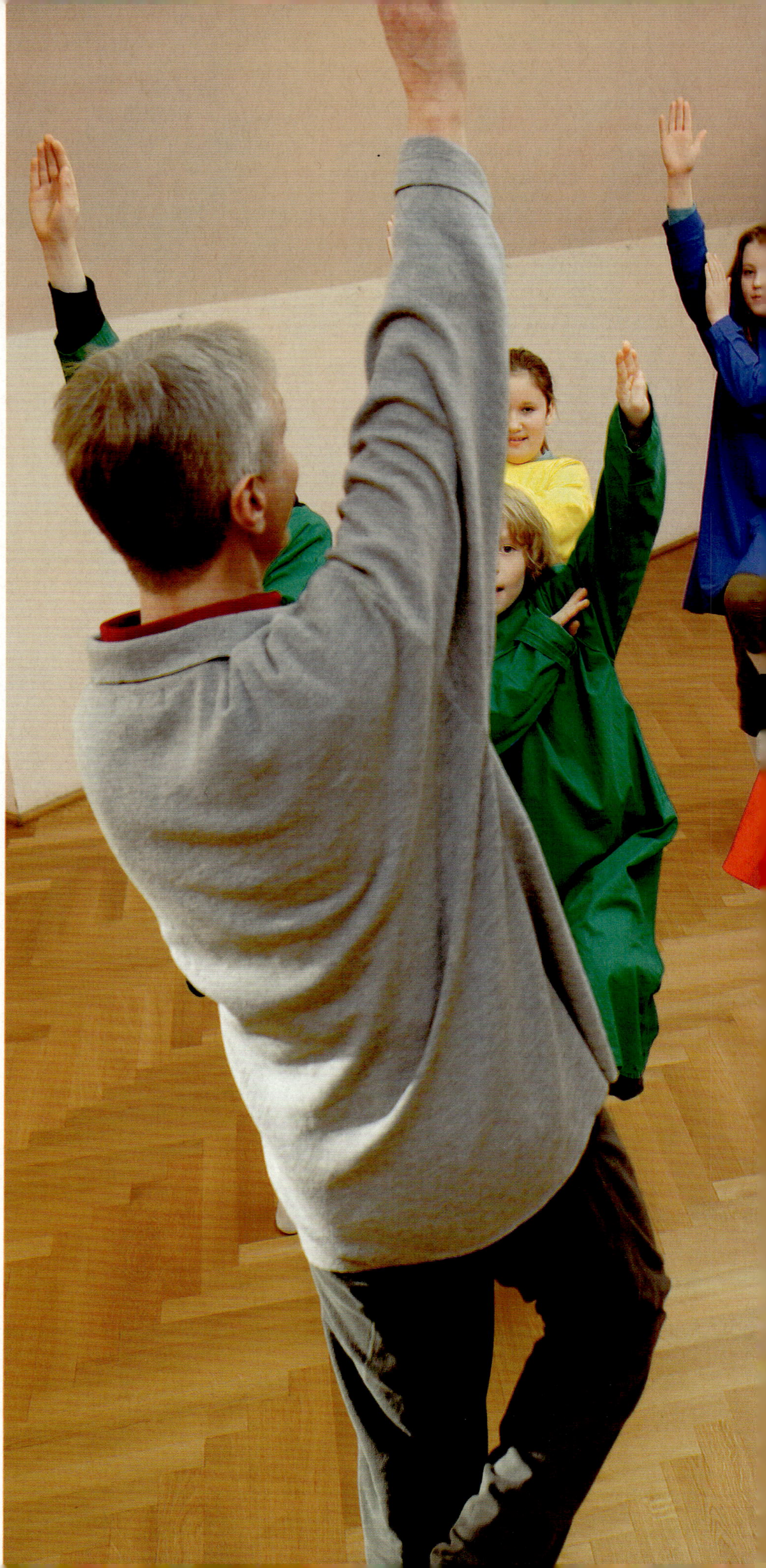

RUDOLF STEINER SCHULE, HAMBURG
»Beseeltes Turnen« nennen Waldorf-Lehrer die von ihnen gelehrte Eurythmie. Die Schüler sollen durch Bewegung die »innere Struktur« von Sprache oder Musik sichtbar machen. Die Sechstklässler veranschaulichen gerade das »Y«

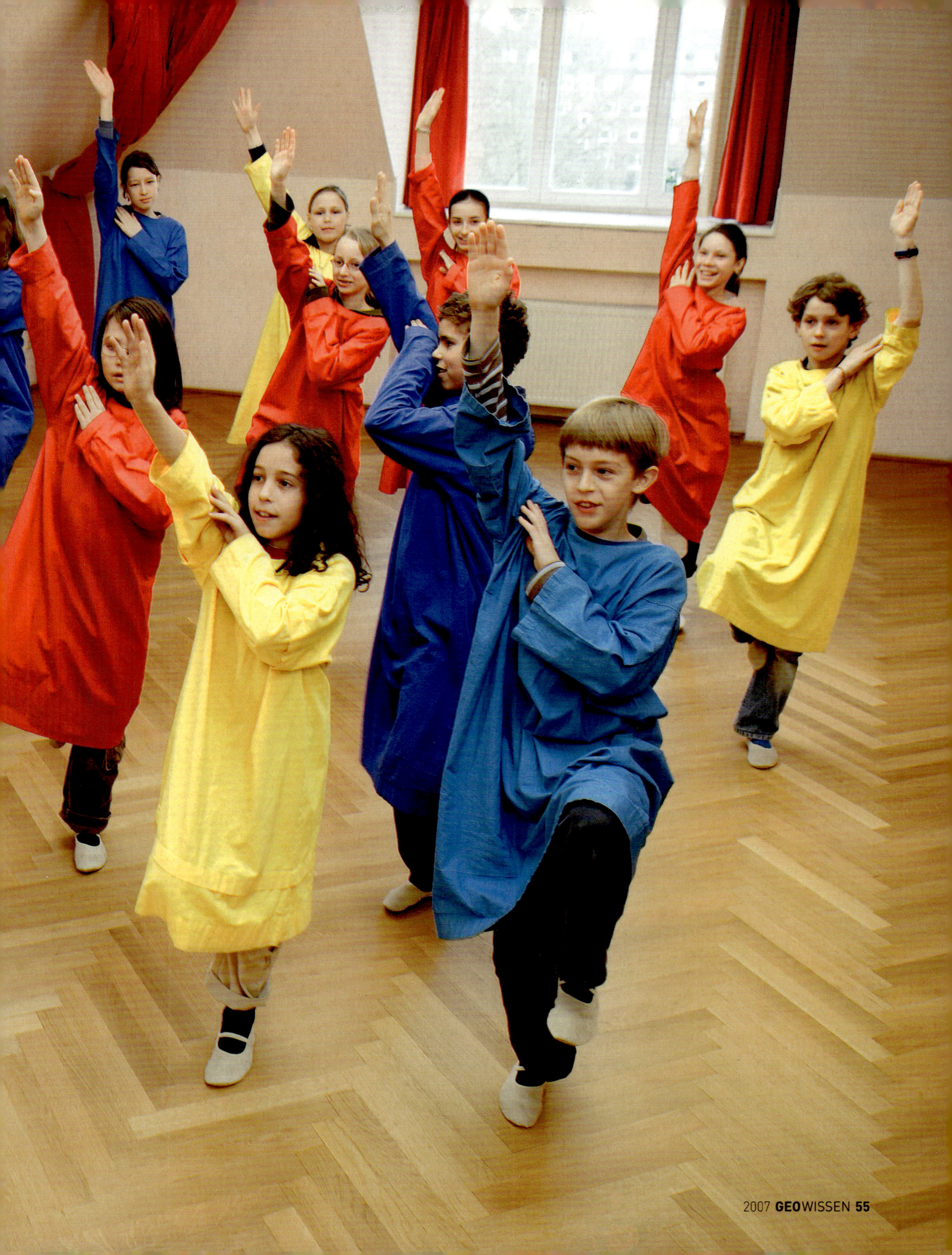

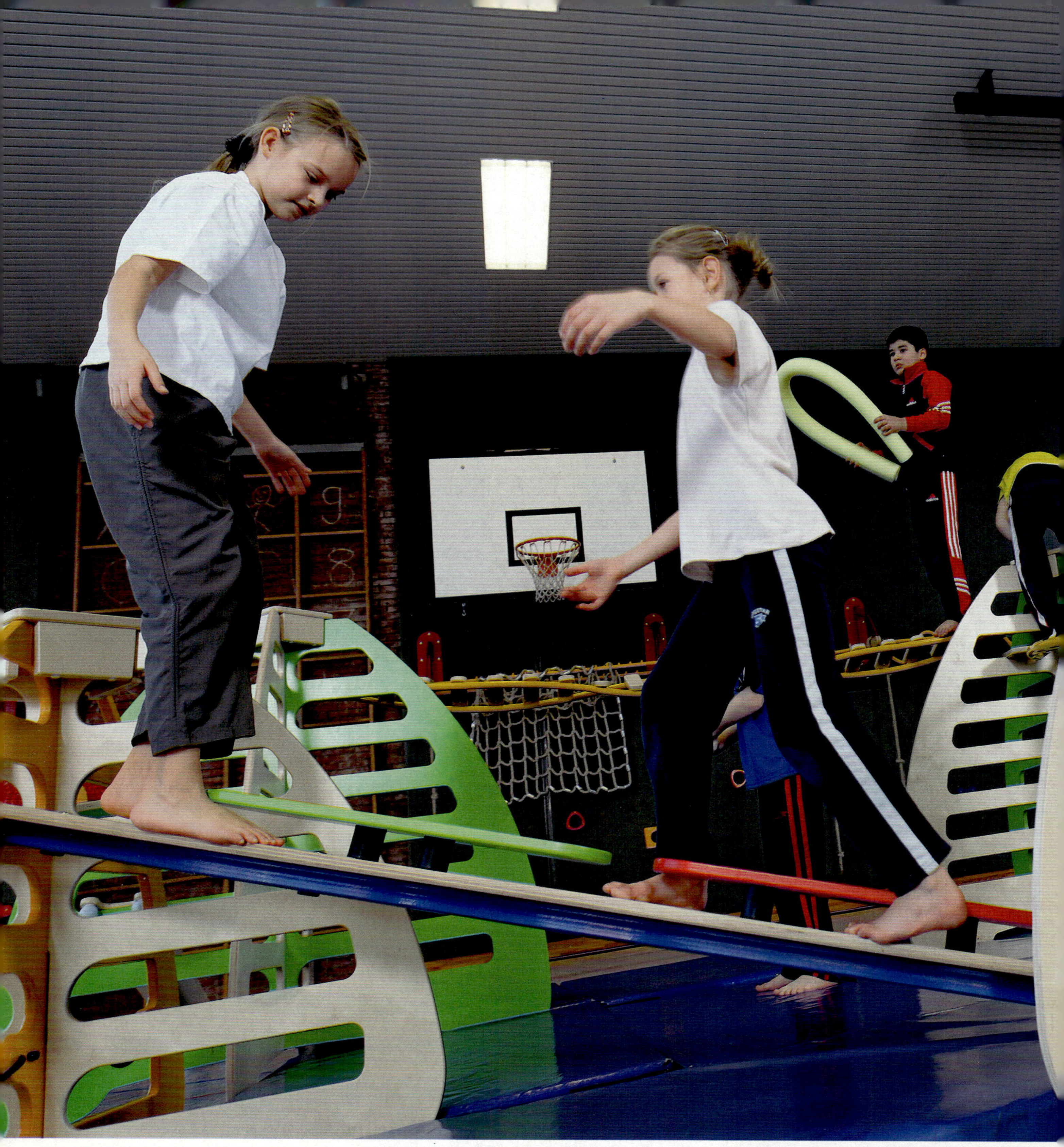

FRIDTJOF-NANSEN-SCHULE, HANNOVER

An der »Bewegten Schule« wird Rücksicht darauf genommen, dass kleine Kinder nicht lange still sitzen können: Sie haben drei Wochenstunden Sport, dürfen auf den Stühlen knien und dem Unterricht sogar im Liegen folgen

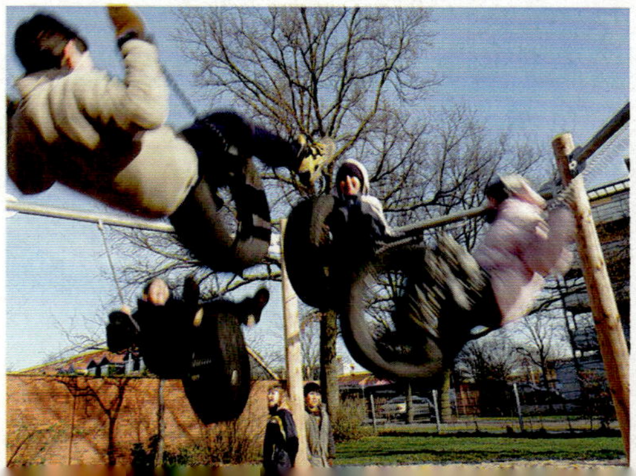

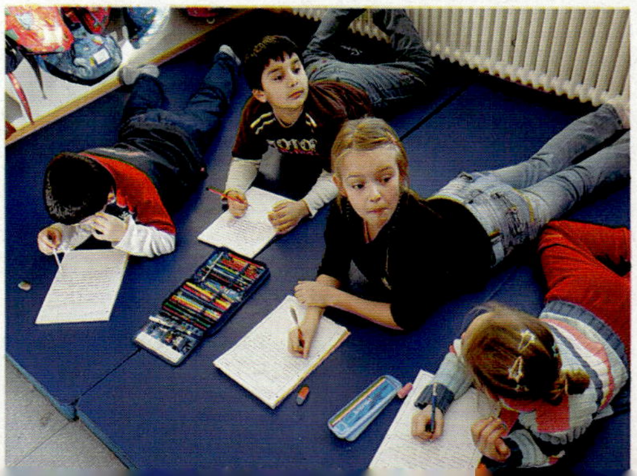

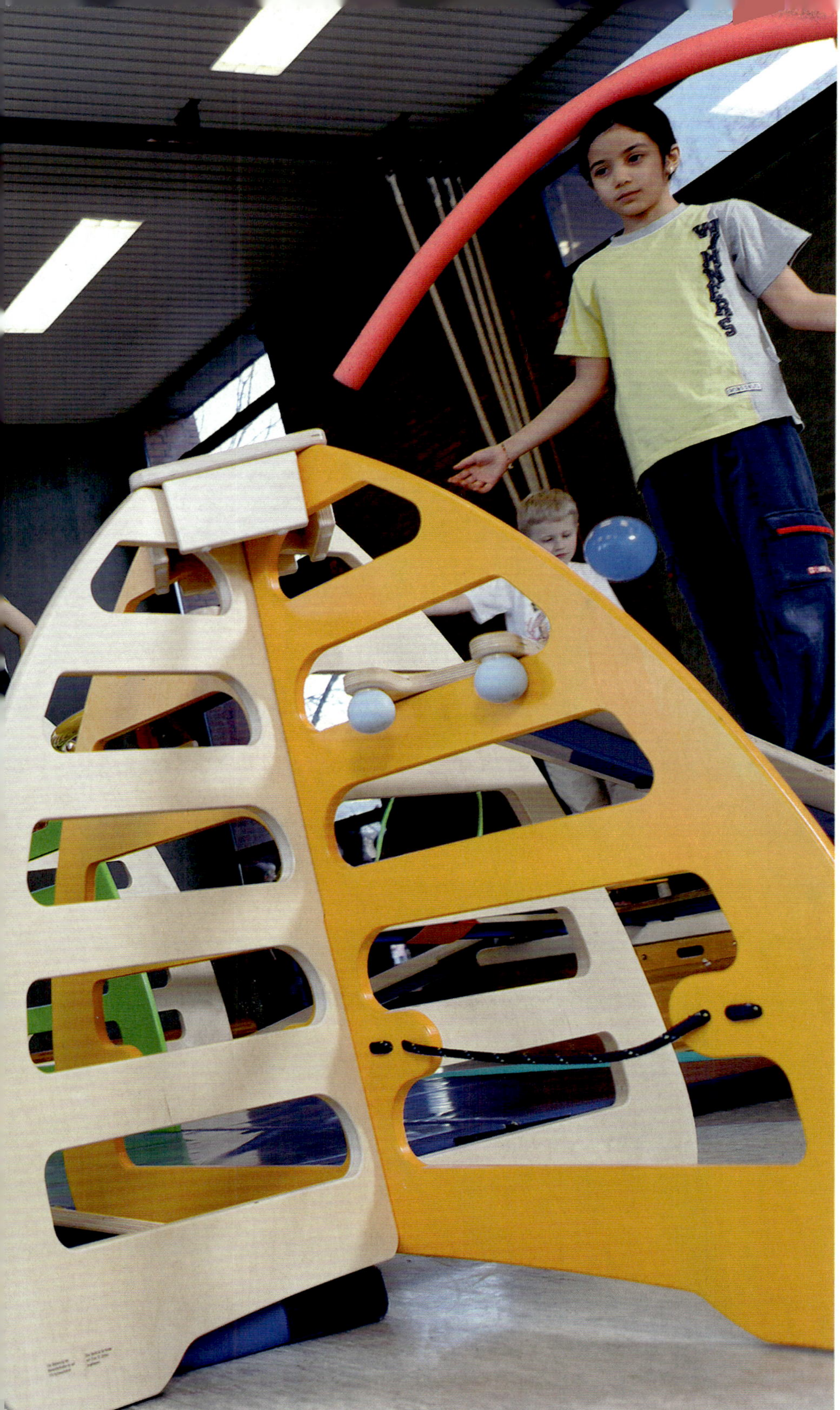

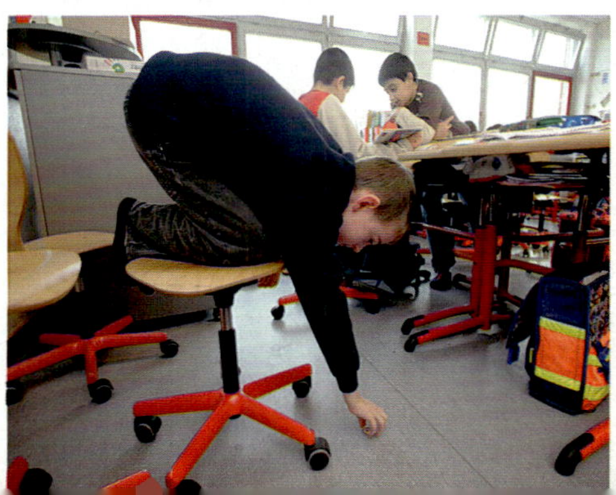

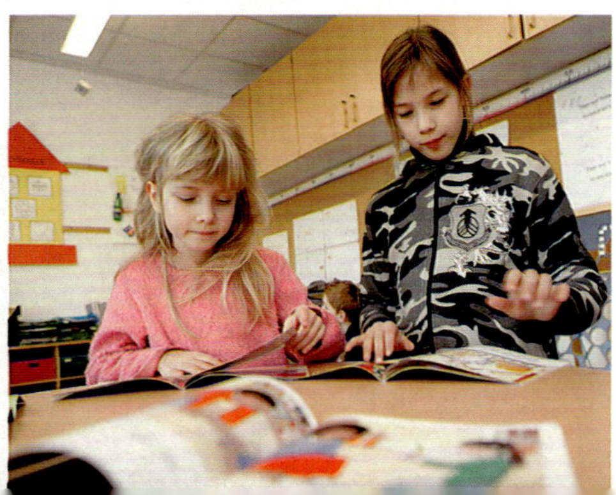

immer bis zuletzt auf der Bank sitzen bleiben – wie am Pranger.

Die CHILT-Wissenschaftler widmeten sich seit 2003 besonders den übergewichtigen Mädchen und Jungen – und wiesen nach, dass eine gezielte Betreuung beim Abnehmen hilft. Die Ausdauer und die Blutdruckwerte der Kinder verbesserten sich deutlich. Die CHILT-Mitarbeiter haben noch weitergehende Erfahrungen gesammelt: etwa wie man Kinder motiviert. Oder wie man ihnen den Übergang in die oft noch sehr leistungsorientierten Sportvereine ermöglicht. „In Köln gibt es, wie überall in Deutschland, viel zu wenig hochwertige Fitnessprogramme für stark übergewichtige Jungen und Mädchen", erklärt Graf, „dabei ist fast jedes sechste Kind zu schwer und jedes zwölfte adipös."

„Wir haben kein Erkenntnisproblem, wir haben ein Umsetzungsproblem", meint auch der Sportwissenschaftler Dieter Breithecker. „Das gilt besonders für die Schulen. Gerade mal ein Drittel von ihnen hat die Bewegungsförderung ausreichend in den Unterrichtsalltag integriert." Der Vorsitzende der „Bundesarbeitsgemeinschaft Haltungs- und Bewegungsförderung" weiß, was helfen könnte – etwa ein rhythmischer Wechsel zwischen ruhigen und bewegt gestalteten Unterrichtsformen; das „Stationenlernen", bei dem die Kinder ihren Platz im Klassenraum immer wieder wechseln; oder die „bewegungsauffordernde" Gestaltung von Fluren und Schulhöfen.

ALL DIESE STRATEGIEN werden schon seit über einem Jahrzehnt unter dem Begriff „Bewegte Schule" propagiert. So gesehen, ist es völlig unzeitgemäß, dass auch heute noch viele Lehrer ihre Schüler zu einer starren Sitzhaltung erziehen wollen.

„Besonders bis zum Alter von etwa elf Jahren treibt das heranwachsende Gehirn den Körper geradezu an, sich ständig zu betätigen", erklärt Breithecker. „Grundschulkinder sitzen im Unterricht zwei, drei Minuten still, dann fangen sie an zu kippeln oder sich zu räkeln. Um konzentriert zu bleiben, müssen sie sich aber im Sitzen bewegen.“ Gern zeigt der Sportwissenschaftler Interessierten aus aller Welt Modellschulen wie etwa die Fridtjof-Nansen-Grundschule in Hannover.

„Wir dürfen hier auch Kaugummi kauen“, flüstert Celina aus der 3d. Sie rückt ganz nach vorn auf ihrem Roll-Drehstuhl, und dessen bewegliche Sitzfläche kippt ins Schräge. Celina klappt ihre Unterschenkel nach hinten. Ihr Rücken richtet sich auf. Sie macht sich Notizen über den Igel. Serkan hockt dazu mit den Füßen auf seinem Stuhl, Pehlvian liegt bäuchlings auf den Turnmatten am Fenster.

All das verursacht kaum Lärm. „Die Unruhe legt sich zwei, drei Wochen nach der Einschulung“, versichert Klassenlehrer Karsten Heilmann. Danach kämen die positiven Aspekte des bewegten Klassenzimmers zum Tragen: erhöhte Konzentrationsfähigkeit; Entwicklungsreize für ein harmonisches Muskel- und Skelettwachstum, für Muskelsteuerung, Gleichgewichtssinn und Körperwahrnehmung. In den Pausen können die Schüler dann die zahlreichen Kletterwände und Hangelstangen erkunden; an einer „Bewegungsstation“ Roller, Stelzen und Reifen ausleihen. So vorbereitet, haben sie auch im Sportunterricht Erfolgserlebnisse. „Der fällt nie aus, weil wir wissen, wie sehr Bewegung das Gehirn aktiviert“, versichert Rektor Hermann Städtler, Leiter des Projekts „Bewegte Schule“ in Niedersachsen.

„Türöffner“ nennt die Sportmedizinerin Christine Graf solche Sätze über das Hirn. Eltern denken dann an die PISA-Studie und an das Großhirn ihrer Kinder, dem Bewegung gute Lernbedingungen verschaffen soll. Das ist auch richtig. Allerdings ist ein ganzheitlich lernender Mensch ein kompliziertes System. Und deshalb wissen die Forscher im Grunde noch sehr wenig über ihn.

Nachgewiesen ist, dass mindestens 20 Minuten Zusatzsport täglich die Konzentrationsfähigkeit von Kindern fördert. Doch auf die Frage, welcher Sport dazu am besten geeignet ist, gibt es noch keine klare Antwort. Christine Graf vermutet anhand ihrer Studien, dass vor allem Koordinationsübungen positiv auf die Lernfähigkeit wirken. Man geht heute davon aus, dass das Kleinhirn – Zentrum des Bewegungslernens – auch am Erwerb kognitiver Fähigkeiten beteiligt ist. Über die Details dieses Zusammenwirkens allerdings ist vorerst noch nichts bekannt. So bleibt das pädagogische Ausschöpfen des Wechselspiels zwischen Motorik und Geist eine Kunst, die sich aus der Erfahrung nährt.

„Erst wenn ich Lichtes denke, leuchtet meine Seele.“ Ulf Matthiesen spricht langsam und deutlich. Große rote Samtvorhänge schmücken den Saal der Rudolf-Steiner-Schule in Hamburg-Altona. Das Parkett glänzt. Sechzehn Sechstklässler begleiten den Vortrag ihres Lehrers mit künstlerisch gestalteten „Lautgebärden“.

An »Bewegten Schulen« fällt der Sportunterricht nicht aus: Die Lehrer wissen um dessen Bedeutung für das Gehirn

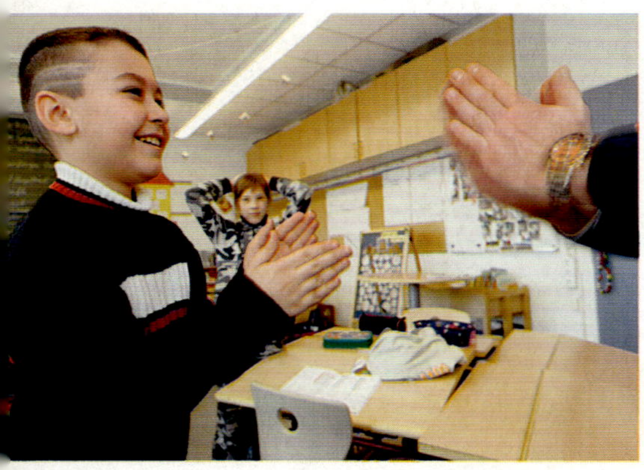

Klatschspiele helfen, die im Schulalltag unweigerlich entstehenden Aggressionen in friedliche Bahnen zu lenken

DAS SIND GESTEN, die die innere Struktur der Sprache sichtbar machen sollen. Die Geste für „R“ formt das Rollen des Rades nach, die für „A“ die freudige Überraschung, die diesem Vokal im Deutschen innewohnt. Die Schüler bewegen sich entspannt. Aber ihren Gesichtern ist anzusehen: Der Eurythmieunterricht – Pflichtfach für die 80 000 deutschen Waldorfschüler – stellt hohe Anforderungen an Konzentration und Koordination.

Reet Vanaselja ordnet ihre Noten. Gleich werden die Sechstklässler große achtzackige Sterne laufen und miteinander verschränkte Violinschlüssel. Jeder wird auf jeden achten müssen, sonst mutiert die Choreografie zum kichernden Chaos. Vanaselja wird die Kinder am Klavier begleiten. Nie spielt sie „einfach so“. Sie will den Schülern etwas mitgeben. Klassische Musik, glaubt sie, entwickelt ein Gefühl dafür, wie das Leben wirklich ist.

Eurythmisten erwarten viel von ihrem Fach. Ihre „Bewegungskunst“ soll den an Dynamik, Körperkraft und Wettkampf orientierten Sport ergänzen. Die sozialen Kräfte der Kinder soll sie schulen, ihre Geschicklichkeit, ihr künstlerisches Empfinden. Einen harmonischen Einklang von Leib und Seele wollen die Waldorfschulen so herstellen – und verweisen auf ihre fast hundertjährige Unterrichtspraxis.

„Erst wenn meine Seele leuchtet, ist die Erde ein Stern. Erst wenn die Erde ein Stern ist, bin ich wahrhaft Mensch“, sagt Matthiesen, und seine Schüler folgen den Worten mit Armen, Beinen, Rumpf und Kopf. Sieht so oder ähnlich die Schule der Zukunft aus? Mag sein. Zumindest hat das Interesse an künst-

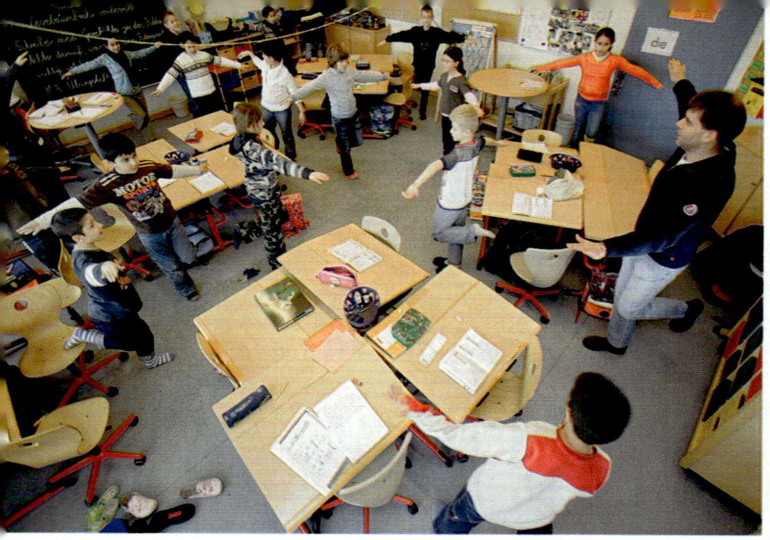

Der Hannoveraner Lehrer Karsten Heilmann »rhythmisiert« den Unterricht: Nach Phasen ruhiger Kopfarbeit dürfen seine Schüler ihre Körper beschäftigen, etwa mit geschlossenen Augen auf einem Bein stehen

lerisch gestalteter Bewegung für Kinder und Jugendliche in letzter Zeit deutlich zugenommen.

AUSGELÖST WURDE DER BOOM durch den Dokumentarfilm „Rhythm Is It" aus dem Jahr 2004. Dieser zeigt, wie Royston Maldoom mit Schülern aus Berliner Problemvierteln und den Berliner Philharmonikern unter Sir Simon Rattle Strawinskys „Le sacre du printemps" einübt.

Der englische Tanzpädagoge und Choreograf arbeitet seit 30 Jahren mit Schülern, Straßenkindern, Häftlingen und Lernbehinderten. Seine Projekte sollen Lernfähigkeit, Disziplin, Selbstvertrauen und Persönlichkeitsentwicklung fördern. Jeder Teilnehmer soll spüren, dass er oder sie etwas Besonderes ist.

Maldoom freut sich über die Beachtung, die er nun findet. Denn er ist fest überzeugt von der Wirksamkeit seines Erziehungswegs. „Glaubt nicht", gibt er Zweiflern mit auf den Weg, „dass wir einfach nur tanzen!" □

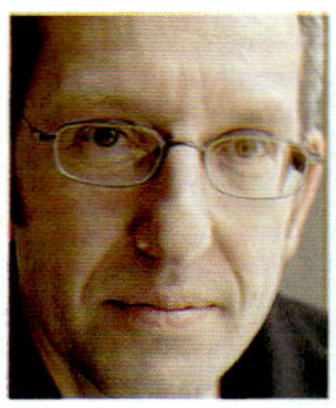

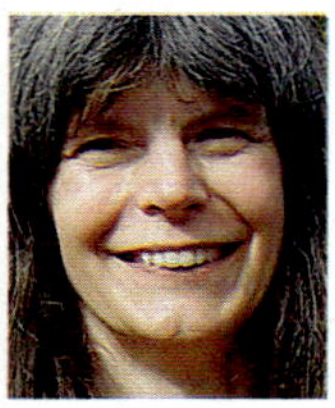

Die Autorin **Susanne Paulsen**, 45, hofft, dass die Schulpolitiker bald begreifen, wie sehr Kinder und Jugendliche von täglichen Bewegungseinheiten profitieren würden; der Fotograf **Ronald Frommann**, 48, will sich das Beispiel der Kinder zum Vorbild nehmen – und künftig wieder mehr Sport treiben.

LESEN SIE WEITER: Die richtige Sportart für Ihr Kind

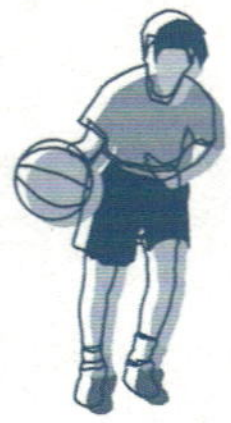
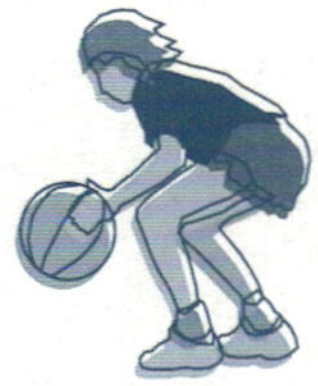

Welcher SPORT

Je nach Lebensalter erlernen Jungen und Mädchen bestimmte Sportarten und Bewegungsmuster

	SÄUGLINGS- UND KLEINKINDALTER	VORSCHULALTER	FRÜHES SCHULKINDALTER
	bis 3 Jahre*	3 bis 6 Jahre	6 bis 10 Jahre
ENTWICKLUNG	▪ erste Formen der selbstständigen Fortbewegung (robben, krabbeln) mit etwa 6 bis 9 Monaten; mit 12 Monaten erlernen viele Kinder das Laufen ▪ Dreijährige können springen und auf einem Bein hüpfen	▪ die Kleinkind-Proportionen verschwinden ▪ Kind fährt Fahrrad ohne Stützräder, läuft Rollschuh 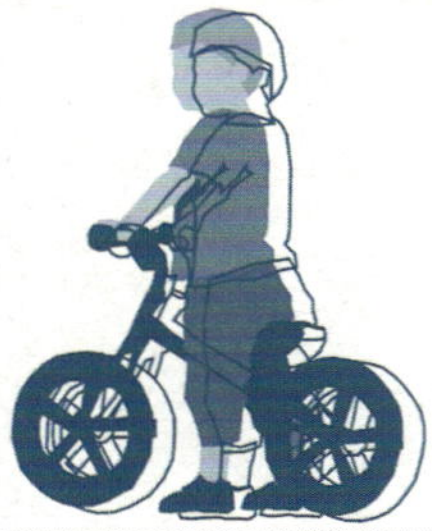	▪ Kreativität und komplexes Denken entwickeln sich ▪ die Motorik verfeinert sich ▪ die Konzentration verbessert sich ▪ günstige Kraft-Hebel-Verhältnisse, der Körperbau ist klein, leicht und grazil 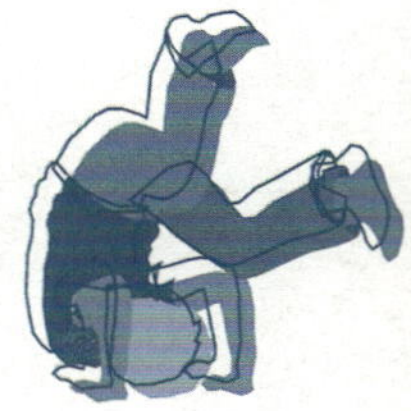
VERHALTEN	▪ das Kind entdeckt die Welt mit allen Sinnen ▪ ab etwa 2 Jahren spielt es mit anderen Kindern	▪ hochgradiger Bewegungs- und Spieldrang, Kind organisiert erste Gruppenspiele ▪ ausgeprägte Neugier auf alles Unbekannte ▪ noch geringe Konzentrationsfähigkeit ▪ Spielen wird gegen Ende des Vorschulalters zum Wettbewerb unter Gleichaltrigen	▪ ungestümer Bewegungsdrang, begeistertes Sportinteresse ▪ Kind vergleicht Leistungen mit denen anderer; Wettbewerbsdenken setzt ein
TIPPS	▪ Eltern sollten für viele verschiedene Bewegungsanreize und ein entsprechendes Umfeld sorgen (Spielzeug zum Greifen und Tasten; leichte Bälle zum Rollen, Fangen und Werfen; viel Platz zum Krabbeln, Balancieren)	▪ eine Vielzahl von Fang- und Reaktionsspielen anbieten, vor allem solche, die die Fantasie anregen (z. B. „Elefantenfangen"; „Fischer, Fischer, wie tief ist das Wasser"; „Feuer, Wasser, Luft") ▪ erste Wettspiele, aber mit Erfolgserlebnissen (z. B. „Berliner Hochball") ▪ Aktivitäten sollten möglichst spaßbetont sein ▪ motorisches Können (schnell laufen, gut klettern) ist wichtig für das soziale Ansehen in der Gruppe	▪ Wiederholungen sind wichtig, weil Kinder neu erlernte Bewegungsabläufe nicht sofort behalten ▪ verschiedene Sportarten ausprobieren, um unterschiedliche Bewegungsarten und -abläufe grob zu erlernen (z. B. Fußball und Schwimmen oder Hockey und Turnen) ▪ Sportbegeisterung mit Erfolgserlebnissen begleiten (z. B. kleine Wettkämpfe, die jedem Kind die Möglichkeit zum Gewinnen geben)
BEWEGUNGS-/SPORTARTEN	▪ Wassergewöhnungs-Kurs ab 1 Jahr möglich (wird von vielen Schwimmvereinen angeboten), das mindert später die Angst vor Schwimmen und Tauchen 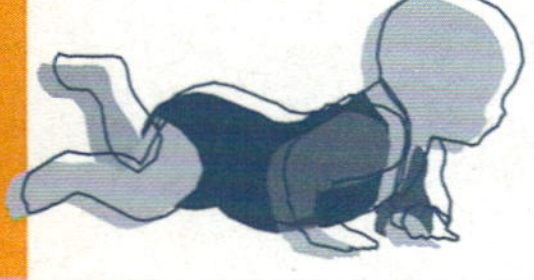	▪ viele Elementarübungen (laufen, springen, klettern, kriechen, balancieren, schwingen, hängen, werfen, fangen) ▪ Gruppenspiele (für das soziale Miteinander) ▪ Eltern-Kind-Turnen, im späten Vorschulalter auch Kinderturnen (in guten Vereinen wird nicht vorwiegend an Geräten geturnt, sondern es werden viele Spiele eingebaut, etwa in Form eines Geräteparcours, um Körperbeherrschung, Koordination und Gleichgewicht zu schulen) ▪ Wassergewöhnung und später Schwimmen (gute Vereine gestalten das Schwimmtraining spielerisch) ▪ Radfahren lernen (schult den Gleichgewichtssinn, verschafft Bewegung im Freien)	▪ Spielsportarten wie Fußball, Basketball, Handball (motivierend, weil Bewegungstechniken spielerisch erlernt werden; gut für Reaktion und Koordination; Verbesserung der Sozialkompetenz) ▪ Judo (Einübung sozialen Verhaltens, Einschätzung der eigenen Fähigkeiten beim Kräftemessen mit anderen; Koordination und Beweglichkeit werden geschult) ▪ Kinderturnen ▪ Tanz und Ballett (nur als Ergänzung zu anderen Sportarten, da zu wenig spielerisch; Körperbeherrschung, Koordination und Rhythmusgefühl werden geschult) ▪ Rückschlagspiele (empfehlenswert für die Auge-Hand-Koordination und Reaktion; sinnvoll aber nur, wenn der Verein gut ausgebildete Kindertrainer hat) ▪ Schwimmen (als Ergänzung und nicht leistungsbezogen; nur einmal pro Woche, da wenig spielerisch)
VORSICHT	▪ mangelnde Bewegungsanreize können zu verminderter Ausreifung der Motorik führen	▪ Einschränkungen des Bewegungs- und Spieldrangs wirken sich besonders in dieser Phase negativ auf das motorische Lernen und die geistige Leistungsfähigkeit aus ▪ Rückschlagsportarten (Tennis, Badminton) belasten einseitig den Schlagarm ▪ manche Einzelsportarten (z. B. Leichtathletik) haben einen zu geringen spielerischen Anteil	

* Die Altersangaben sind Mittelwerte. Kinder eines Jahrgangs sind oft unterschiedlich weit entwickelt. Dadurch können im Einzelfall Abweichungen von den genannten Phasen auftreten. Das ist meist kein Grund zur Sorge: Abweichungen sind nur eine Momentaufnahme und sagen nichts über die spätere körperliche Leistungsfähigkeit aus!

in welchem ALTER?

besonders schnell und gut. Aber immer gilt: Für den Einstieg ist es nie zu spät!

SPÄTES SCHULKINDALTER	ERSTE PUBERALE PHASE (PUBESZENZ)	ZWEITE PUBERALE PHASE (ADOLESZENZ)
10 Jahre bis Anfang Pubertät	Mädchen: 11/12 bis 13/14 Jahre Jungen: 12/13 bis 14/15 Jahre	Mädchen: 13/14 bis 17/18 Jahre Jungen: 14/15 bis 18/19 Jahre
▪ Körper-Proportionen verändern sich (Breitenwachstum) ▪ relativ ausgeprägter Kraftzuwachs bei geringer Größen- und Massenzunahme ▪ Nachdem in den Phasen zuvor eine motorische Basis geschaffen worden ist, können jetzt leicht Erfolge erzielt werden. Das Bewegungsrepertoire kann enorm erweitert werden; nach Meinung der Sportwissenschaftler das „beste Lernalter" für Bewegungstechniken	▪ Körper-Proportionen verändern sich stark ▪ Kondition (Kraft, Ausdauer, Schnelligkeit) ist sehr gut trainierbar ▪ Koordinationsfähigkeit nimmt ab; Verschlechterung der Last-Kraft-Verhältnisse ▪ psychische Labilität durch Körperveränderungen und hormonelle Schwankungen ▪ Wunsch nach Selbstständigkeit und Eigenverantwortung	▪ ausgeglichene Körperproportionen sind entstanden, der Körper wächst aber noch in die Breite ▪ Koordinationsfähigkeit verbessert sich wieder ▪ Kraft nimmt stark zu ▪ Bewegungsabläufe können besonders gut gespeichert werden ▪ nach spätem Schulkindalter nochmals sehr gute Lernphase
▪ weiterhin ausgeprägtes Bewegungsbedürfnis ▪ hohe Einsatzbereitschaft beim Lernen neuer Bewegungsformen ▪ Mut und Risikobereitschaft wachsen ▪ zunehmend Interesse an Gruppenaktivitäten	▪ Distanzierung von Eltern, Lehrern, Trainern ▪ Sportinteresse lässt nach ▪ Konkurrenz- und Wettkampfdenken verlieren an Bedeutung ▪ wachsendes Interesse am anderen Geschlecht ▪ wenn Sport, dann meist aus Bedürfnis nach sozialem Kontakt	▪ ausgeprägte Identitätssuche ▪ ausgeprägtes Sozialleben ▪ Sport muss sich gegen viele andere Interessen behaupten; führt in vielen Fällen zum Austritt aus Sportvereinen
▪ Sport ist in diesen Jahren ein Muss für die motorische Entwicklung, auch wenn das Kind vorher eher inaktiv war ▪ Bewegungsschatz durch unterschiedliche motorische Anforderungen vielseitig erweitern; z. B. Basketball (für Reaktion, Auge-Hand-Koordination) mit Turnen (für Gleichgewicht, Körperbeherrschung) kombinieren	▪ sportliche Entwicklungsreize sind wichtig, denn ein nur wenig motivierendes Training kann in dieser Phase schnell zum Abbruch der sportlichen Betätigung führen ▪ demokratisches Mitspracherecht wichtig; Jugendliche können z. B. als Gruppe ein Training selbst planen und durchführen ▪ bei mangelnder Motivation das Kind nicht zum Training zwingen	▪ optimale Bedingungen für Leistungsfortschritte ▪ umfangreiches und intensives Training möglich ▪ sportartspezifische Techniken können perfektioniert werden
▪ Spielsportarten wie Fußball, Basketball, Handball, Hockey, Volleyball (motivierend; für Reaktion und Koordination; Verbesserung der Sozialkompetenz) ▪ Turnen, Tanzen (für Körperbeherrschung, Koordination, Beweglichkeit, Gleichgewicht, Rhythmusgefühl und Kreativität; aber nicht für jedes Kind motivierend, da beide Sportarten eher wenige spielerische Elemente haben) ▪ bedingt Rückschlagspiele wie Tennis oder Badminton (wegen einseitiger Belastung auf Ausgleich achten) 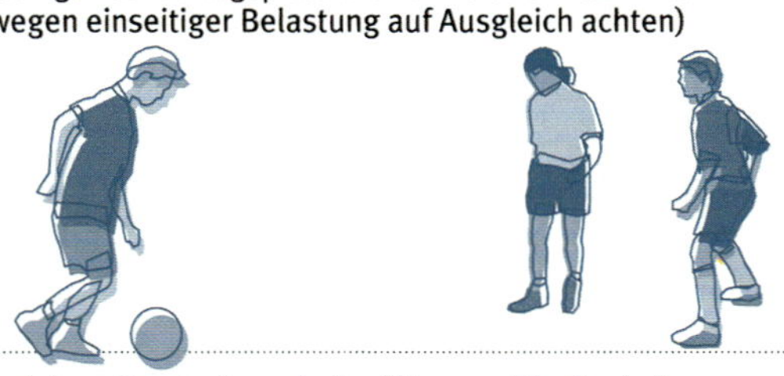	▪ Spielsportarten mit hohem Konditionsanteil, z. B. Handball, Fußball (für Kraft, Ausdauer, Schnelligkeit, aber auch für Koordination und Technik) ▪ Kampfsport wie Judo oder Ju-Jutsu (hohe Kraft- und Schnelligkeitsanforderung; für Körperbeherrschung und Reaktionsfähigkeit; Jugendliche lernen mit Konflikten umzugehen, können Aggression kontrolliert abbauen, lernen Selbsteinschätzung) ▪ Turnen (für Kraft, Ausdauer, Schnelligkeit, Gleichgewicht, Körperbeherrschung, Koordination) ▪ Rückschlagspiele wie Tennis und Badminton (für Kraft, Schnelligkeit und Ausdauer; Koordination wird stabilisiert) ▪ Leichtathletik, Schwimmen (für Kraft, Ausdauer), aber Training wird oft als langweilig empfunden	▪ siehe erste puberale Phase ▪ Radsport (sehr hohe Anforderung an Kraft und Ausdauer, bei Mountainbike auch Koordination; wird als Vereinssport oder in Sportgemeinschaften meist erst ab diesem Alter angeboten) 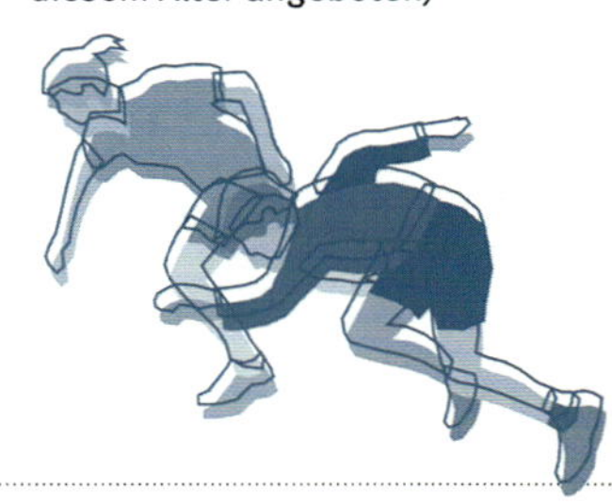
▪ in einigen Sportarten wie Gerätturnen, Rhythmische Sportgymnastik und Eiskunstlaufen wird in dieser Phase oft leistungsfixiert trainiert; aufgrund der hohen körperlichen Belastung kann der Wachstumsprozess gestört werden. Das wird speziell in diesem Alter oft nicht genügend beachtet	▪ auch wenn Kraft in dieser Phase leicht trainierbar ist: kein Hanteltraining! Dadurch kann während der Wachstumsschübe die Wirbelsäule geschädigt werden 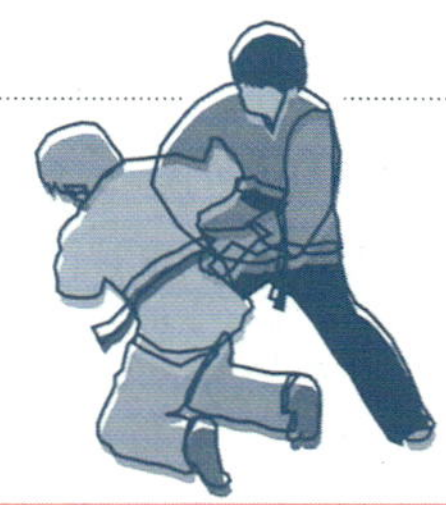	

Redaktion: Christian Meyer, 30, hat an der Sporthochschule Köln studiert und ist Diplom-Sportwissenschaftler. Er verfügt über langjährige Erfahrung als Kindertrainer und ist lizenzierter Badminton-Trainer.

Wissenschaftliche Beratung: Professor Werner Schmidt, Sportpädagoge an der Universität Duisburg-Essen; Mitherausgeber des „Ersten Deutschen Kinder- und Jugendsportberichts".

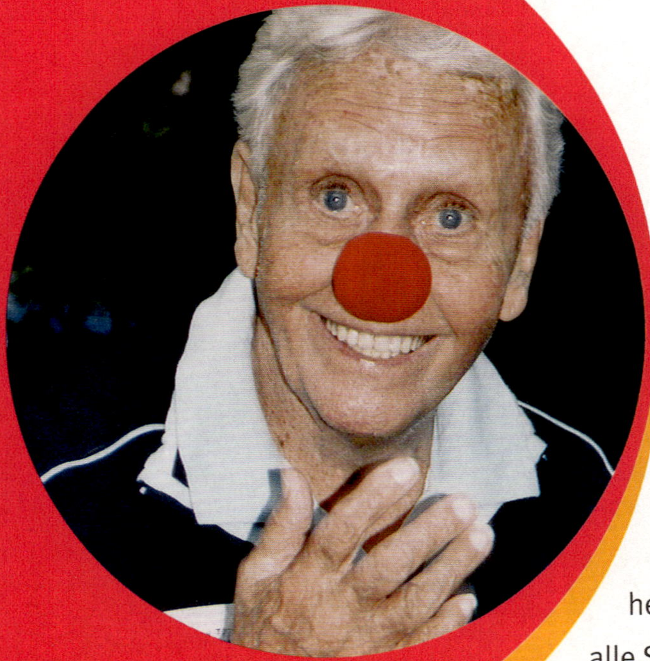

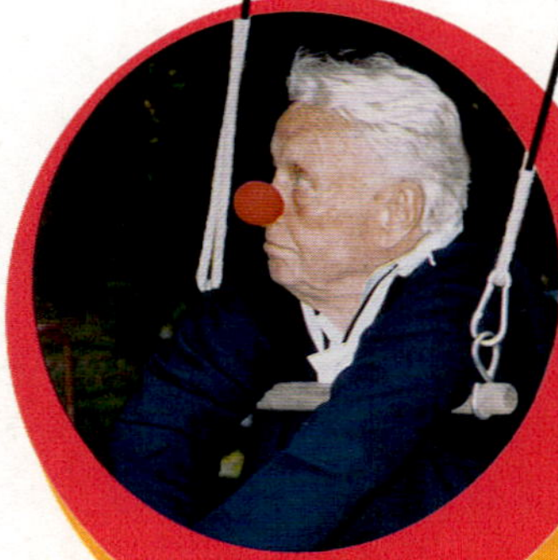

Ehe er Professor wurde, ist **Ernst J. Kiphard** einige Jahre lang Zirkusartist gewesen. Sein Motto heißt: **Bewegung heilt!** Und sein Konzept der alle Sinne fordernden Psychomotorik ist auf dem besten Weg, die Pädagogik zu revolutionieren

Ansichten eines CLOWNS

VON HANNE TÜGEL

Eine Szene, an die sich alle erinnern, die sie je erlebt haben: Der Herr Professor spaziert auf einem Kongress oder bei einer Vorlesung auf Händen in den Saal.

Überwindet dabei mühelos die eine oder andere Treppenstufe zum Podium. Und fängt schon kopfüber an zu dozieren, bevor er mit elegantem Schwung in die „normale" Haltung eines Referenten wechselt.

Sein Thema in ungezählten Varianten: die unschätzbare Bedeutung von Bewegung für die kindliche Entwicklung. Die notwendige Balance zwischen Körper, Geist und Seele. Die pädagogischen und therapeutischen Chancen, durch Leibesübungen neben Geschicklichkeit auch Selbstvertrauen und Persönlichkeit zu entwickeln. Er nennt seinen Ansatz Psychomotorik.

Ernst J. Kiphard, emeritierter Professor für Prävention und Rehabilitation an der Universität Frankfurt am Main, außerdem Akrobat, Athlet, Autor, Charismatiker, Clown, Kindernarr, Therapeut, Zauberer, ist inzwischen 83 Jahre alt und geht bedächtig mit Stock. Doch seine Begeisterung für die Sache ist ungebrochen.

Noch immer steht ihm das Schlüsselerlebnis für das Konzept vor Augen, die Arbeit mit einem 13-jährigen halbseitig gelähmten Spastiker. Das war in den 1950er Jahren, noch während des Studiums an der Sporthochschule Köln. „Ich sollte durch verschiedene Techniken seine spastische Hand trainieren", erinnert sich Kiphard. „Der Junge war rührend bemüht, aber es klappte nicht. Er biss sich die Lippe blutig, fing an zu stottern. Je mehr der behinderte Arm im Fokus war, desto stärker stotterte er."

Quälerei und kein Ausweg? Kiphard setzt sich über die Anweisungen seiner Mentoren hinweg und trainiert mit dem Jungen den anderen, den gesunden Arm. Statt Frustration und Verkrampfung erfährt sein Zögling auf einmal, dass er etwas kann. Die Erfolgserlebnisse erlauben es, langsam und spielerisch die spastische Hand einzubeziehen. Es funktioniert. Kiphards Einsicht fürs Leben: nicht „defektorientiert" zu arbeiten, sondern die gesamte Persönlichkeit im Blick zu behalten und Selbstbewusstsein aufzubauen.

Sich in andere hineinversetzen, spielerisch und mit Humor an ernste Probleme herangehen, andere fesseln – in diesen Sphären ist Ernst Kiphard ein Naturtalent. Außerdem beherscht er eben, was keine Universität lehrt: Clownerie und Zauberei. Die Fertigkeiten sind das Erbe eines ungewöhnlichen Vorlebens.

1923 als Sohn einer Engländerin und eines preußischen Marine-Offiziers „mit allerhand Ärmelstreifen“ geboren, wächst der junge Ernst in Eisenach auf. Die Mutter spielt Klavier und nennt ihren Kleinen nach einem Hans-Albers-Lied „Jonny“ – es wird der Name, bei dem ihn bis heute alle rufen. Der ehrgeizige Vater erzieht ihn und den älteren Bruder per Rohrstock. Sorgt dafür, dass der jüngere Sohn schon in der Grundschule eine Klasse überspringt – und stellt damit andere Weichen als beabsichtigt.

Jonny, nun der Kleinste und Jüngste unter den Mitschülern, rettet sich in die Rolle des Klassenkaspers, imitiert mit großem Talent die Marotten der Lehrer, lernt Zaubertricks. Außerdem tut er sich als Turner hervor. „Wegen der anerkennenswerten Begeisterung für Sport kamen die geistigen Belange bei Ernst öfter zu kurz“, heißt es in einem Zeugnis.

Im Dritten Reich wird solche Schwäche verziehen; Sport ist Hauptfach und gleicht Mängel anderswo aus. Der faule, aber fitte Schüler schafft das Abitur. Und dann ist Krieg, und er mittendrin. Mit 16 meldet er sich zur Marine. Gegen Kriegsende wird er zum Kampfschwimmer ausgebildet, der Sprengsätze hinter den feindlichen Linien anbringt – und gerät schließlich in Gefangenschaft.

Nach 1945 tingelt der Heimkehrer als Unterhalter und Akrobat durch die Dörfer, dann landet er als Artist und Clown beim Zirkus Althoff. Als „ungekröntes Königspaar der Luft“ schweben „Ramona and Jonny“ am Trapez durch die Manege; die Partnerin wird seine erste Frau.

In der Freizeit umringen ihn die Kinder der Kollegen; er lehrt sie jonglieren und probt mit ihnen Slapsticknummern in zig Varianten. Eine glückliche Zeit, doch nach einer Verletzung entschließt sich der Artist zur Sesshaftigkeit, zur nächsten Ehe und zum späten Sportstudium.

Was tun nach dem Examen? Der Spitzenturner mit dem Faible für Kinder will eine Zirkus- und Akrobatenschule gründen. Doch dann führt sein erster Job Kiphard in die Jugendpsychiatrie in Hamm. Fortan wird er seine Karriere „den sportlichen Flaschen“ widmen, den „Tollpatschen und hässlichen Entlein, die keinerlei Lobby haben“.

Behinderten, ängstlichen und unbeholfenen Kindern, aber auch Aggressiven oder Zappelphilipps durch Körperbeherrschung neue Freiräume zu eröffnen, wird Ernst Kiphards Lebensaufgabe. 1975 gründet er mit einem guten Dutzend Mitstreitern den „Arbeitskreis Psychomotorik (AKP)“. Ziel ist es, Fachleute auszubilden, die zugleich etwas von Sport, Medizin, Pädagogik und Psychologie verstehen. Die motorische Probleme früh diagnostizieren und eine fundierte ganzheitliche Förderung anbie-

VOM SPITZENATHLETEN ZUM PÄDAGOGEN

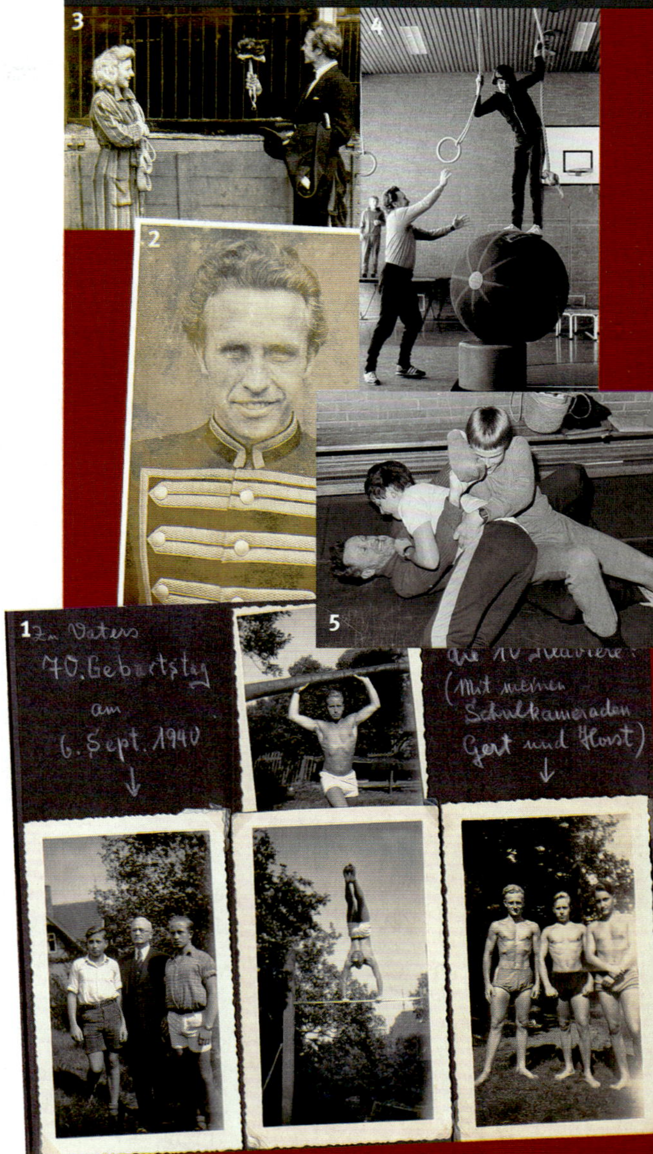
3
4
2
5
1 Zu Vaters 70. Geburtstag am 6. Sept. 1940
(Mit meinen Schulkameraden Gert und Horst)

Aus dem Familienalbum: 1) In den 1930er Jahren brilliert der junge Kiphard als Turner. 2) Nach 1945: erneut in Uniform – doch nun als Manegenstar. 3) »Jonny« und Ramona, das »ungekrönte Königspaar der Luft« – hier ganz privat. 4) Spät entdeckt Kiphard seine Berufung: Kindesentwicklung durch Bewegung zu fördern. 5) Psychomotorik verbindet Muskelspiel und Gefühl. 6) Erinnerungen an das Zirkusleben

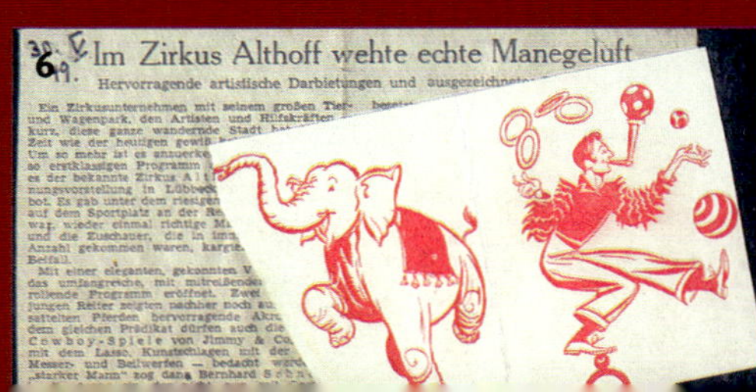
Im Zirkus Althoff wehte echte Manegeluft

STATIONEN EINER KARRIERE: »JONNY« KIPHARD IN DER MANEGE

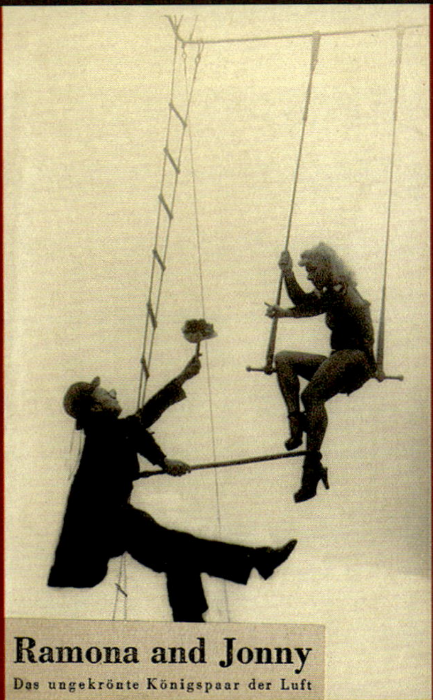

Nach Kriegsende tingelt der Ex-Soldat als Clown und Akrobat durchs Land

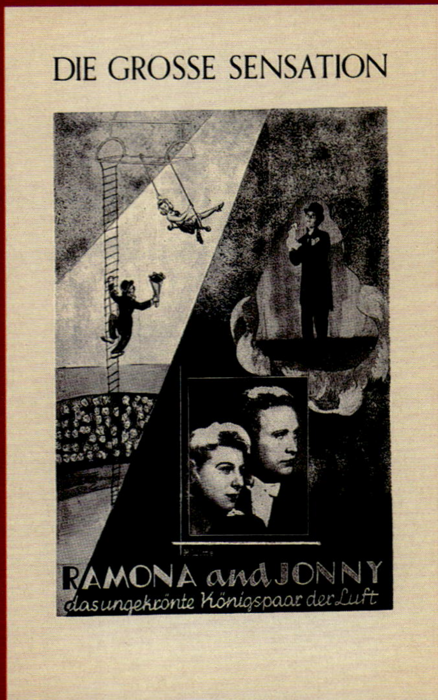

„Kinder spüren die Verwandtschaft mit dem Clown, der überall auf Grenzen stößt“

ten – in Kliniken, Heimen, Kindergärten, Sonderschulen, Grundschulen.

„Bewegung heilt“, heißt das Credo. Denn Bewegung ist weit mehr als Muskelspiel, sie fordert alle Sinne. Egal, ob der Mensch nur mit dem großen Zeh wackelt oder tarzangleich an Seilen schwingt – die Augen und die Haut, das Gleichgewichtsorgan im Ohr und die Rezeptoren an Gelenken, Sehnen und Muskeln kommunizieren unablässig mit dem Gehirn, melden Aktivitäts- und Positionsveränderungen.

Toben, Klettern, Hüpfen und Balancieren fördert, so die Überzeugung der Psychomotoriker, nebenbei auch den kognitiven, affektiven und sozialen Bereich.

Diese faszinierenden Zusammenhänge gilt es zu erkunden und zu nutzen. Deshalb wird Ex-Faulpelz Kiphard Wissenschaftler – „unbewusst wohl, um meinem Vater etwas zu beweisen“.

Gemeinsam mit AKP-Mitstreitern entwickelt er standardisierte Tests zur Frühdiagnose von Wahrnehmungs- und Koordinationsstörungen. Er zeigt, dass Lern- und Bewegungsbehinderungen sich oft gegenseitig bedingen. Und er belegt, dass sich erstaunliche Lernfortschritte erreichen lassen, wenn der gesamte Körper beim Begreifen und Erfassen aktiv werden kann.

Kiphards in den 1980er Jahren erschienenen und bis heute immer wieder neu aufgelegten Bücher „Motopädagogik“ und „Mototherapie“ sind Antiverzweiflungs-Literatur für Eltern und Erzieher. Sie erklären, was Kinder „schwierig“ macht, und bieten eine Fülle von Anregungen, um „Ausdrucksfreude“ und „Handlungsintelligenz“ zu wecken. Zutaten sind ein wenig Theorie, viel Fantasie und reichlich Materialien jenseits des Turnhallen-Repertoires: Schaumstoffwürfel und Luftballons, Plastikflaschen und Fahrradschläuche.

Mehr als 200 Fachpublikationen hat Kiphard veröffentlicht, Artikel über Hyperaktivität oder Yoga, über die „therapeutischen Möglichkeiten des Planschens“ oder „Clownerie und Zirkusspiel als pädagogische Elemente“. Freunde und Kollegen verehren ihn als Pionier, als Paradiesvogel, als Ausnahmepersönlichkeit, als Meister, der seine Disziplin mit Leib und Seele verkörpert. Der „Nestor der Psychomotorik“ hat in Japan und Brasilien, den USA und Südkorea gelehrt.

Sein Lieblingspublikum allerdings sieht in ihm nicht den akademischen Würdenträger mit Bundesverdienstkreuz. Kinder, egal welchen Alters und welcher Nationalität, lieben den Mann mit den unwahrscheinlich blauen Augen, weil er lebenslang Lausbub geblieben ist.

Das lebt er auch in unerwarteten Momenten aus. So kommt es vor, dass der Prof. Dr. K. sich beim Treffen mit einem Oberschulrat nicht auf die angebotene Couch setzt, sondern im Yogasitz auf den Boden, was den Gastgeber so verunsichert, dass der gegenüber Platz nimmt – ebenfalls im Schneidersitz.

Ein bisschen Schminke, ein Kostüm mit zu kurzer Schlabberhose, eine rote Pappnase – so hat Kiphard alias Clown Jonny ein Therapeutenleben lang rührend unbeholfen mit tückischen Klappstühlen gekämpft oder sich auf ein perfide federndes Trampolin gewagt. Und regelmäßig geschah das Wunder. Seine jungen Zuschauer, sogar Schwerstbehinderte, rannten oder krochen auf ihn zu und brachten Kräfte auf, von denen sie zuvor selbst nichts geahnt hatten, um den Tollpatsch vor vermeintlichem Unheil zu retten.

Ein genialer didaktischer Trick. „Kinder sind fürsorglich", sagt Kiphard. „Und sie spüren die Wesensverwandtschaft mit dem Clown, der überall auf Grenzen stößt, auf eine unnachgiebige Materie, die dem tapsig gutgläubigen dummen August als böswillig und bösartig erscheinen muss – genau wie dem behinderten, in seiner Aktionsfähigkeit beeinträchtigten Kind."

Drei Jahrzehnte nach der Gründung des Arbeitskreises Psychomotorik haben Kiphard & Co viel erreicht. Inzwischen gibt es anerkannte Bewegungs-Fachleute, zum Beispiel die 3000 Absolventen der Fachschule für Motopädie in Dortmund, die seit 1977 existiert und inzwischen Ernst-Kiphard-Berufskolleg heißt. Darüber hinaus zeugen „Bewegungsbaustellen" im Kindergarten, „aktive Pausen" auf Schulhöfen, Psychomotorik-Kurse in Schulen und Vereinen von einer zunehmenden Sensibilität für das Thema in der Gesellschaft.

Doch im Kinderalltag bestehen Reizüberflutung, Schulstress und „pathogene Lernbelastung" fort, wie sie Kiphard in seinen Büchern immer wieder beklagt hat. Der Unterricht in den *Haupt*fächern ist nach wie vor auf Sitzen, Sehen, Hören, Denken, Reden abgestellt. Ärzte attestieren schon Sechsjährigen Puddingmotorik, Übergewicht, Herz-Kreislaufschwäche, Haltungsschäden.

Darum müssen sich jetzt die Kollegen kümmern. Der „Herr Professor Clown" selbst hat im Jahr 2003, auf einem Kongress zu Ehren seines 80. Geburtstags, seine rote Nase aufgesetzt und sich ein „Außer Betrieb"-Schild umgehängt. Noch kann er eine Spielkarte aus der Tasche holen, und – Abrakadabra – ist sie verschwunden. Aber Hände und Knie werden steifer, das Gedächtnis lässt nach. Und so hat Kiphard sich weitgehend aus der Öffentlichkeit zurückgezogen.

Die Essenz aus einem langen Leben als weiser Narr hat er im Buch „Der Clown in dir" notiert: „Der Clown begegnet der Welt, so tückisch, boshaft und feindlich sie ihm auch erschienen mag, mit nie versiegendem Urvertrauen. Dabei besitzt er die beneidenswerte Fähigkeit, allen Miseren und Fußtritten des Schicksals zum Trotz immer noch und immer wieder an das Gute im Menschen zu glauben." □

Hanne Tügel, 53, ist GEO-Redakteurin. Sie glaubt, dass Psychomotorik à la Kiphard der ideale Weg wäre, um die „Pisa-Krise" an deutschen Schulen zu überwinden.

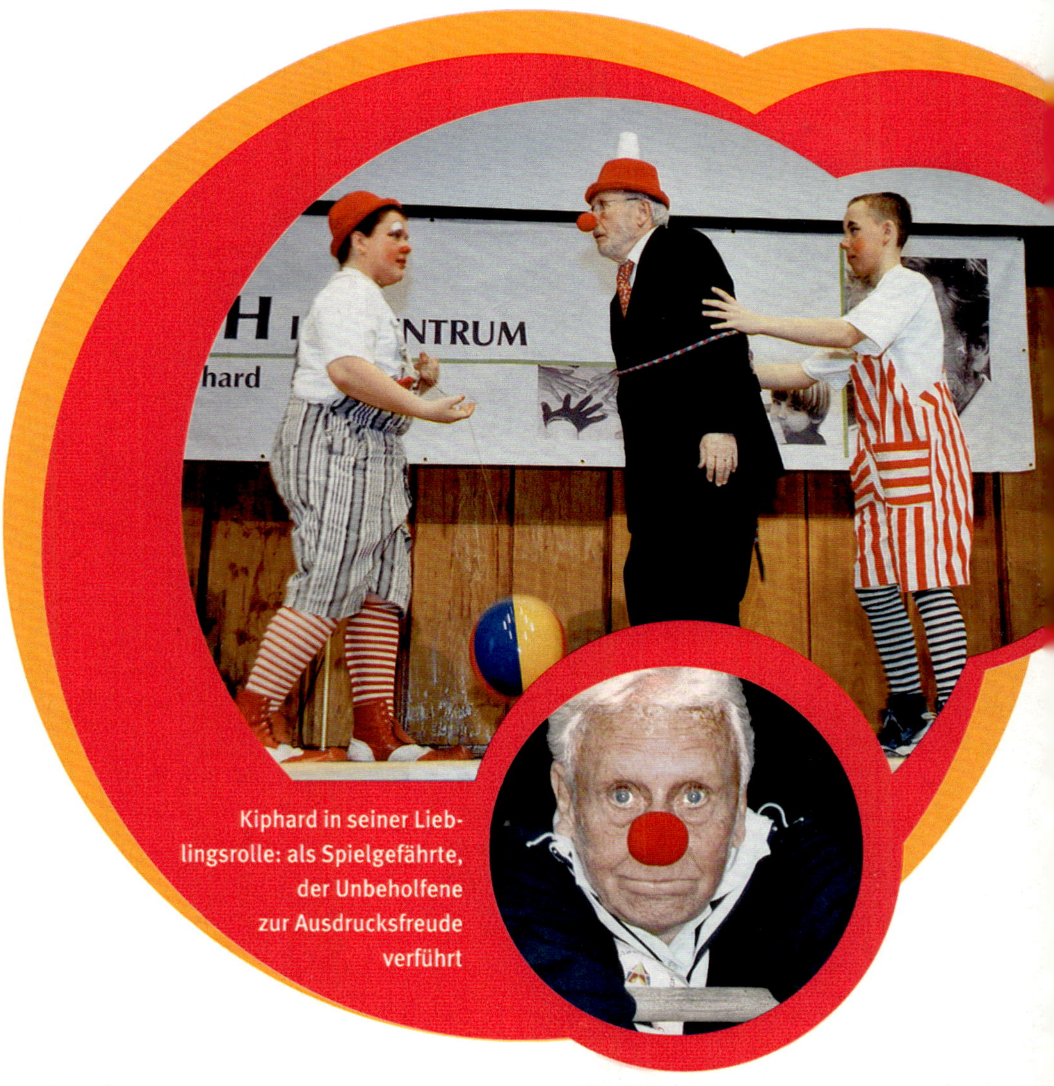

Kiphard in seiner Lieblingsrolle: als Spielgefährte, der Unbeholfene zur Ausdrucksfreude verführt

Noch nicht von der Rolle: Im Musteratelier des Herstellers Gore sind unzählige Garne vorrätig, die beim Zusammennähen neuer Prototypen Verwendung finden

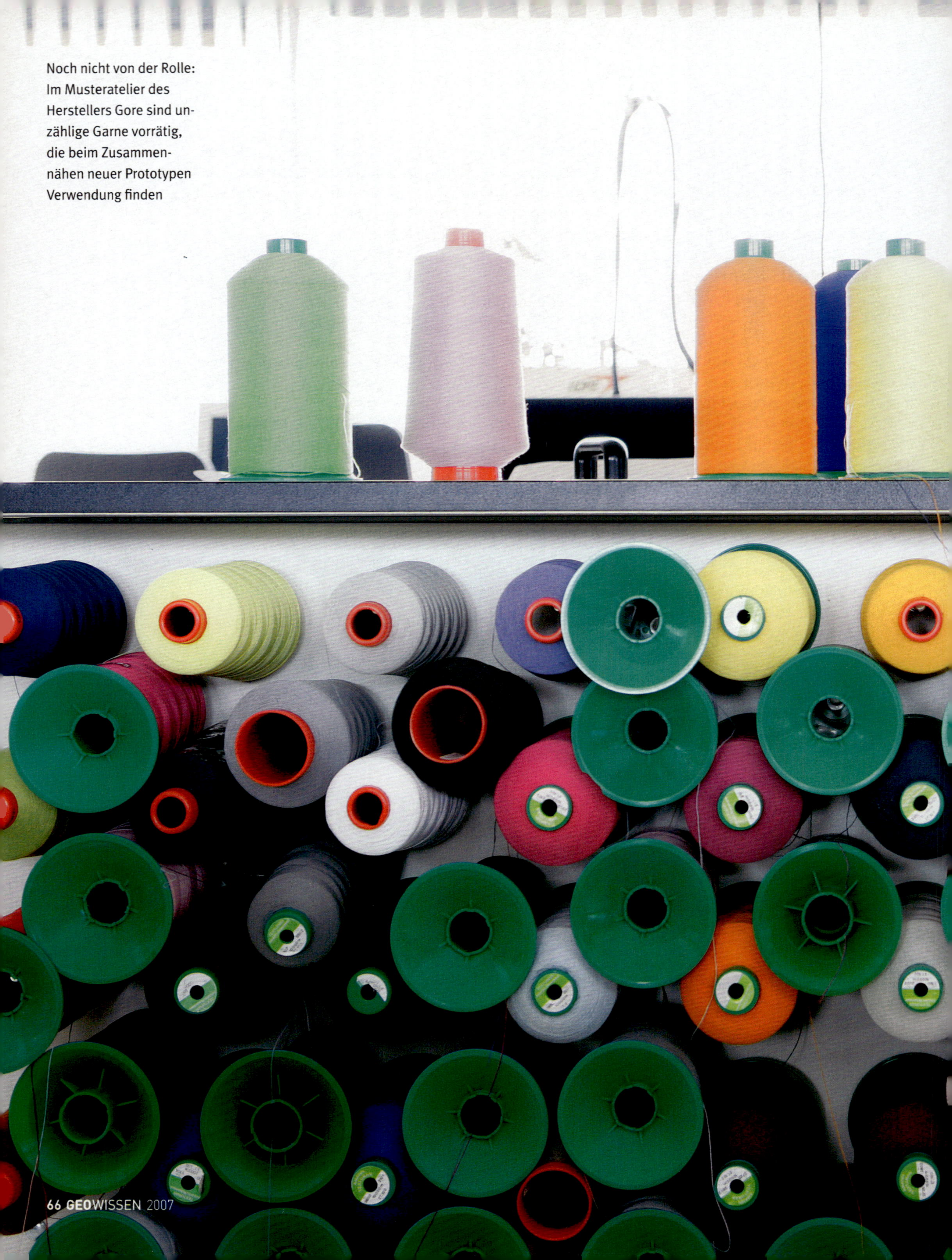

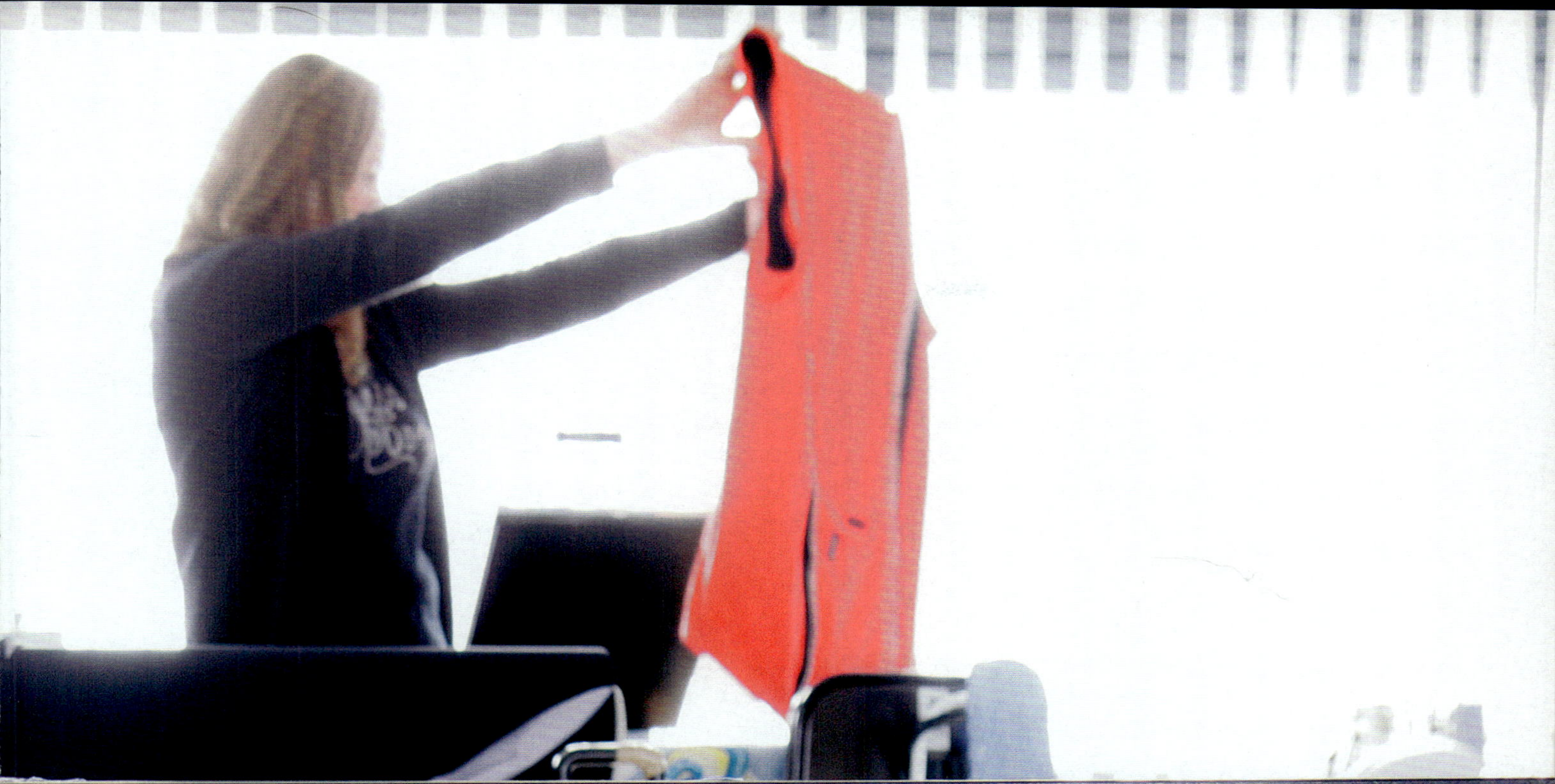

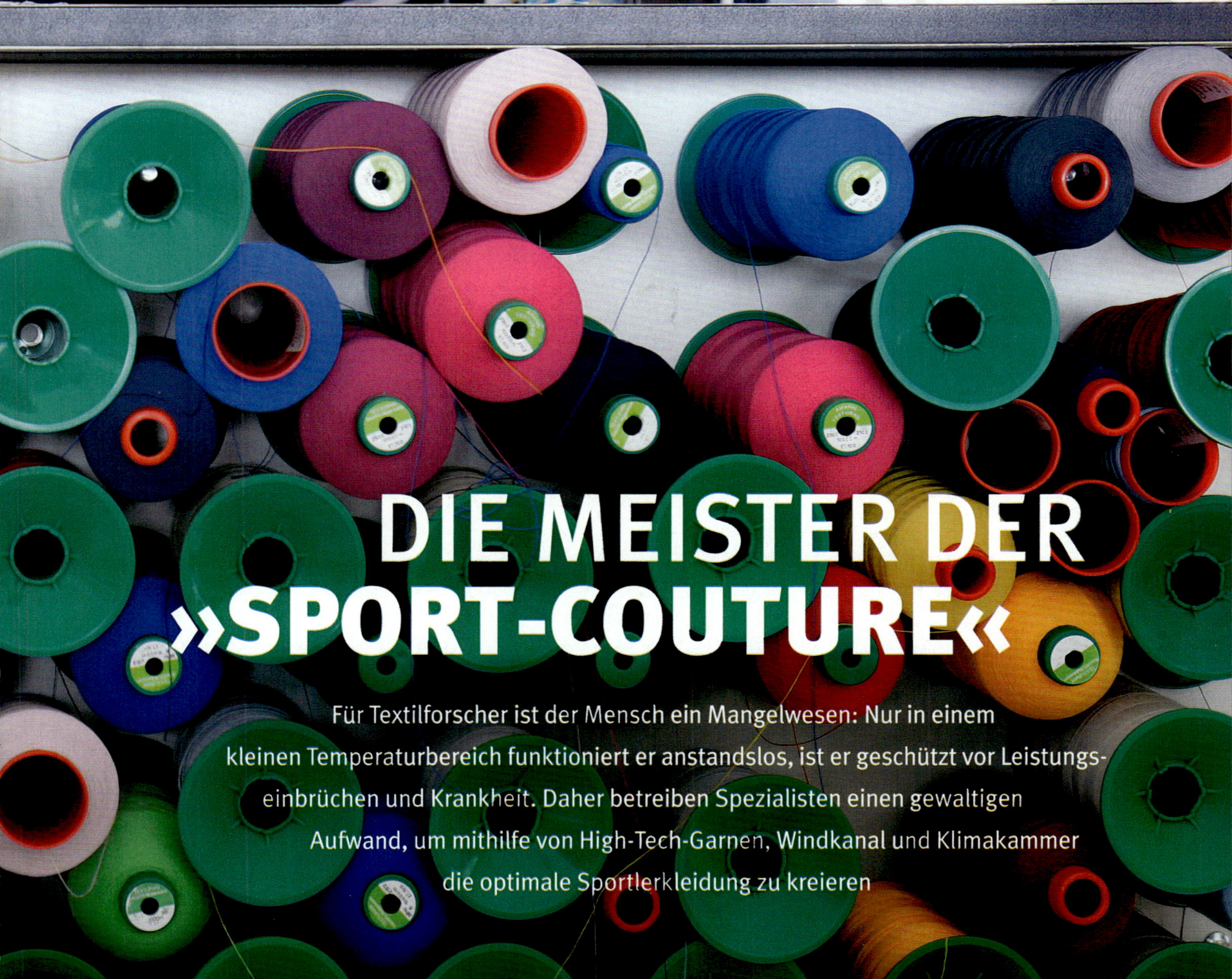

DIE MEISTER DER »SPORT-COUTURE«

Für Textilforscher ist der Mensch ein Mangelwesen: Nur in einem kleinen Temperaturbereich funktioniert er anstandslos, ist er geschützt vor Leistungseinbrüchen und Krankheit. Daher betreiben Spezialisten einen gewaltigen Aufwand, um mithilfe von High-Tech-Garnen, Windkanal und Klimakammer die optimale Sportlerkleidung zu kreieren

DIE KUNST, TROCKEN ZU BLEIBEN

VON JÖRG SPANIOL

Unbekleidet und bewegungslos steht Sam in der mit Edelstahl ausgeschlagenen Klimakammer. Versorgungs- und Datenleitungen führen dort in ihn hinein, wo Menschen ihr Gesicht haben. Sam wird gerade erwärmt, sein Inneres auf die Körpertemperatur eines Menschen gebracht. Im Kontrollraum sitzt Markus Weder. Der Projektleiter für Bekleidungsphysiologie stellt die Luftfeuchtigkeit in der Kammer auf 80 Prozent ein, die Temperatur auf 35 Grad Celsius. Kurz darauf, alle Zielwerte für den Versuch sind erreicht, marschiert Sam los, inzwischen eingehüllt in mehrere Schichten Funktionskleidung.

Mit vollem Namen heißt Sam „Sweating Agile Thermal Manikin", was so viel heißt wie „schwitzende, bewegliche, heizbare Puppe". Konstruiert haben den lebensgroßen Dummy Textilforscher der Eidgenössischen Materialprüfungs- und Forschungsanstalt in St. Gallen (EMPA). Das Schweizer Institut ist weltweit führend auf dem Gebiet der Textiltechnologie und verfügt eigens über eine Abteilung „Schutz und Wohlbefinden des menschlichen Körpers".

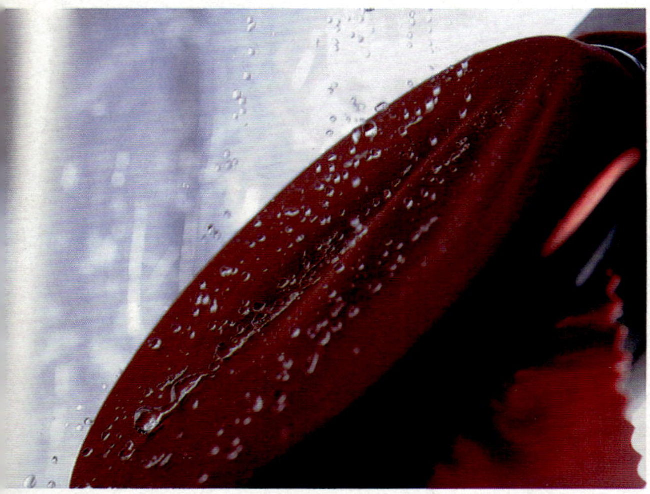

Er soll alles abperlen lassen, was auf ihn tropft: ein Gore-Tex-Stoff beim Labortest

ER IST DER UNGEWÖHNLICHSTE Mitarbeiter des Instituts. Anders als seine Kollegen aus Fleisch und Blut ist Sam allzeit bereit und absolut berechenbar. Mithilfe dieses Maschinenmenschen soll möglichst realitätsnah untersucht werden, wie gut Funktionskleidung den Belastungen des Alltags gewachsen ist.

In seinem Verlies kann Sam nicht nur gehen, sondern auch treppauf steigen und Rad fahren. Dann sickert aus 125 winzigen Düsen – ähnlich wie aus Schweißdrüsen – Feuchtigkeit auf seine „Haut". Die besteht, um die Wärme der Heizdrähte gleichmäßig zu verteilen, aus einem Gemisch aus Kunststoff und Aluminiumstaub. Je nach Befehl aus dem Kontrollraum kann Sam nur ein Schnapsglas voll Flüssigkeit pro Stunde ausschwitzen oder bis zu vier Liter. Und er entwickelt Abwärme, die stufenlos regelbar ist, je nach Belastung.

Markus Weder schließt die Tür des Kontrollraumes hinter sich und zuckt mit den Schultern: „Sicher hat es Vorteile, mit Sam zu arbeiten, statt immer neue Probanden zu suchen. Aber ich werde es wohl nicht mehr erleben, dass solche Apparate den Menschen komplett ersetzen. Dafür ist die Geschichte einfach zu komplex."

Was der Projektleiter Weder „die Geschichte" nennt, treibt die Menschheit seit Urzeiten um: die Frage, wie das Körperinnere ständig zwischen 36 und 38 Grad Celsius warm gehalten werden kann. Das ist der Temperaturbereich, in dem der „Bioreaktor" Mensch optimal funktioniert. Ist die Umgebung heiß, löst der Körper selbst die Aufgabe: Millionen Schweißdrüsen lassen bis zu zweieinhalb Liter Wasser pro Stunde in die Umgebung verdunsten, um Wärme abzuführen. Bei Kälte muss der Mensch nachhelfen: In früheren Zeiten hüllte er sich in ein Fell, heute zieht er Pullover oder Daunenjacke an. Im Zuge der Evolution hat *Homo sapiens* fast alle Klimazonen der Erde erobert.

WER JEDOCH ALS SPORTLER Leistung erbringen will, steht bei der Temperaturregelung vor einem doppelten Problem: Die Kleidung muss Schutz vor Kälte und Regen bieten, gleichzeitig aber die innere Hitze mithilfe der Verdunstungskühlung möglichst schnell abführen – als Schweiß. Hochleistungssportler „funktionieren" zwar bis 40 Grad Celsius Kerntemperatur noch einigermaßen klaglos. Doch dann droht ein Hitzschlag. „Als Maschine wäre der Mensch keine geniale Konstruktion, denn nur 20 bis 25 Prozent der Energie setzt er in mechanische Leistung um, alles andere in Wärme", erklärt Markus Weder.

Ein Radfahrer, der mit einer Geschwindigkeit von 30 km/h

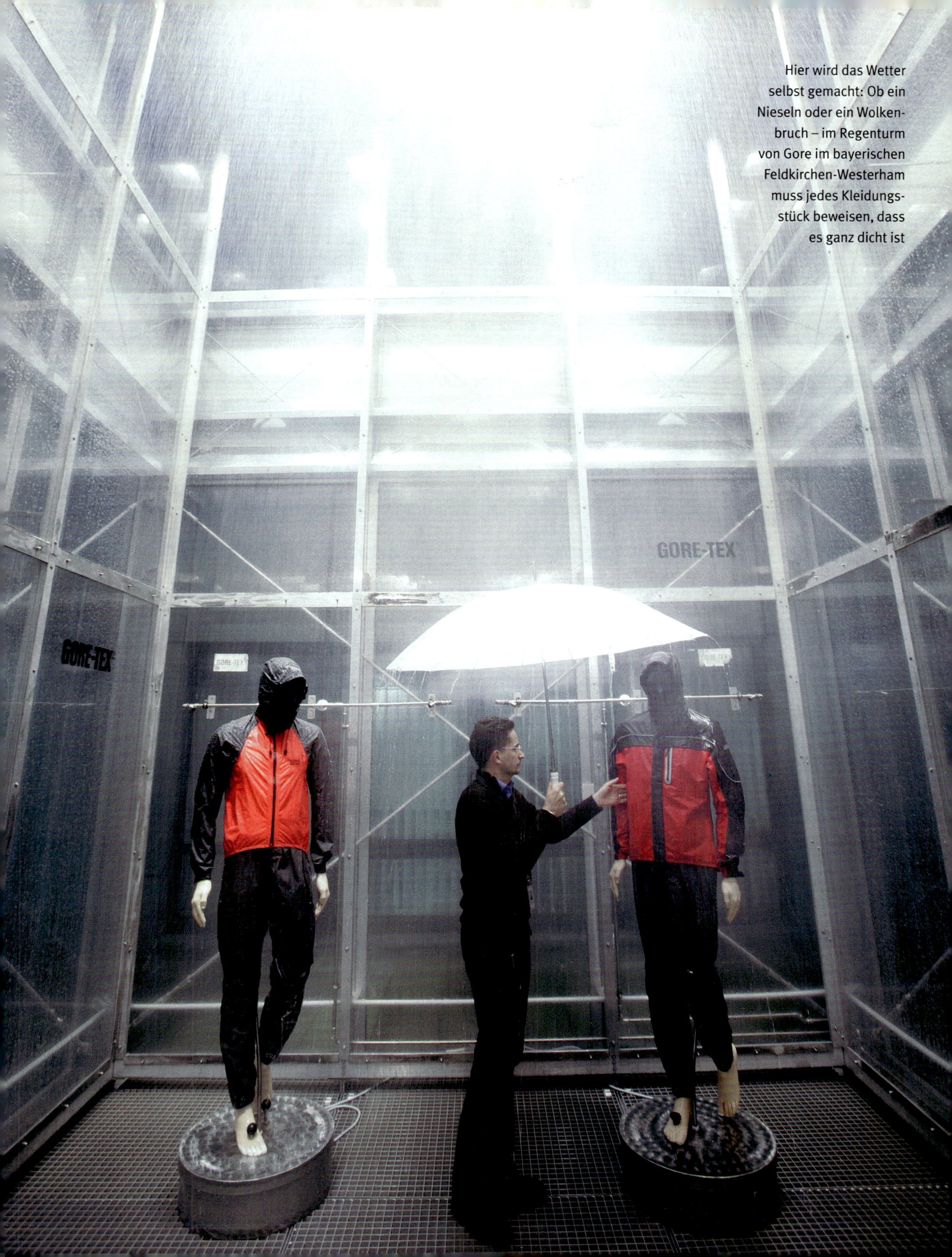

Hier wird das Wetter selbst gemacht: Ob ein Nieseln oder ein Wolkenbruch – im Regenturm von Gore im bayerischen Feldkirchen-Westerham muss jedes Kleidungsstück beweisen, dass es ganz dicht ist

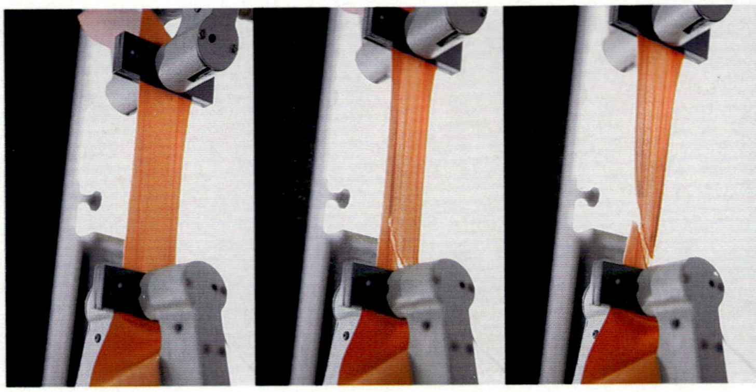

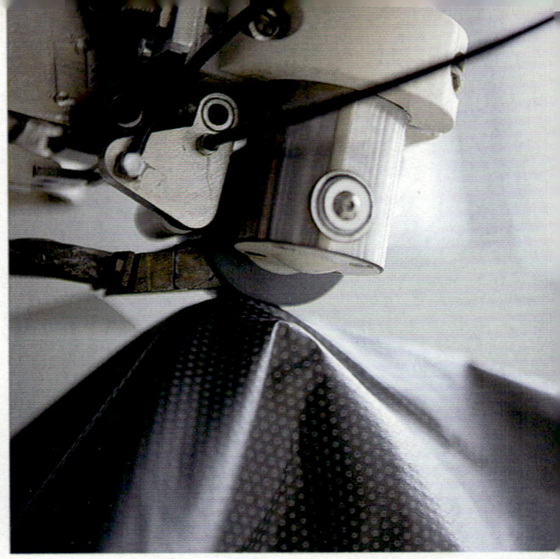

Bis zum Zerreißen: Gore testet auch die Festigkeit der Stoffe; dafür wird bei einem Prototyp jede einzelne Naht wasserdicht verschweißt

fährt, leistet mechanisch etwa 200 Watt. Gleichzeitig heizt er seine Umgebung mit mindestens 600 Watt auf. Und schwitzt dabei zur Kühlung bis zu einen Liter Wasser pro Stunde aus. Dennoch kommt es schnell zur Überhitzung im Inneren. Ist die Kleidung dann nass und rast der Radfahrer mit 70 km/h bergab, leitet die Feuchtigkeit Wärme aus dem Körperinneren ab, ohne dass neue Wärme produziert wird.

Der Rumpf kühlt aus, und der Körper versucht gegenzusteuern: Um die Kerntemperatur zu erhalten, reduziert er den Blutfluss zu Armen und Beinen auf ein Minimum. Als Folge beginnt der Radfahrer zu frieren. „Die Regulierung ist einerseits ziemlich ausgefuchst", sagt Weder, „stößt aber andererseits schnell an Grenzen."

Um sowohl fieberähnliche Kerntemperaturen als auch eiskalte Extremitäten zu verhindern, produziert die Textilindustrie seit den späten 1970er Jahren so genannte Funktionskleidung. Von T-Shirt und Wollpullover unterscheidet sie sich durch einen viel größeren Komfortbereich: Sie unterstützt durch einen dosierten Feuchtigkeitstransport die Haut bei ihren Kühlversuchen und wird so rasch wie möglich wieder trocken und wärmend, wenn der Mensch Pause macht.

Kunstfasern sind Naturfasern in den meisten Situationen überlegen. Baumwollgewebe vermag zwar die eher geringen Schweißmengen von Schreibtischarbeitern zu verdampfen, nicht aber den strömenden Schweiß von Sportlern. Denn Naturfasern lagern die Wassermoleküle zunächst ein, während bestimmte Kunstfasern sie ohne Verzögerung nach außen weiterleiten.

DOCH KUNSTFASER ist nicht gleich Kunstfaser. Dutzende verschiedener Stoffe, Verarbeitungsweisen und chemische Ausrüstungen haben Textilforscher entwickelt. Einige Fasern sind hydrophil (wasseranziehend), andere hydrophob (wasserabstoßend), manche haben hohle Querschnitte, manche sternförmige; es gibt frotteeartige Stoffe, glatte und solche mit Waffelmuster.

Nach zahllosen Versuchen haben die Schweizer Experten vor allem eine Erkenntnis gewonnen: Von zentraler Bedeutung für Wohlbefinden und Leistungsfähigkeit ist die richtige Unterwäsche. Doch das eine Material für alle Einsatzzwecke ist noch nicht erfunden, denn es müsste allzu unterschiedlichen Anforderungen gerecht werden.

Zur Kühlung bei intensiver Anstrengung muss die Wäsche den Schweiß auf eine größtmögliche Fläche verteilen und hautnah verdunsten. Bei wechselnden Belastungen im Winter muss sie den Schweiß dagegen rasch von der Haut weg in die nächste oder übernächste Bekleidungsschicht transportieren.

Wie das am besten gelingen kann, hat die EMPA am Beispiel einer Winterausrüstung für die Schweizer Armee erforscht. Nach Versuchen auf einem unbeweglichen Schwitztorso wurden die ersten Materialkombinationen verworfen. Dann kam der bewegliche Sam zum Einsatz – doch wieder erwiesen sich etliche Materialien als unbrauchbar.

In der dritten Projektstufe marschierten, liefen und ruhten verkabelte Soldaten einer Hochgebirgseinheit in der minus fünf Grad Celsius kalten Klimakammer des Instituts, schließlich auch in den winterlichen Bergen. Immer neue Kombinationen von

Kleidungsstücken mussten sich die Soldaten überstreifen, ihre Körpertemperatur wurde aufgezeichnet, das Befinden erfragt.

Zugleich zerlegten Markus Weder und seine Kollegen Kleidungsschichten, die sie einem Kunstschweiß verströmenden Hautmodell übergezogen hatten, mittels eines Computertomographen in Zehntelmillimeter dünne Scheiben. So ließ sich der Weg der Körperfeuchtigkeit durch die einzelnen Textilien minutiös verfolgen. Am Ende der Versuchsreihen standen Ordner voller Messwerte – und eine ausgeklügelte, vierschichtige Kunstfaser-Kombination.

Dieser Stoff bot die ideale Verbindung von Kühlung und Wärme. Das war mess- und fühlbar: Die Puppe Sam bewahrte auch unter wechselnden Bedingungen eine weitgehend konstante Kerntemperatur. Und die menschlichen Probanden waren begeistert: „Die Soldaten wollten die Sachen gleich behalten", sagt Versuchsleiter René Rossi.

Die Baumwoll-Unterhemden und Wollpullover in den Bekleidungskammern der Schweizer Gebirgstruppe hatten damit ausgedient. Heute stapeln sich in den Spinden der Soldaten hydrophile Unterhemden und dünne Pullover aus Polyester, innen hydrophile und außen hydrophobe Fleecepullover sowie wind- und wasserdichte, aber dampfdurchlässige Jacken.

DIE GESCHICHTE der High-Tech-Textilforschung reicht nicht sehr weit zurück. Erst seit 1976 erfüllen Kleidungsstücke die Anforderung, zugleich Wind und Wasser abzuhalten und dennoch atmungsaktiv zu sein.

In jenem Jahr kam ein Material in den Handel, das für viele zum Gattungsbegriff für funktionale Regenkleidung geworden ist: Gore-Tex. Der US-amerikanische Chemiker Bob Gore hatte die neuen Eigenschaften des Materials entdeckt, nachdem es schon jahrelang zur Isolierung elektrischer Kabel eingesetzt worden war. Das Kernstück des Stoffes ist eine wenige Hundertstel Millimeter dünne Membran aus Polytetrafluorethylen (PTFE), auch Teflon

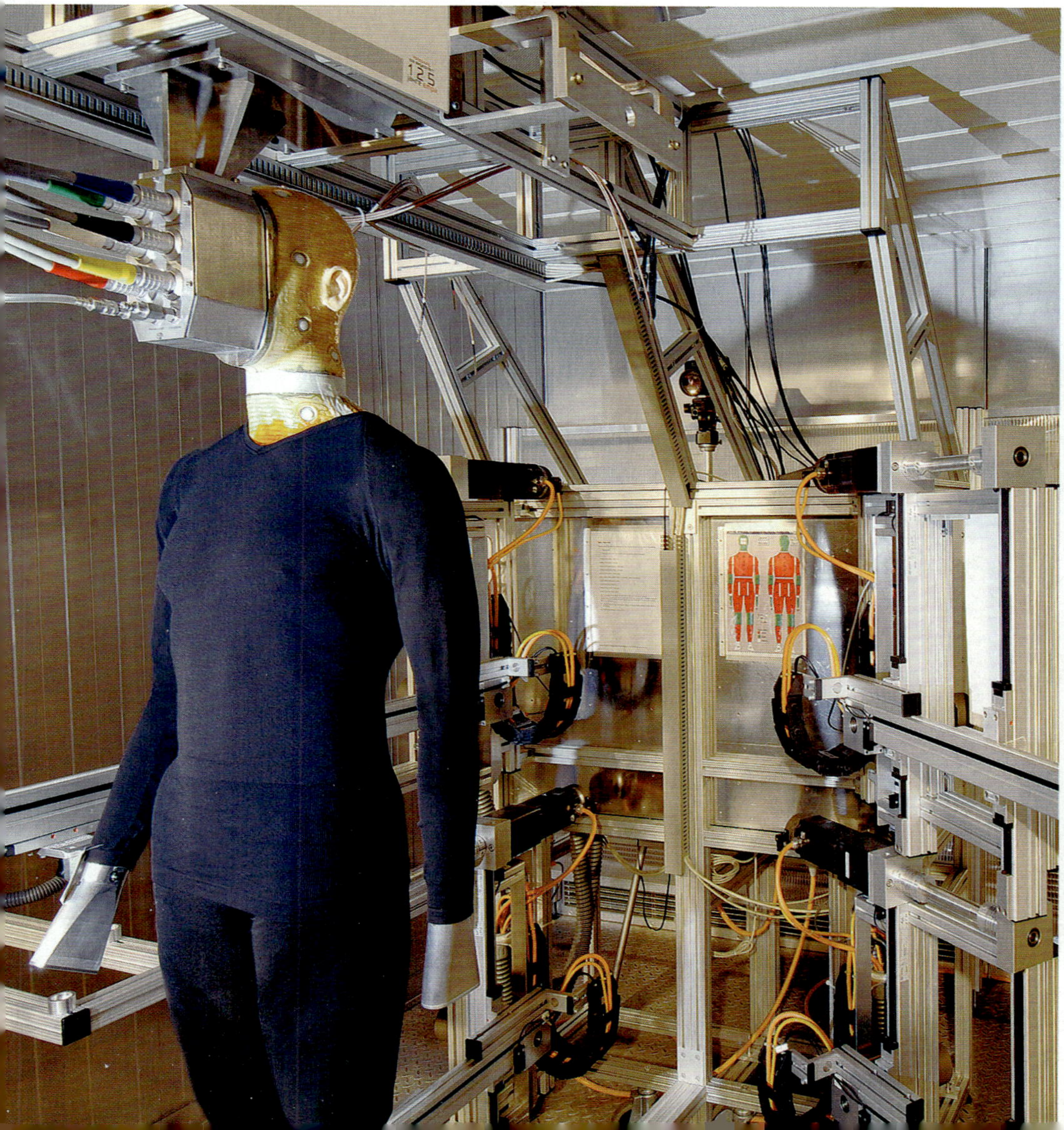

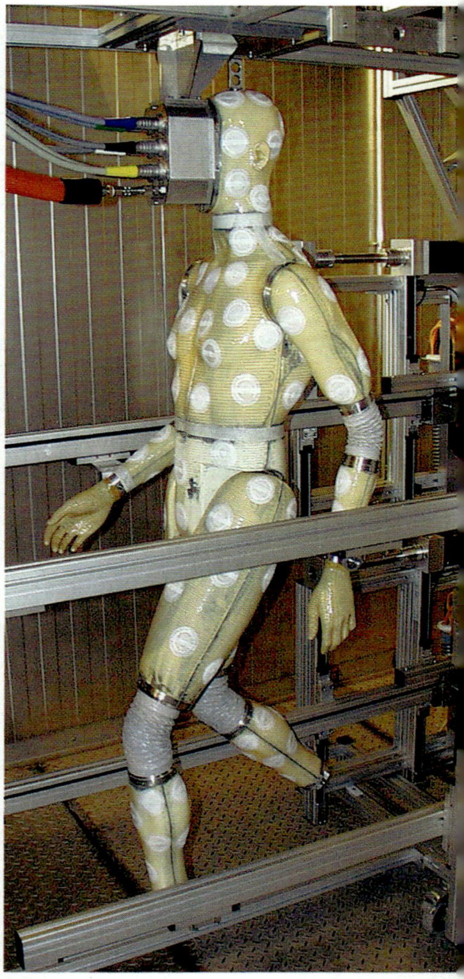

Der Schwitztest-Dummy »Sam«: Die Puppe der schweizerischen Materialprüfungsanstalt EMPA kann gehen und Rad fahren, Wärme entwickeln und sogar aus 125 Düsen »Schweiß« absondern, um zu ermöglichen, Sportkleidung unter Praxisbedingungen zu testen

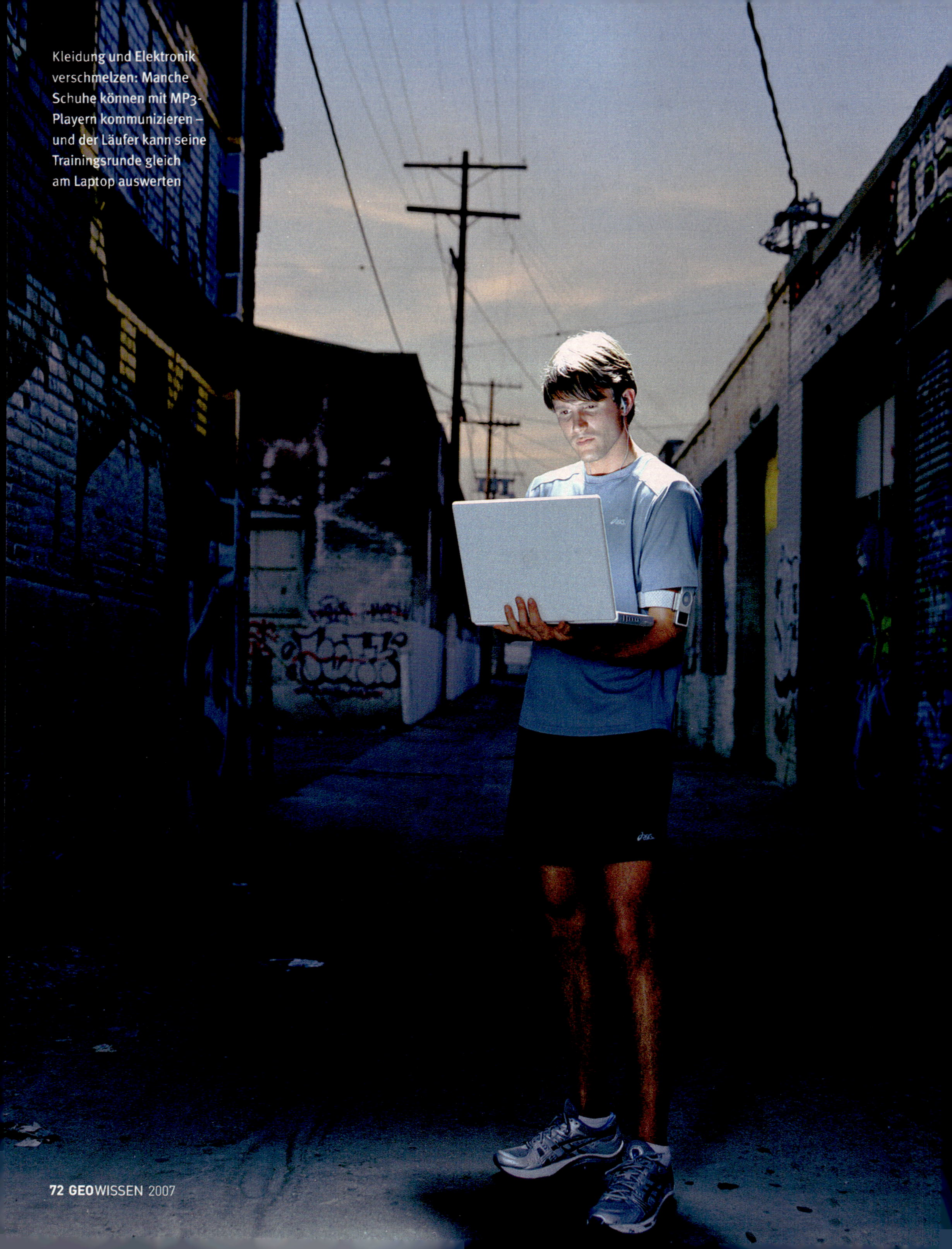

Kleidung und Elektronik verschmelzen: Manche Schuhe können mit MP3-Playern kommunizieren – und der Läufer kann seine Trainingsrunde gleich am Laptop auswerten

genannt. Wird das Material gedehnt, entstehen Poren. Diese Löcher sind so winzig, dass sie flüssiges Wasser abhalten, Dampf jedoch entweichen lassen.

Regenjacken wie der absolut dichte „Ostfriesennerz“ verhindern hingegen jegliche Verdunstungskühlung; der Träger erhitzt unter dem Kleidungsstück, was umso stärkere Schweißausbrüche zur Folge hat – und schließlich zum Frösteln führt.

Allzu große Erwartungen an die vermeintlichen Wunderstoffe dämpfen die Forscher jedoch. Nach Hunderten Versuchen mit Dummys und menschlichen Probanden spricht Textilforscher Markus Weder aus, was Verbraucher immer schon geahnt haben: „Man kann einen Läufer nicht dauerhaft gegen Nässe abschirmen.“

Selbst die besten Funktionsstoffe verdunsten unter idealen Bedingungen höchstens einen halben Liter pro Stunde und Quadratmeter, was etwa der Fläche einer Jacke entspricht. Bei schlechteren Materialien liegen die Werte nur um die 100 Milliliter Wasser. Ein Athlet kann unter höchster Anstrengung jedoch bis zu 2,5 Liter Flüssigkeit in der Stunde verlieren.

Für das Schweißaufkommen eines durchschnittlichen Sportlers reicht die Durchlässigkeit der Topmaterialien meist aus. Doch ist das optimale Funktionieren der Kleidung an einige Voraussetzungen geknüpft: Ideal wäre ein trockenes, windiges Klima mit etwa fünf Grad Außentemperatur. Denn nur bei einem starken Temperatur- und Feuchtigkeitsgefälle zwischen innen und außen wird der sich bildende Dampf zügig vom Körper wegbefördert.

Ist es hingegen feuchtwarm und regnet es, bleibt von der Atmungsaktivität eines Stoffes kaum etwas übrig. Und allein das Versagen der Imprägnierung infolge von Abrieb oder Waschen verschlechtert seine Dampfdurchlässigkeit um über ein Drittel. Zudem müsste er genau auf die Größe des Träger zugeschnitten sein und die Unterbekleidung den Schweiß perfekt transportieren. Voraussetzungen, die so gut wie nie gleichzeitig gegeben sind.

IM HOCHLEISTUNGSSPORT allerdings sollen Textilien noch viel mehr leisten, als nur Schweiß abzutransportieren. Bei Disziplinen wie Schwimmen, Sprint, Eisschnelllauf oder Radfahren muss der Strömungswiderstand des Sportler-Körpers in der Luft beziehungsweise im Wasser minimiert werden.

Insbesondere Profi-Radteams arbeiten intensiv daran, den Fahrtwind zu überlisten. Immerhin ringt der den Athleten bei Tempo 50 im Einzelzeitfahren mehr als 80 Prozent der zu erbringenden Leistung ab. Die Hauptursache dafür ist nicht das Rad, sondern der Fahrer, denn er macht aerodynamisch eine ungünstige Figur: Seine wirbelnden Beine, der aufragende Kopf, die fast senkrecht im Wind stehenden Oberarme und Unterschenkel, die Höhlung zwischen Brust und Bein setzen dem Fahrtwind selbst in geduckter Körperhaltung viel Widerstand entgegen.

Die äußere Form eines Menschen lässt sich nicht verändern – wohl aber seine Oberflächenstruktur. Immerhin schon so weit, dass manche Textilien den Fahrer schneller machen, als er es mit glatt rasierter Haut wäre.

Besonders hohen Aufwand haben die Entwickler der US-Firma Nike betrieben, im Dienste des Teams um den Tour-de-France-Seriensieger Lance Armstrong. Im Windkanal erforschten sie gründlich die Strömungseigenschaften des Radler-Körpers. Aus verschiedenen Stoffen schneiderten sie schließlich einen Zeitfahranzug. Der war außen nicht etwa glatter als die Konkurrenzprodukte, sondern rauer – zumindest dort, wo in den Windkanal

Mit gestärkter Brust: Im Adidas-Shirt aus der »Fusion«-Kollektion sind Mess-Sensoren integriert – für die Ermittlung der Herzfrequenz

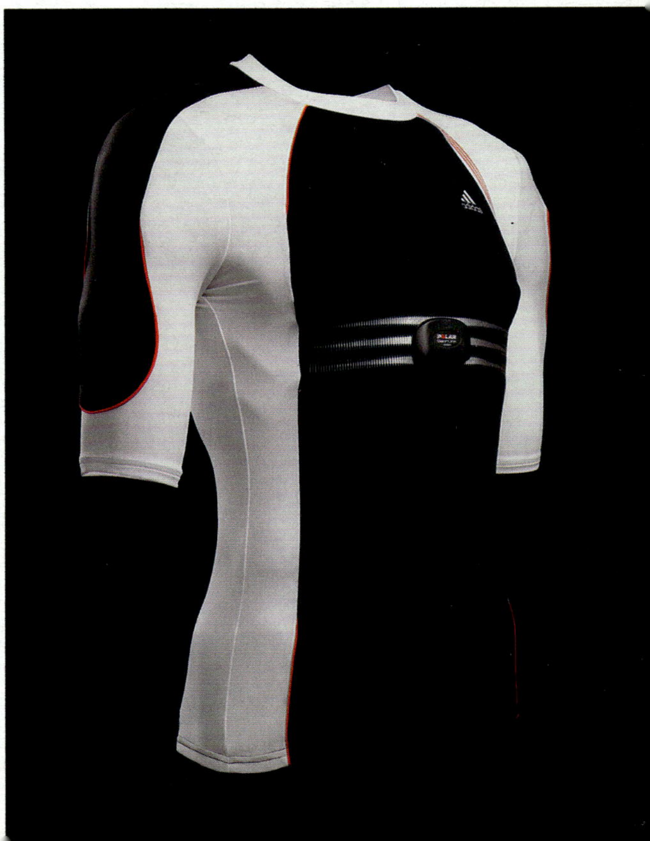

Die Evolution des Laufschuhs

Vom Ledertreter von gestern zum High-Tech-Renner von heute – eine schrittweise Entwicklung

VON URS WEBER

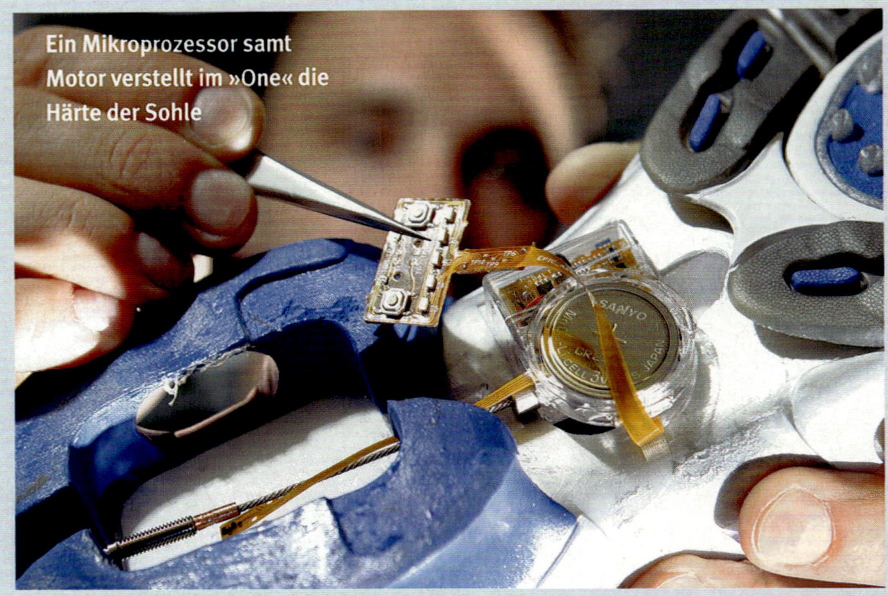

Ein Mikroprozessor samt Motor verstellt im »One« die Härte der Sohle

Die Gründer der heute bekannten Laufschuh-Marken waren zumeist Schuhmacher, die noch eigenhändig neue Modelle austüftelten. Ob Adi und Rudolf Dassler von Adidas beziehungsweise Puma, Bill Bowerman von Nike oder Kihachiro Onitsuka von Asics. Sie waren es auch, die in den späten 1960er und frühen 1970er Jahren die ersten erfolgreichen Schuhe für Langstreckenläufer entwickelten. Die gedämpfte Kunststoff-Mittelsohle entand in den 1960er Jahren, Wildleder statt Glattleder setzte sich durch, die Zehen bekamen mehr Raum. Adi Dassler hatte zudem erkannt, dass für den Abrollvorgang beim Laufen ein anderer Schuhleisten erforderlich ist als für das Fußballspielen; das Modell „Achill“ (1968) trug dem erstmals Rechnung.

Der „Cortez“ von Nike, heute eines der bestverkauften Retro-Modelle, hatte bereits 1971 zwischen der Außensohle und dem Fußbett eine Mittelsohle aus geschäumtem Kunststoff, die aus großen Platten geschnitten wurde (heute werden die Sohlen abfallfrei aus Kunststoffkügelchen geformt). Keine zehn Jahre später brachte Nike den „Tailwind“ mit dem bis heute eingesetzten Dämpfungssystem „Nike Air“ auf den Markt. Und dann kam die Waffelsohle, deren Muster Bill Bowerman angeblich erstmals mit dem Waffeleisen seiner Frau geprägt hatte. Die Adepten der ersten Joggingwelle schworen auf solche Schuhe.

Ein komplexes Puzzle: Zusammengesetzt ergeben die Einzelteile den Adidas-Schuh »One«

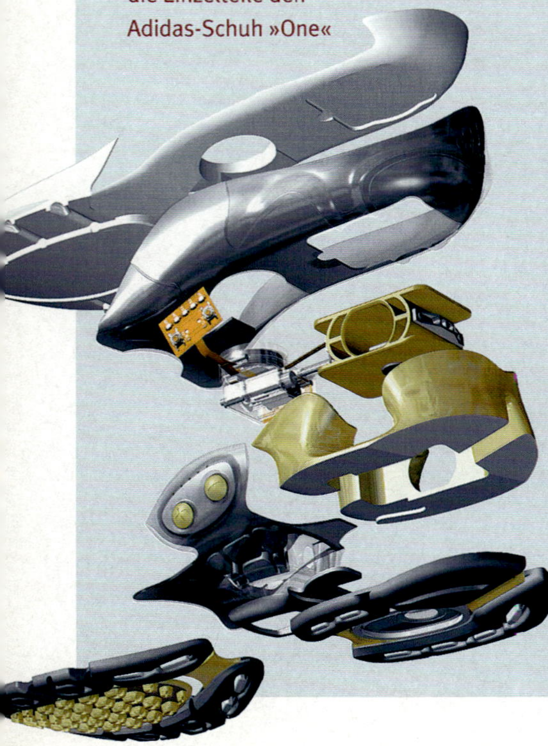

Professionelle Läufer wählten jedoch eher vermeintlich einfache Treter, etwa den „Marathon Trainer“ von Adidas oder den „Alliance“ von Asics. Viele andere Modelle waren den Profis zu weich. Die Entwicklungsabteilungen versuchten mit oftmals abenteuerlichen Plastikstützen für die Mittelsohle gegenzusteuern. So entstand etwa das Torsion-System von Adidas, ein mit viel Werbeaufwand in den Markt gedrückter Stab in der Mittelsohle. Der sollte Vor- und Rückfuß entkoppeln, ohne ein Durchbiegen des Schuhs zu erlauben. Eine Weiterentwicklung diente später zur Stabilisierung des Fußes. Durchgesetzt hat sich nichts davon.

Auch obenherum wurde gespielt: Klettverschlüsse sollten die Schnürung ersetzen, bei Pumas Disc-System (1991) brachte eine Drehscheibe dünne Nylonfäden unter Spannung – doch schlechtere Druckverteilung und mangelnde Justierbarkeit verhinderten einen Durchbruch.

Heute sind Laufschuhe bei den meisten Herstellern Technologieträger, mit denen gezeigt wird, was technisch möglich ist. Beim „Shox“-System etwa bewirkt ein Säulengebilde aus fünf Elastomer-Plastiksäulen unter der Ferse Dämpfung und Stabilität. Laut Nike hat man für die Konstruktion auf Erkenntnisse aus der Formel-1 zurückgegriffen, wo Elastomere in der Motoraufhängung nach einer Verformung blitzschnell wieder die Ursprungsform annehmen.

Beim Adidas „One“ sorgt ein Mikroprozessor in Verbindung mit einem winzigen Stellmotor in der Mittelsohle für eine variable Härte, indem ein Dämpfungselement zusammengezogen oder gedehnt wird. Allerdings scheinen die Entwickler kein grenzenloses Vertrauen in die Lauftauglichkeit ihrer Modelle zu haben: Auf dem deutschen Markt werden

Ausgemustert: »Marathon Tabi« von 1951 mit geteilter Zehenbox. Noch zu haben: Nike »Free« von 2005, der ein Barfußgefühl beim Laufen vermitteln soll

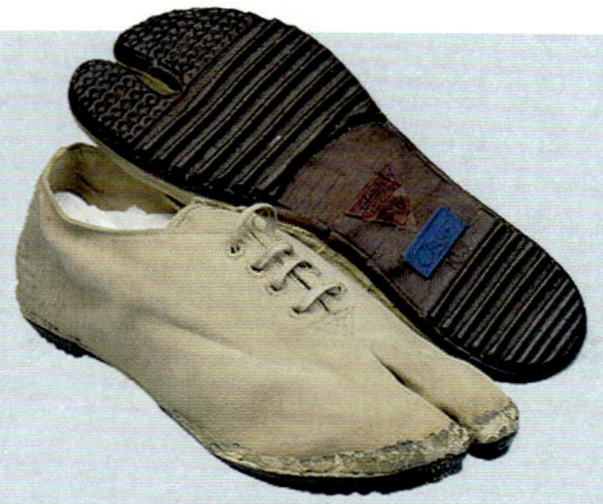

beide nicht über die „Performance-Linie", also als funktioneller Laufschuh, sondern über die „Lifestyle-Linie" angeboten.

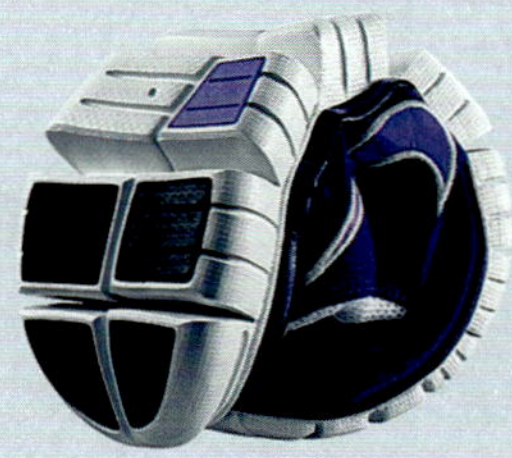

Die Grenzen zwischen Spielerei und Innovation verschwimmen. Mittlerweile gibt es bei Modellen von Nike und Adidas einen in die Sohlen integrierbaren Bewegungssensor, der die Beschleunigung der Füße misst. Der Nike-Sensor kann mit einem MP3-Player von Apple kommunizieren. Auf Knopfdruck unterrichtet der den Läufer über Momentangeschwindigkeit und zurückgelegte Strecke.

Gegen Drittmittel spannen die Hersteller auch universitäre Fachbereiche für ihre Forschung ein. An der Kölner Sporthochschule wurde der Nike „Free" mitentwickelt, ein minimalistischer Schuh, in dem man angeblich ein Barfuß-Gefühl beim Laufen hat. Adidas betreibt vergleichbaren Aufwand: Mit Highspeed-Kameras wird im eigenen Forschungszentrum jeder Laufschritt in Tausende von Bildern zerlegt. Druckplatten im Boden und mit Drucksensoren versehene Einlegesohlen im Schuh zeichnen jede Belastungsänderung an der Fußsohle während des Abrollvorgangs auf.

In so genannten Performance-Centern kann sich der Kunde Laufschuhe auch persönlich anpassen lassen: mit individuell abgestimmter Dämpfung, bei Bedarf unterschiedlichen Größen für linken und rechten Fuß, und mit eigenem Design.

Der Eifer der Entwicklungs- und Marketingabteilungen ist verständlich. Der Preis des meistverkauften Modells liegt derzeit bei rund 120 Euro, die 150-Euro-Schwelle für aufwendige Laufschuhe ist längst durchbrochen – und die Gewinnmarge ist erheblich. Was auch daran liegt, dass fast alle Schuhe heute im Niedriglohnland China produziert werden und praktisch alle Außensohlen herstellerübergreifend aus einer einzigen Fertigungsstätte kommen.

Und wie findet der Hobbyläufer angesichts des fast unüberschaubaren Angebots den perfekten Schuh für sich selbst? Generell gilt: Er braucht Zeit, Geduld und einen fachkundigen Verkäufer. Letztlich sollte die Wahl auf jene Schuhe fallen, in denen sich die Füße besonders wohl fühlen. Zudem hilft die Daumenregel weiter: Vor dem längsten Zeh sollte im Stand eine Daumenbreite Platz bleiben.

Urs Weber, 39, ist Redakteur beim Fachmagazin „Runner's World" und testet seit 20 Jahren Laufschuhe.

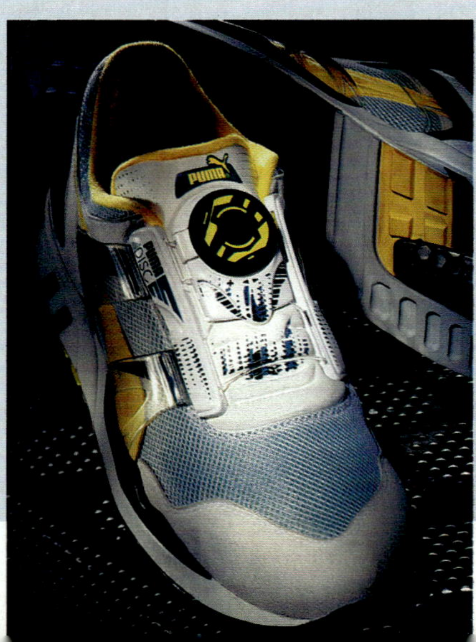

Flop der 1990er: Puma mit Disc-Schnürsystem (links); Bestseller der 1980er: Nikes »Tailwind« mit Air-Sohle (unten)

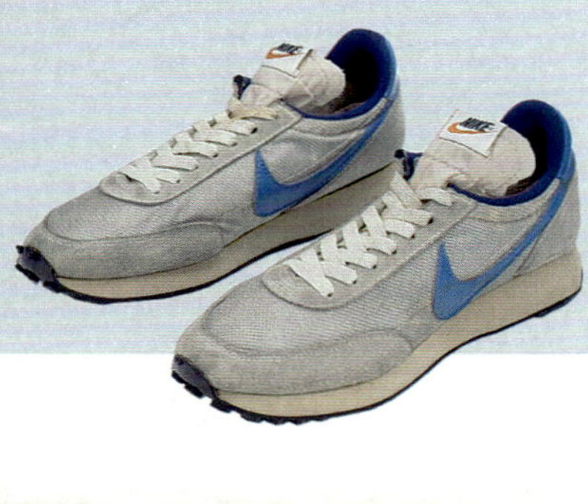

eingeblasener Rauch früh ablösende Wirbel sichtbar machte, ein Zeichen für schlechtes Strömungsverhalten.

Das Prinzip ist schon lange bekannt: vom Golfball. Dessen Dellen bewirken eine turbulente Schicht direkt an der Oberfläche. Die Hauptströmung liegt dadurch jedoch länger an und verringert den Luftwiderstand.

DEN ZEITFAHR-ANZUG komplett aus diesem rauen Stoff zu schneiden, war jedoch nicht sinnvoll – schließlich ist ein Mensch kein rotierender Golfball. Und so wechseln sich im Anzug Zonen aus geripptem Stoff mit glatten Bereichen ab, und durchlässiger Netzstoff dient der Kühlung des Athleten. Außerdem legten die Entwickler die Nähte, die bei jeder Kleidung unerwünschte Verwirbelungen produzieren, entweder in ohnehin turbulente Bereiche oder zumindest parallel zur Strömung.

In solchen maßgeschneiderten „Wurstpellen" können die Fahrer kaum noch gehen oder aufrecht stehen. Doch in Wettkampfposition liegen die Anzüge faltenfrei am Körper. Glaubt man den Tests, machen sie ihre Fahrer auf einer 50-Kilometer-Strecke über eine Minute schneller, als es der noch aus einem einzigen Material bestehende Anzug aus dem Vorjahr vermochte.

Ähnliche Finessen sind im Schwimmsport üblich. Dort imitieren Ganzkörperanzüge die Mikro-Erhebungen der Haifischhaut; winzige V-förmige Erhebungen sollen im flüssigen Medium schneller machen als glatt rasierte Schwimmerhaut.

Abseits aller Strategien Körperschweiß abzutransportieren oder Hundertstelsekunden zu

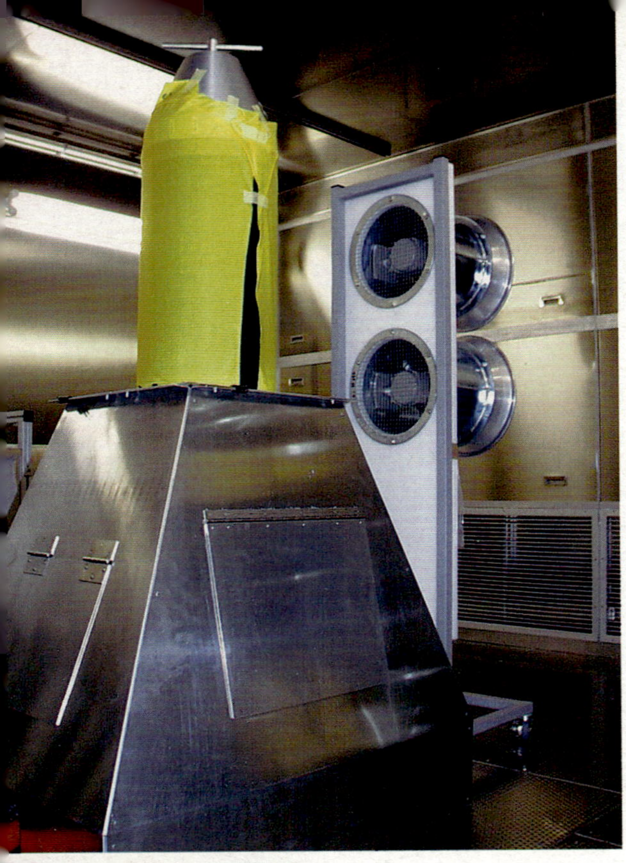

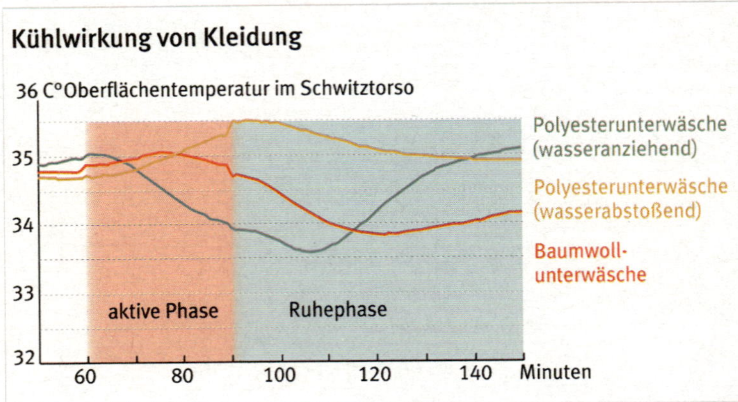

Wasseranziehende Kunstfaser kühlt den Körper bei Anstrengung, trocknet in der Ruhephase dann rasch und wärmt. Baumwolle führt wenig Wärme ab, die gespeicherte Nässe lässt den Körper später frösteln. Wasserabweisende Kunstfaser kühlt schlecht, weil sich der Schweiß nicht verteilt

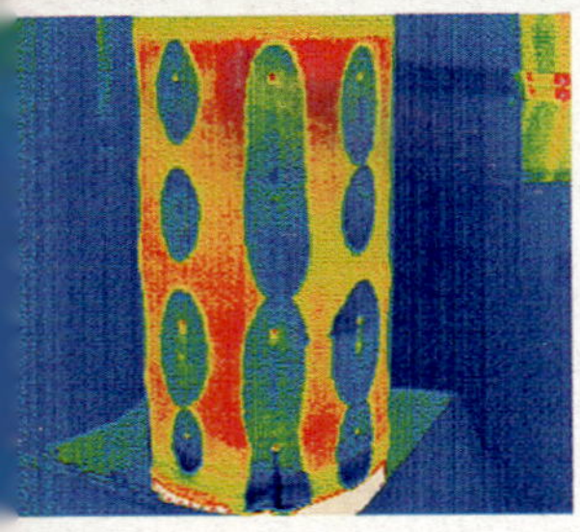

Viel Wirbel um die Transpiration: Mit Schwitztorso und Windgenerator (ganz oben) werden bei der EMPA neue Stoffe getestet. Das Wärmebild zeigt, dass Schweiß einen Körper auskühlt (blaue Bereiche)

gewinnen, zeigt sich derzeit ein weiterer Entwicklungspfad bei Hightech-Textilien. Dabei geht es vor allem um Komfort, um eine Verschmelzung von Textilien und Elektronik. Schlagworte wie „Interactive wear" oder „Smart clothing" stehen für flexible Bedienelemente und in Kleidung eingewebte Kabel.

Das ermöglicht etwa Fahrradhosen mit integriertem MP3-Player und in den Stoff eingearbeiteten Bedien-Sensoren auf dem Oberschenkel; Skijacken, auf deren Ärmel sich die Tastatur für ein Mobiltelefon befindet; Unterhemden mit integrierten Elektroden, die wichtige Körperfunktionen wie etwa den Herzschlag überwachen und notfalls Alarm schlagen können.

Flexible anstelle starrer Tastaturen sind allein noch kein bedeutender Technologiesprung. Doch ein Projekt des internationalen Designerteams „Cute Circuit" weist womöglich in die Zukunft des „Smart clothing". Die Entwickler haben in fünfjähriger Arbeit das „Hug Shirt" kreiert, ein „Umarmungshemd". Es kombiniert textile Elektronik mit Mobiltelefontechnik – und soll Ferngespräche um den körperlichen Kontakt ergänzen. Die Zutaten: zwei Hug-Shirt-Träger, zwei Mobiltelefone.

„Anfang 2005 haben wir erste Umarmungen von Los Angeles nach Rom und zurück geschickt", sagt die Designerin Francesca Rosella. Das Prinzip funktioniert so: Der Sender umarmt sich zunächst selbst (alternativ kann er sich auch umarmen lassen). Flächige elektronische Bauteile in seinem Hemd registrieren den Druck und die Wärme der Berührung, wandeln diese in elektrische Signale um und versenden sie über ein Mobiltelefon. Beim Empfänger werden die Signale wieder zurückverwandelt, sodass die Elektronik-Pads in seinem Hemd den Druck und die Wärme des Senders nachahmen können.

Eine Art elektronisches Antidepressivum, das mehr sein kann als ein digitaler Gag, wie Rosella glaubt: „Bei den Nutzern denken wir auch an Kinder, die längere Zeit von ihren Eltern getrennt sind, oder an alte Menschen, die ihre Angehörigen nicht in der Nähe haben."

SACHLICHE TEXTILFORSCHER wie die Ingenieure an der EMPA in St. Gallen dürften sich wohl nicht sonderlich für die virtuellen Umarmungen interessieren. Doch auch sie wissen, dass Kleidung mehr leistet, als nur den Körper zu temperieren. An einer Blechwand der unterirdischen Arktiskammer hängt ein altes Foto. Es zeigt einen Probanden. Der Mann rennt mit dem Ausdruck höchster Anstrengung auf einem Laufband, von Kopf bis Fuß mit Sensoren beklebt.

„Wir haben damals ein Kleidungsstück mit maximaler Kühlwirkung gesucht", erklärt Markus Weder, „und wir haben auch eines gefunden. Es ist fast so gut wie das da." Er zeigt auf das Bild. „Aber unser Produkt wird kulturell eher akzeptiert", sagt er lächelnd. Der Läufer auf dem Foto ist nackt. □

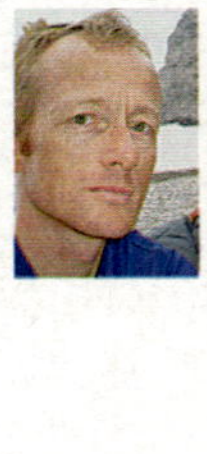

Jörg Spaniol, 42, war Redakteur der Rennrad-Zeitschrift „Tour" und arbeitet als Autor in München. Er kennt die Tücken der Funktionskleidung nicht nur aus der Theorie. So berichtete er in GEO SAISON vom Trekking im Himalaya.

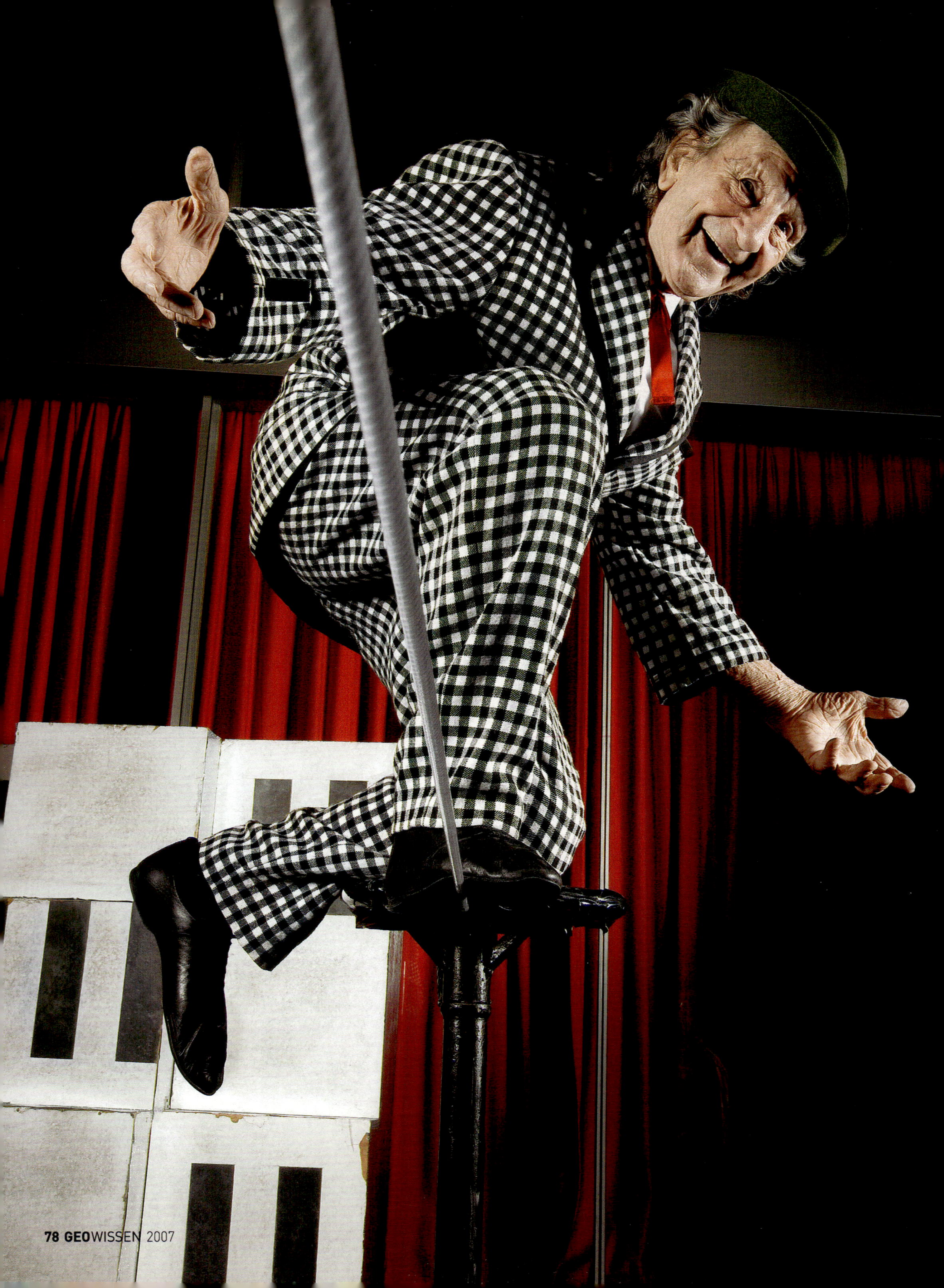

NOCH IMMER VOLL AUF DER HÖHE

Wer sich auch im fortgeschrittenen Alter viel bewegt, hat mehr vom Leben, bleibt körperlich und geistig eher fit. GEO WISSEN stellt sehr erwachsene Frauen und Männer vor, die alles andere tun, als nur die Beine hochzulegen

VON OLAF TARMAS (TEXT) UND GULLIVER THEIS (FOTOS)

Konrad Thurano, 98

DER MANEGEN-METHUSALEM

„Immer langsam!" war das Motto schon des jungen Konrad Thurano. Seine Spezialität in den 1930er Jahren: Akrobatik an Ringen und Gymnastik – in Zeitlupe. „Das hat wesentlich mehr Kraft gekostet als irgendein Hochgeschwindigkeitstrick", erinnert sich der dienstälteste Artist der Welt.

Nach über 80 Jahren auf Bühnen und in Manegen rund um den Globus gilt das Langsamkeitsgebot für Thurano heute auf andere Weise. Er nimmt sich viel Zeit für die Vorbereitung seiner Auftritte, zelebriert das Schminken und Umkleiden in der Garderobe. Auf der Bühne hat er gegenüber seinen früheren Slow-Motion-Darbietungen an Tempo zugelegt: Zusammen mit seinem Sohn John, 61, verblüfft er das Publikum mit einer rasanten Seil- und Comedynummer.

Auch wenn er bisweilen Schmerzen in den Beinen verspürt und unter Rückenbeschwerden leidet – sobald sich der Vorhang öffnet, scheint Konrad Thurano das Alter abzuschütteln.

Außer regelmäßigen Auftritten – belohnt mit wohltuendem Beifall – hat der Methusalem der Seilakrobatik kein Rezept für seine erstaunliche Kondition: „Ich mache nur das, wozu ich Lust habe. Für mich hat Sport mehr mit Spaß und Unterhaltung als mit Leistung zu tun – deshalb bin ich auch Artist und nicht Athlet geworden." Fitnessübungen? Nur ab und zu, und mit alltäglichen Hilfsmitteln: „Zwei, drei Kniebeugen, bei denen ich mich an einem Tisch oder Sessel festhalte, das reicht schon. Oder morgens ein paar Sit-ups im Bett."

Wenn Thurano nicht auf Tour ist, verbringt er seine Tage am liebsten im Garten seines Häuschens im dänischen Langeskov in der Hollywoodschaukel. Anstelle eines Stoffdachs hat sie ein spezielles Gestänge, an dem er von Zeit zu Zeit einen Aufschwung oder eine Kippe macht – und gleich wieder in die Polster sinken kann.

Sportlicher Höhepunkt: Kommt noch! Immer der nächste Auftritt
Sportlicher Tiefpunkt: Auftritt auf einer Betriebsfeier vor gleichgültigem Publikum
Sein Tipp: In Bewegung bleiben – aber nicht hetzen

Helga Großkopf, 79

DIE REKORD-RUDERIN

„Das Wetter wird am Steg gemacht" – das ist der Spruch, mit dem Helga Großkopf, (2. v. links) und ihre Freundinnen vom Hamburger Ruderinnenclub von 1925 faulen Ausreden vorbeugen. Seit 40 Jahren gilt für die Frauen: Ob Regen oder Frost, erst am Steg beschließt die Damenriege notfalls, die Boote im Schuppen zu lassen und lieber eine Runde Bridge zu spielen.

Aber das geschieht selten. Zum einen, weil außer einem Wolkenbruch nur Eis auf dem Wasser die Damen vom Rudern abhalten kann („das tut den Booten nicht gut"). Zum anderen, weil magischerweise „das Wetter am Dienstagmorgen immer gut ist", auch wenn es nachts Bindfäden geregnet hat.

Helga Großkopf hat in ihrer Sportart einen Erfahrungsschatz wie keine andere in Hamburg: Seit einem halben Jahrhundert ist sie Vereinsmitglied, gelernt hat sie das Rudern 1941 auf der Oder in Breslau. „Das war für ein junges Mädchen damals ungewöhnlich", erinnert sie sich. Aber da bereits ihr Vater und Großvater begeisterte Ruderer waren, stieg auch sie bald in die schmalen Boote.

Heute fährt die noch immer burschikose 79-Jährige am liebsten im Vierer durch die Hamburger Alsterkanäle, genießt die Einblicke in Villengrundstücke und Parks. Darauf verzichtet sie nur, wenn andere sportliche Aktivitäten locken. So zieht sie im Spätsommer gemeinsam mit ihrem Mann, ausgerüstet mit Zelt, Kompass und Höhenmesser, durch die Einsamkeit Lapplands. Im Winter geht es zu Skiwanderungen oder zum Abfahrtslauf in die Alpen.

Furcht vor Verletzungen kennt Helga Großkopf nicht. „Gefährlich wird es nur, wenn man das Risiko nicht beachtet, aber darüber sind wir in unserem Alter hinaus", sagt sie. Und fügt hinzu: „Angst darf man natürlich nicht haben."

Im Alltag fängt Sportlichkeit für sie bei kleinen Dingen an: „Nicht immer die Rolltreppe nehmen, mit dem Rad zum Einkaufen fahren – das ist genauso wichtig wie regelmäßiges Training."

Sportlicher Höhepunkt: Winterdurchquerung der Ötztaler Alpen 1973 und Besteigung der 3774 Meter hohen Wildspitze
Sportlicher Tiefpunkt: Dollenbruch während einer Regatta in Lübeck 1957
Ihr Tipp: Nicht immer nur mit Altersgenossen zusammen sein, sondern auch mit Jüngeren

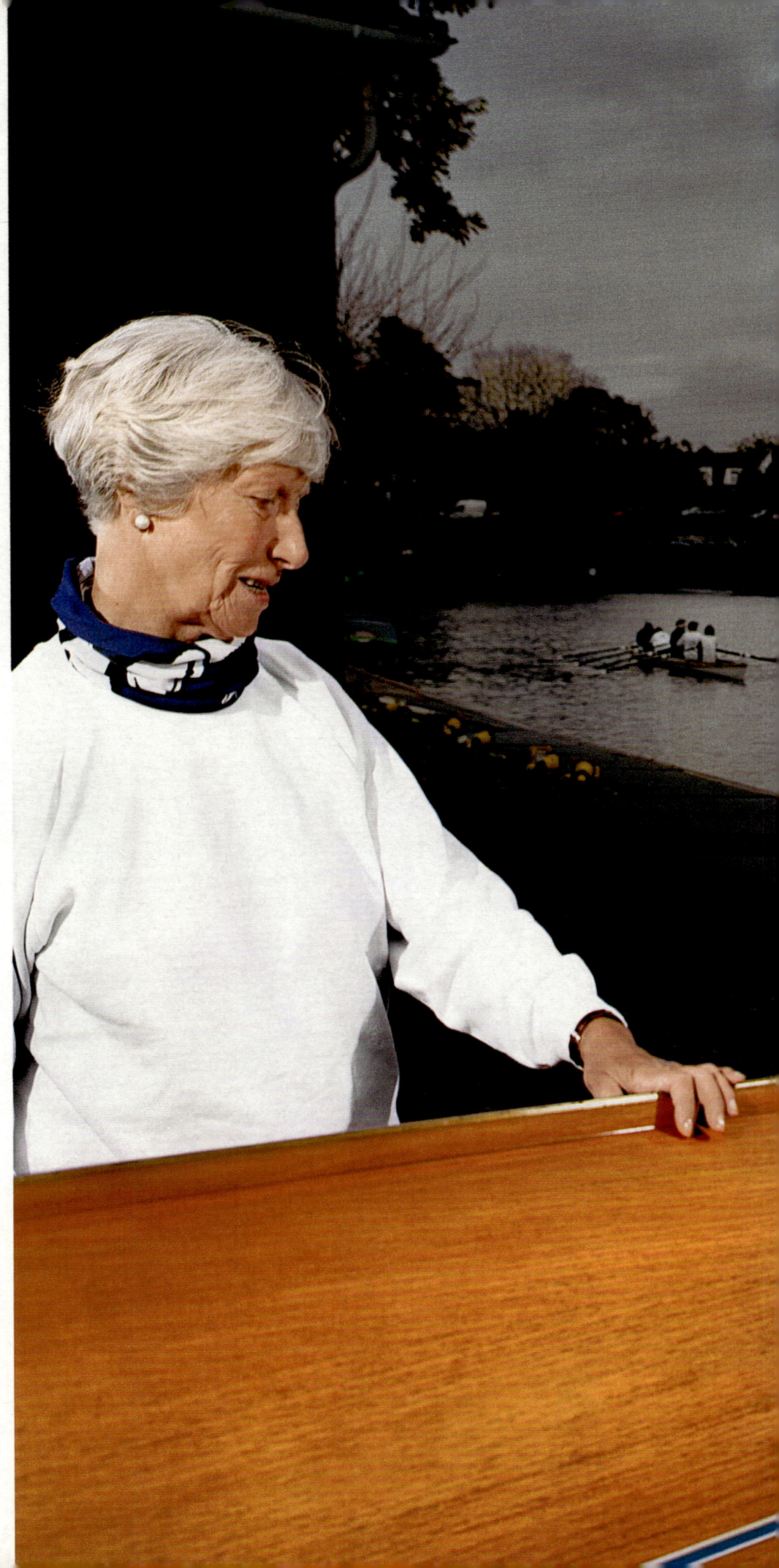

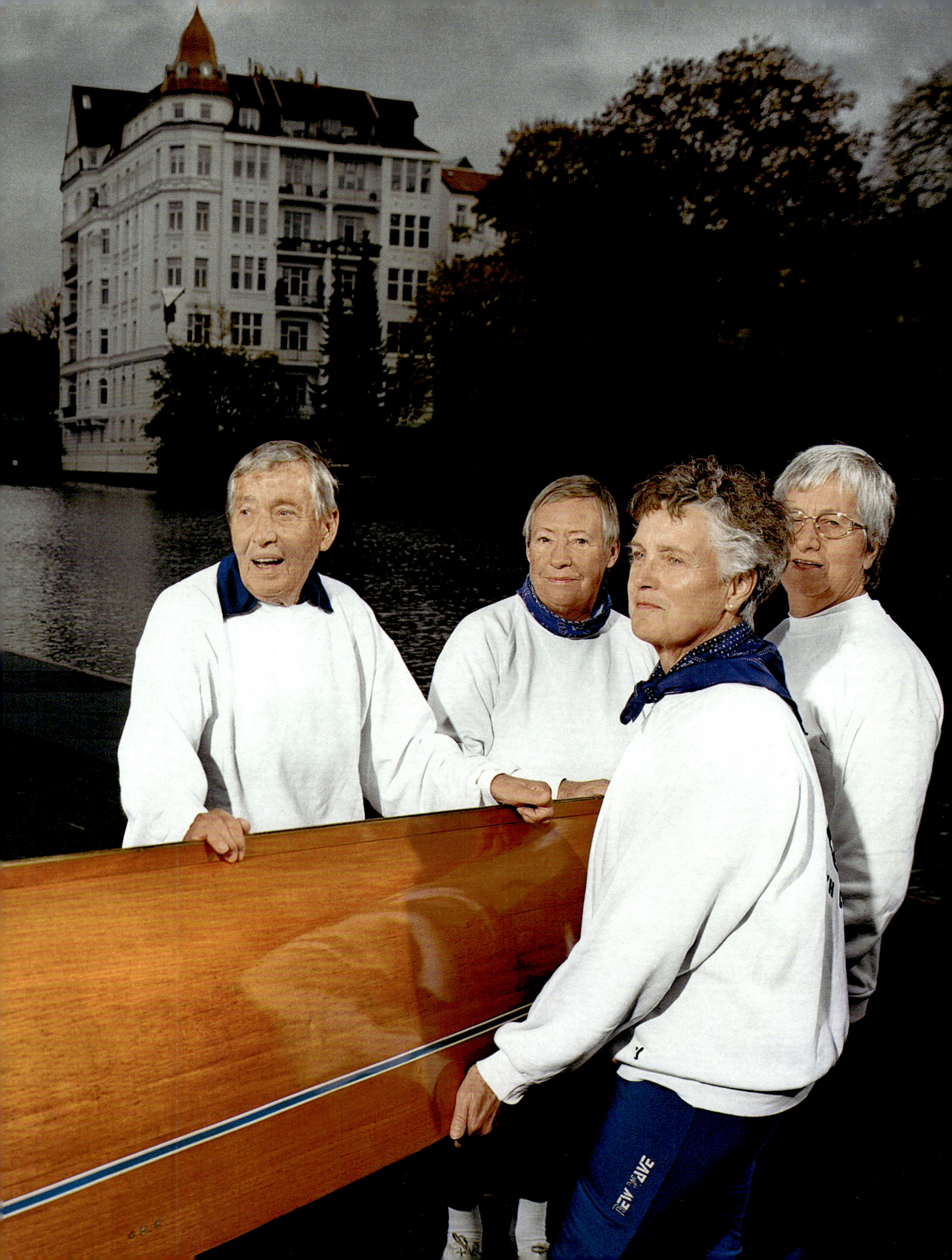

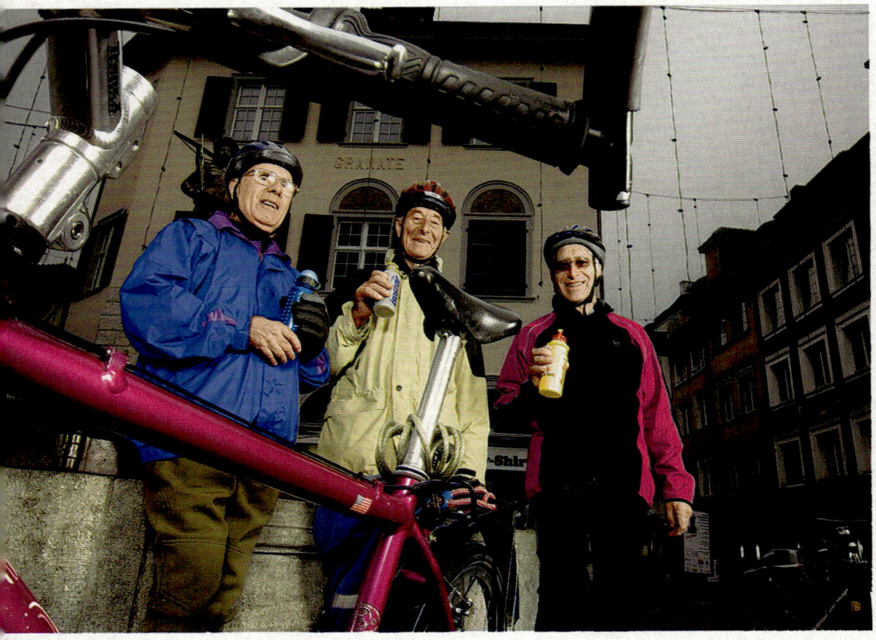

Georg Tenger, 67

DER VELO-WANDERER

„Der wird nie wieder gerade gehen können!" Die leichtfertige Bemerkung eines Orthopäden, die Georg Tenger (im Bild rechts) aufschnappte, weckte seinen Ehrgeiz. Fünf Meter war der Elektromeister aus dem schweizerischen Schaffhausen 2003 von einer Leiter in die Tiefe gestürzt, hatte sich das Becken, einen Oberschenkelhals und einen Arm gebrochen.

Doch schon fünf Wochen später wagte er sich wieder auf sein Tourenrad, nach fünf Monaten konnte er beschwerdefrei laufen. „Ohne eine sportliche Konstitution wäre das nicht möglich gewesen", sagt Tenger, „ich habe in dieser Zeit jede Minute für Fitness-Übungen genutzt."

Sportlich gelebt hat der 67-Jährige schon immer, verbrachte in der Jugend gemeinsam mit seinen Brüdern viel Zeit auf Turnfesten; seine Spezialität waren die Ringe. Später sattelte Tenger aufs Rennrad um: „Ich könnte jedesmal juchzen, wenn ich mit dem Velo unterwegs bin. Ich habe dann das Gefühl, dass mir die ganze Welt offen steht."

Mindestens zweimal pro Woche dreht der Schweizer heute eine Runde mit dem Tourenrad, zum Teil über 120 Kilometer von Schaffhausen nach Konstanz und zurück. Als er noch Radrennen fuhr, stand die Leistung im Vordergrund, jetzt zählen Freiheit und Genuss. „Aber wenn mir dann so ein, zwei Schweißtropfen die Schläfe herunterrinnen, dann fühle ich mich einfach lebendig." Den perfekten Sporttag beschließt Tenger gern mit einem Bad unter freiem Himmel – im Rhein.

Sportlicher Höhepunkt: Siebter Platz bei einem 180-Kilometer-Radrennen über Berg und Tal
Sportlicher Tiefpunkt: Sturz bei einem Spurt – das Ende der Radrenn-Karriere
Sein Tipp: Sich einer Sportgruppe anschließen

Hans Schneider, 77

DER PRELLBALL-PENSIONÄR

Zum Sport gekommen ist Hans Schneider (links) dank der Frauen. Vor mehr als 35 Jahren. Einige Freunde und er trafen sich einmal in der Woche in einer Gaststätte, immer dann, wenn ihre Frauen beim Eimsbüttler Turnverband Gymnastik machten. So etwas können wir auch, sagte sich der ehemalige Bauingenieur. Also wechselten die Männer aus der Kneipe in die Turnhalle, gründeten im Verein ihrer Frauen die „Jedermänner"-Gruppe, für Sportler, die ausdrücklich keinen Wert auf Höchstleistung legen.

Zunächst hielten sie sich an das Naheliegende und spielten Fußball. Irgendwann behagten ihnen der Körpereinsatz und die Verletzungsgefahr nicht mehr, und die Männer entdeckten das Prellball-Spiel. Bei dieser traditionellen, aber inzwischen fast vergessenen Sportart wird eine Volleyball-große Gummikugel mit dem Handballen über ein flach gespanntes Seil geschlagen, auf jeder Seite stehen vier Spieler.

Mittlerweile ist die Gruppe gewachsen, ein ehemaliger Deutscher Meister und sogar junge Menschen um die 50 haben sich ihr angeschlossen. Und wenn Hans Schneider von denen mitunter lautstark gemahnt wird, sich mal richtig nach dem Ball zu strecken, findet er das völlig in Ordnung.

Den Ursprung seines Sportinteresses hat Schneider dennoch nicht vergessen: Ebenso wichtig wie die Duelle in der Halle sind ihm die Biere danach. Das erste am liebsten noch in der Umkleidekabine, bevor er duschen geht. Und das nächste dann im Vereinslokal, gemeinsam mit den Frauen.

Sportlicher Höhepunkt: 12. Platz bei einem Prellball-Turnier in Berlin 2005 mit 24 Mannschaften
Sportlicher Tiefpunkt: Wer nicht hoch hinaus will, erleidet auch keine Tiefpunkte
Sein Tipp: Sich bei einem Verein in der Nähe erkundigen – es ist immer etwas Interessantes dabei

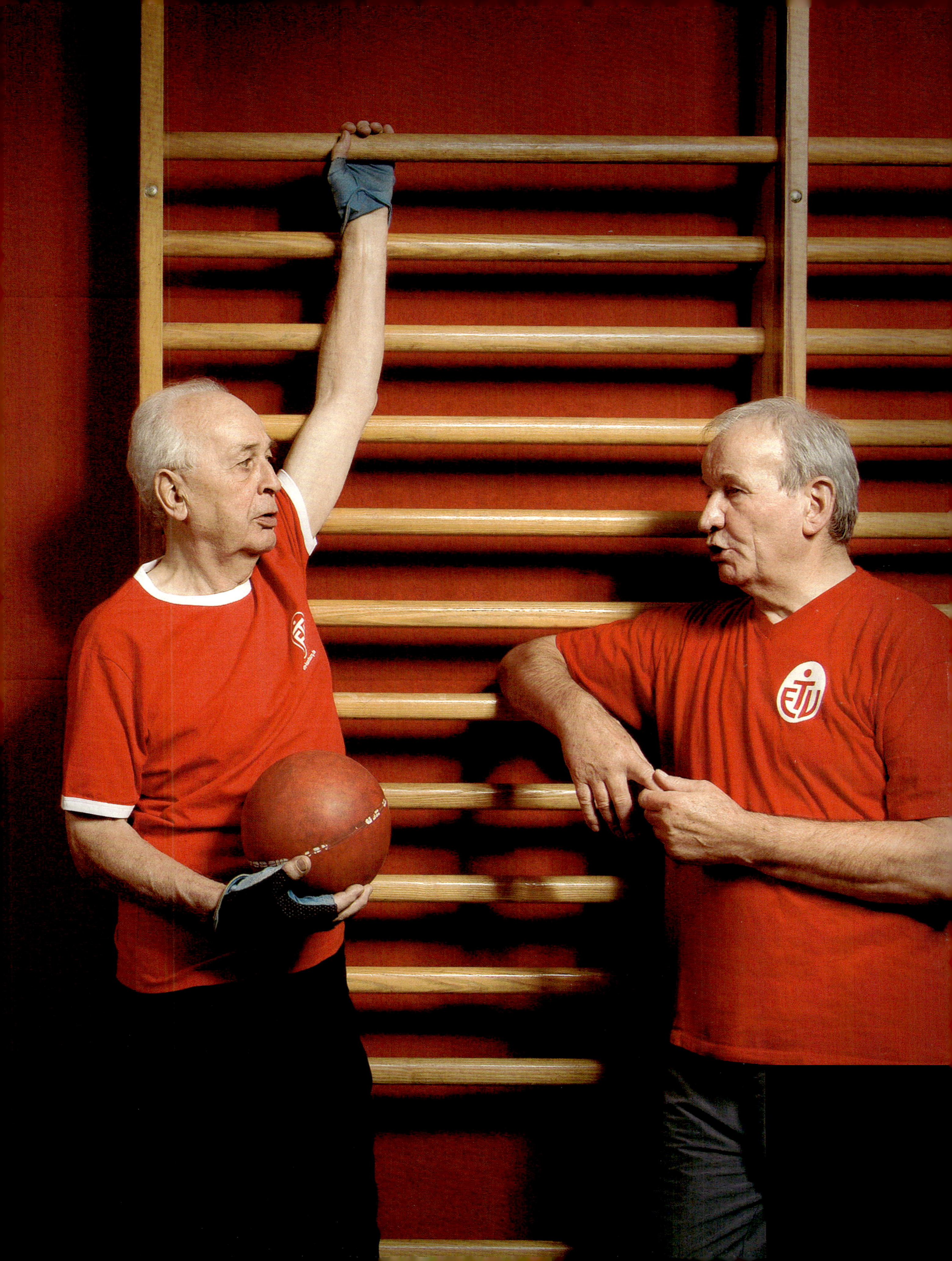

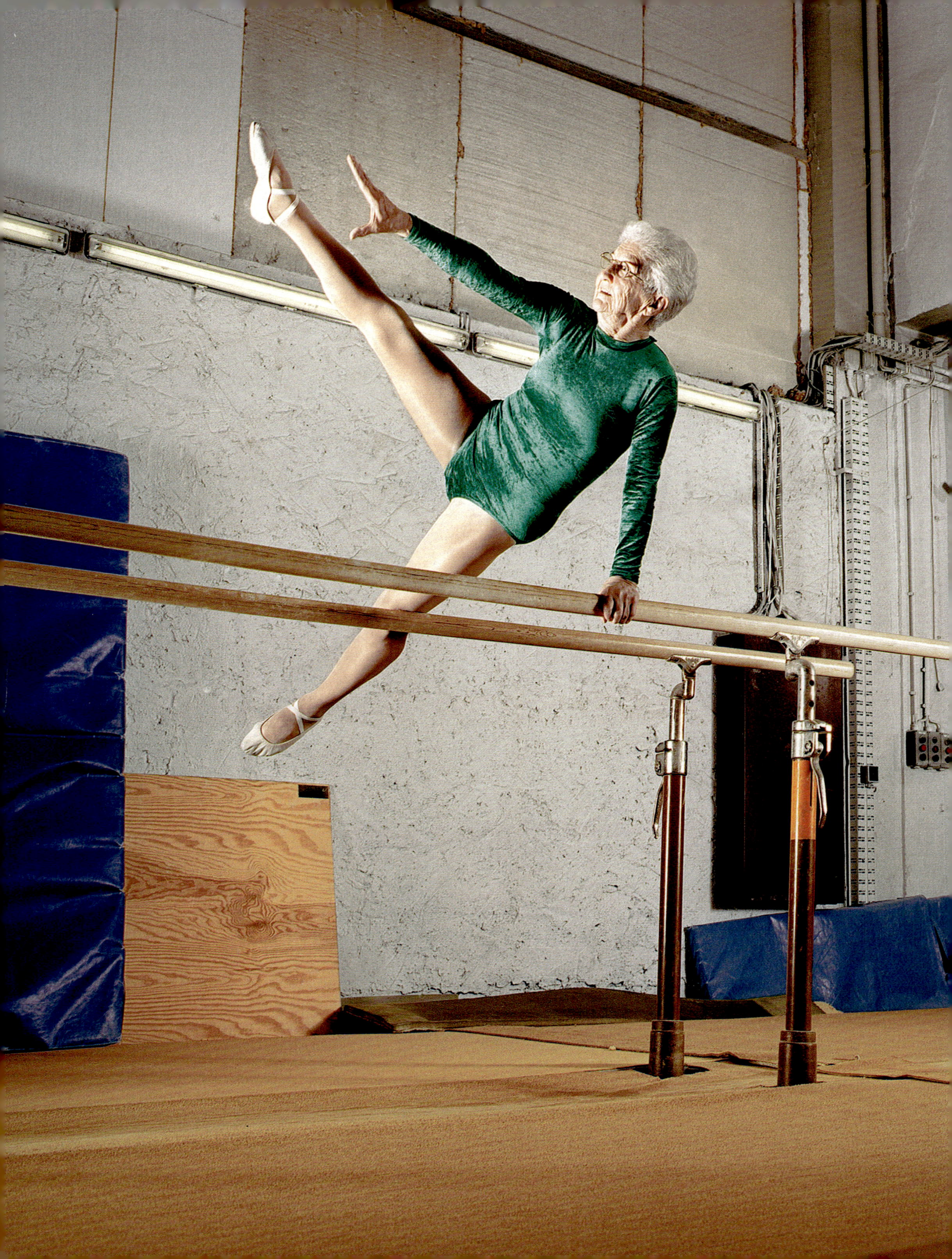

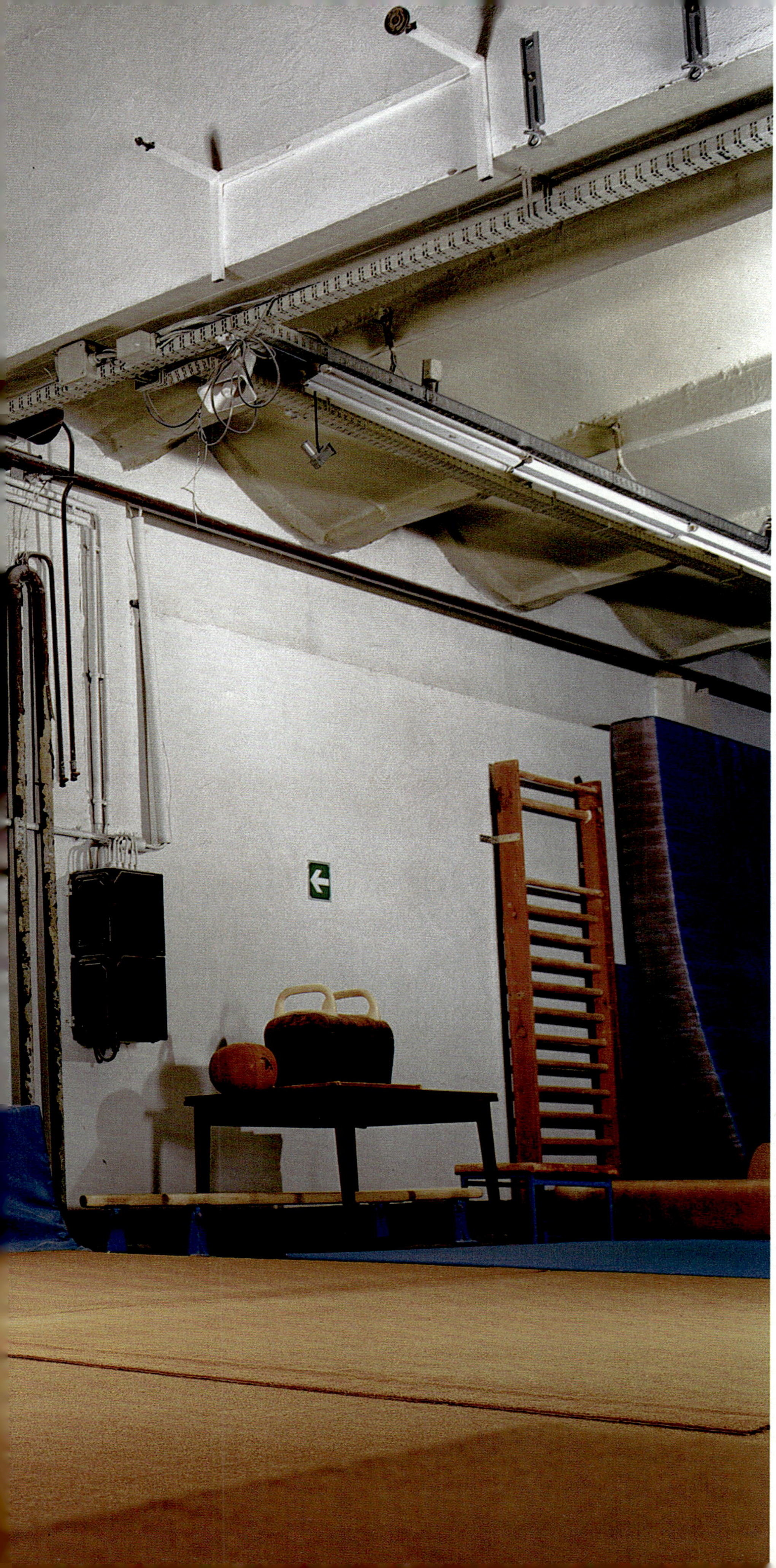

Johanna Quaas, 81

DIE GERÄTE-GROSSMUTTER

In der Grundschule war sie die Kleinste und bekam beim Sport oft schlechte Noten. Heute ist Johanna Quaas beim Gerätturnen eine Größe für sich: 2006 wurde sie das siebte Mal in Folge Deutsche Seniorenmeisterin – obwohl sie selbst in der obersten Altersklasse ab 75 Jahren mittlerweile zu den Betagteren gehört. „Ich bin froh, dass es noch so gut geht", sagt die nur 1,52 Meter große Frau aus Halle an der Saale bescheiden. Schließlich sei sie ihr ganzes Leben lang in Bewegung gewesen – als Sportlehrerin.

Nach der Grundschule geht ihre sportliche Entwicklung rasch vonstatten. Die 11-Jährige fällt 1937 mit ihrer gekonnten Schwungstemme am Reck einem „Kreisturnwart" auf, der sie sogleich für die nächsten Olympischen Spiele trainieren will. Doch die Eltern legen ihr Veto ein: Die Schule geht vor. Als das Turnen nach dem Krieg als „Nazi-Sport" vorübergehend verboten wird, wechselt Johanna Quaas zum Handball – und wird als Spielführerin mit ihrem Verein Fortschritt Weißenfels 1954 DDR-Meisterin.

Ihr schönstes Sporterlebnis hat mit Wettbewerb jedoch nichts zu tun. Es ist eine Turner-Reise nach Südamerika, auf der Johanna Quaas 2002 erfährt, wie sehr Sport Menschen über kulturelle und soziale Grenzen hinweg verbinden kann. „Ich habe das Turnen selten so genossen wie an einem uralten, klapprigen Barren in einem Armenviertel von Santiago de Chile", schwärmt sie noch heute.

Sonderlich hart muss die Altmeisterin für ihre Erfolge nicht mehr trainieren. Die Übungen an ihren Paradegeräten Barren und Bank kann sie wie im Schlaf darbieten. „Das gibt mir Zeit, neue Sportarten auszuprobieren." Zu ihrem Fitnessprogramm gehören Walking, Schwimmen und Saunabesuche. Die neueste Entdeckung der 81-Jährigen ist Bungee-Trampolin; dabei werden die Sprünge durch elastische Seile abgefedert. „Damit", sagt sie, „sind auch in meinem Alter noch Saltos möglich."

Sportlicher Höhepunkt: Erster Wettkampf nach 25 Jahren Pause auf dem Leipziger Turnfest 1983
Sportlicher Tiefpunkt: Sehnenabriss 1999 bei dem Versuch, 12-jährigen Nachwuchsturnern zu zeigen, wie man am besten über einen Doppelbock springt
Ihr Tipp: Bewegung und Gymnastik in der Gruppe – das motiviert mehr, als alleine Sport zu treiben

Helmut Schuran, 76

DER TURBO-TÄNZER

„Helmut tanzt nicht mit, der ist zu klein“, befand seine Lehrerin vor dem ersten Turnier. Nachdem sie ihn widerstrebend doch noch aufgestellt hatte, gewann Helmut Schuran den Wettbewerb. Die Vorbehalte gegen kleine, angeblich nicht so elegant wirkende Tänzer hat der 1,66 Meter große Flensburger damals verinnerlicht – um sie zu widerlegen. 57 Jahre ist das her, und noch immer gewinnt Schuran Meisterschaften. Sieben Mal sind seine Frau Ingrid und er Deutsche Meister im Paartanz ihrer Altersklasse geworden.

Wenn sie 2007 antreten, wird Helmut Schuran der dienstälteste Turniertänzer der Welt sein. Auch dies hätte dem früher körperlich schwer arbeitenden Kühlerbau-Ingenieur niemand prophezeit. „Wenn ich von der Arbeit kam, war ich zu schmutzig und zu müde, um noch zu tanzen“, erzählt er. Und so standen Helmut und Ingrid Schuran über 30 Jahre lang jeden Morgen um sechs Uhr auf und trainierten anderthalb Stunden lang.

„Ich will unbedingt gewinnen“, bekennt Schuran. Auch heute noch. Vier Wochen vor einem Turnier steigert er das Training, in den letzten Tagen vor dem Ereignis bekommt er, wie er sagt, den Tunnelblick, wird reizbar. „Auf der Tanzfläche explodiere ich dann regelrecht, dann schalte ich den Turbo ein!“

Ingrid Schuran geht die großen Turniere etwas gelassener an, ihr reicht es schon, wenn sie die Trainingsfortschritte im Wettkampf umsetzen kann, Sieg hin oder her. Ein Grund für Konflikte zwischen den beiden? Die Frage stellt sich so gar nicht, denn beide wissen aus Erfahrung: Wenn sie streiten, können sie gar nicht mehr tanzen.

Was sie vereint, ist ihre ungebremste Lernbereitschaft. Vor einigen Jahren nahmen sie Privatstunden bei einem 25-jährigen Weltklassetänzer und stellten ihr Repertoire noch einmal anders zusammen, lernten neue Techniken. Dennoch überlegen sie sich in jedem Jahr genau, ob sie weiterhin an Turnieren teilnehmen sollen. Denn abtreten, so viel steht für sie fest, wollen sie nicht erst dann, wenn sie ohnehin keine Aussicht auf Erfolg mehr haben.

Sportlicher Höhepunkt: Der erste Gewinn der Deutschen Meisterschaft, 1986
Sportlicher Tiefpunkt: Ein Stolpertanz auf schlechtem Parkett bei einer Qualifikation zur Deutschen Meisterschaft
Sein Tipp: Nicht zu spät mit dem Turniertanzen anfangen; im Alter muss der Spaß im Vordergrund stehen

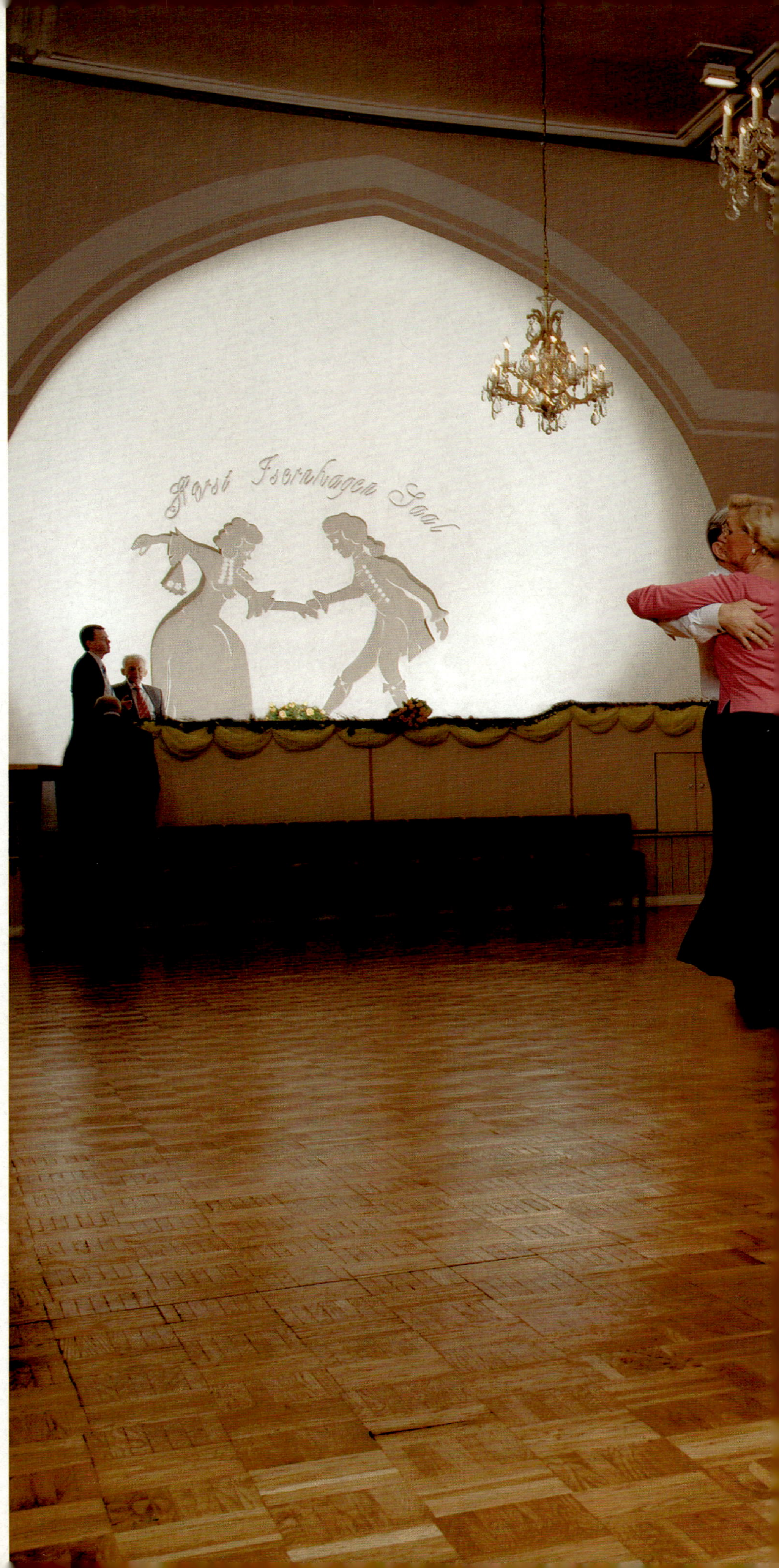

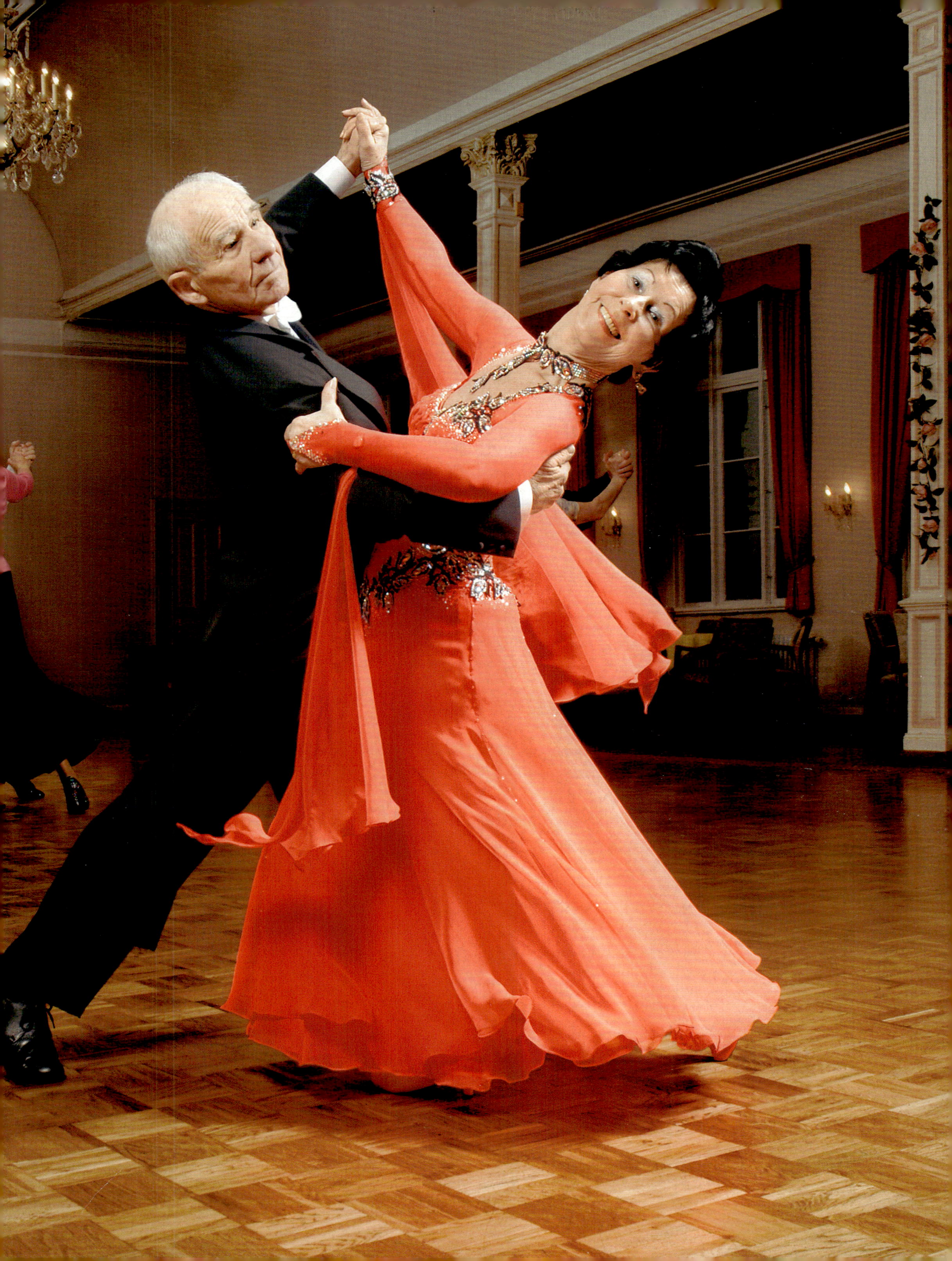

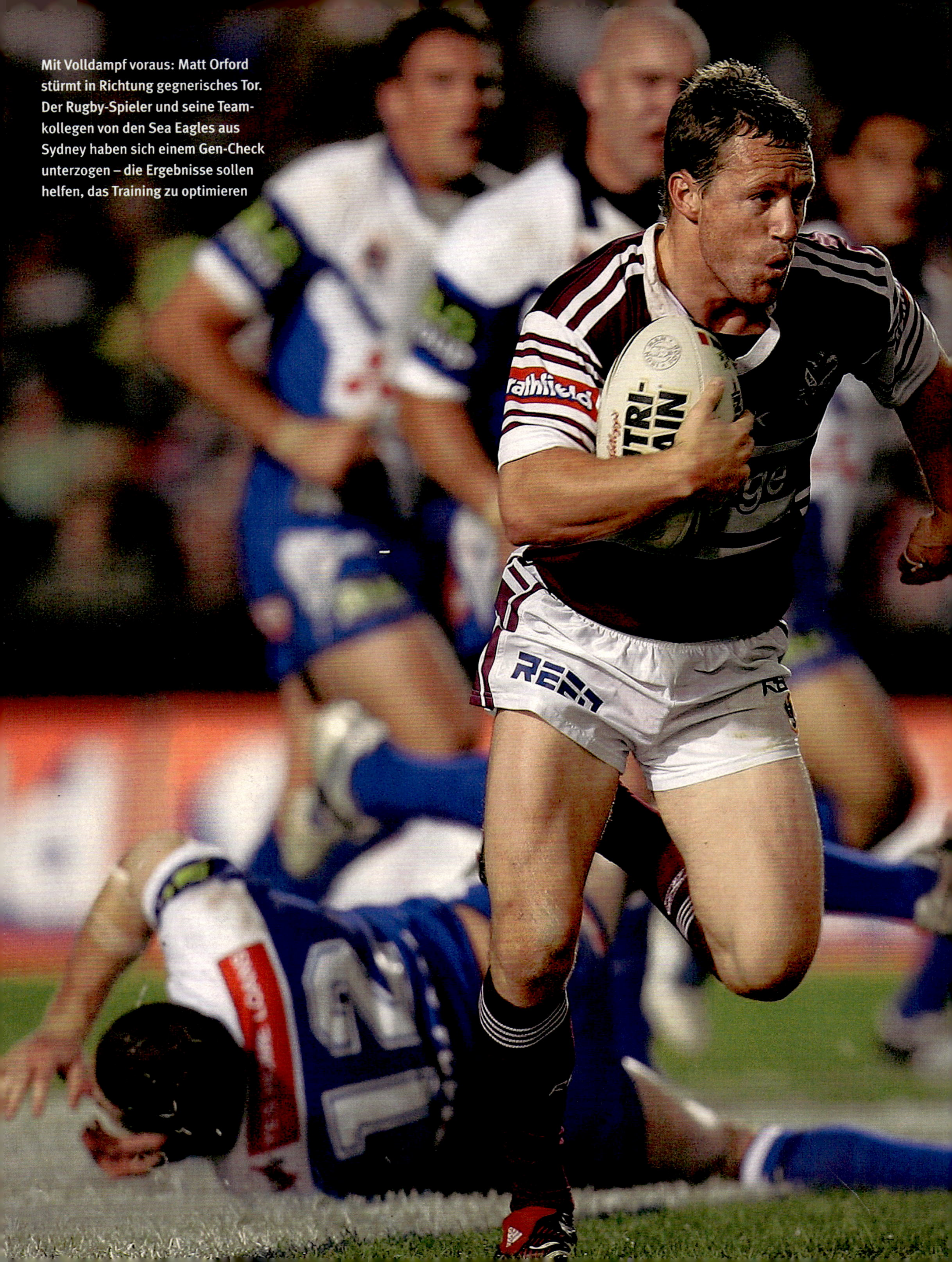

Mit Volldampf voraus: Matt Orford stürmt in Richtung gegnerisches Tor. Der Rugby-Spieler und seine Teamkollegen von den Sea Eagles aus Sydney haben sich einem Gen-Check unterzogen – die Ergebnisse sollen helfen, das Training zu optimieren

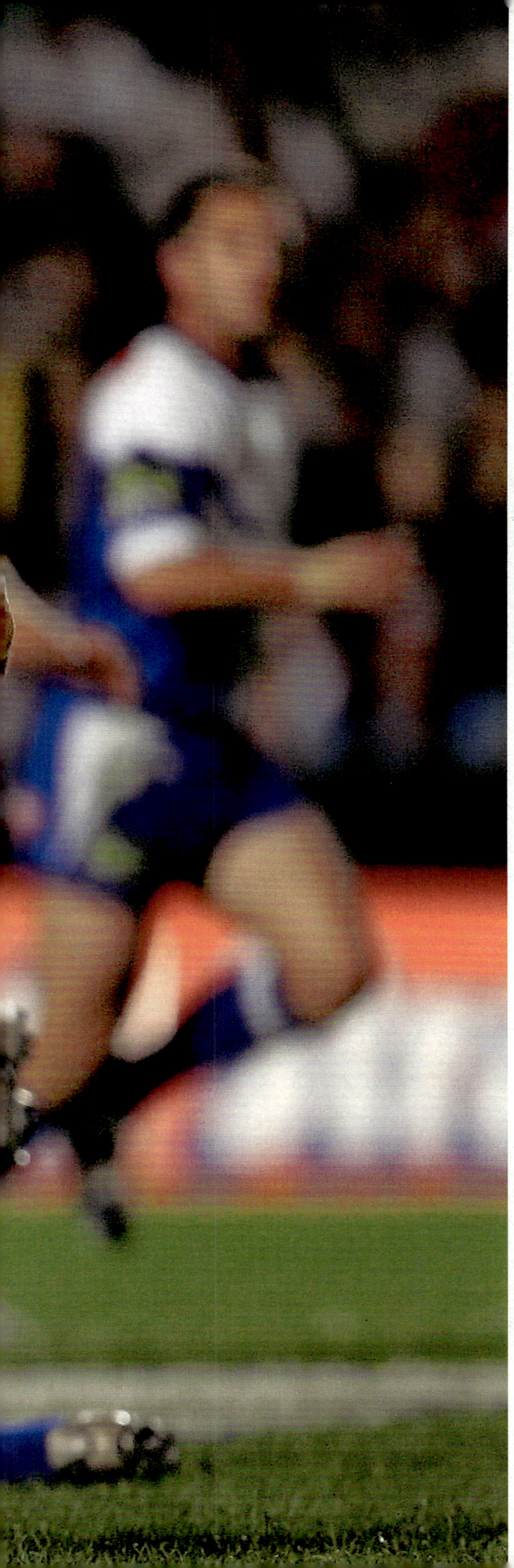

DIE GENE – DER SCHLÜSSEL ZUM ERFOLG

Talent und Training, schön und gut. Den Sprung aufs Treppchen verdankt so mancher Athlet aber nicht zuletzt seinem Erbgut. Forscher haben bereits Dutzende »Sportler-Gene« entdeckt und entsprechende Tests entwickelt. Das Ziel: die Stars von morgen ausfindig zu machen

VON SASCHA KARBERG

Sie nennen ihn „Ox". Und tatsächlich erinnern Matt Orfords Statur und sein grimmiger Gesichtsausdruck an einen Bullen. Er ist kräftig, schnell und geschickt am eiförmigen Ball, ausdauernd genug für zwei harte Halbzeiten.

Sein Trainer Des Hasler hat ihn vor einiger Zeit zum Mannschaftskapitän ernannt. Womöglich hat bei dieser Entscheidung das Genprofil des Athleten eine Rolle gespielt; doch öffentlich redet der Trainer des Rugby-Clubs Sea Eagles aus Sydney nicht darüber. Denn der australische Verein hat sich auf heikles Terrain begeben: Alle 24 Spieler wurden zum Erbgut-Check gebeten. „Wir haben sie auf jene Gene testen lassen, die wichtig für die sportliche Leistung sind", sagt Steve Dank, der Physiologe der Sea Eagles. „Das Ergebnis soll Aufschluss über die körperlichen Besonderheiten geben."

Der Trainer Des Hasler glaubt zwar nicht, dass sich allein damit Wettkämpfe gewinnen lassen, sagt aber: „Wir verschaffen uns in einigen Bereichen einen Vor-

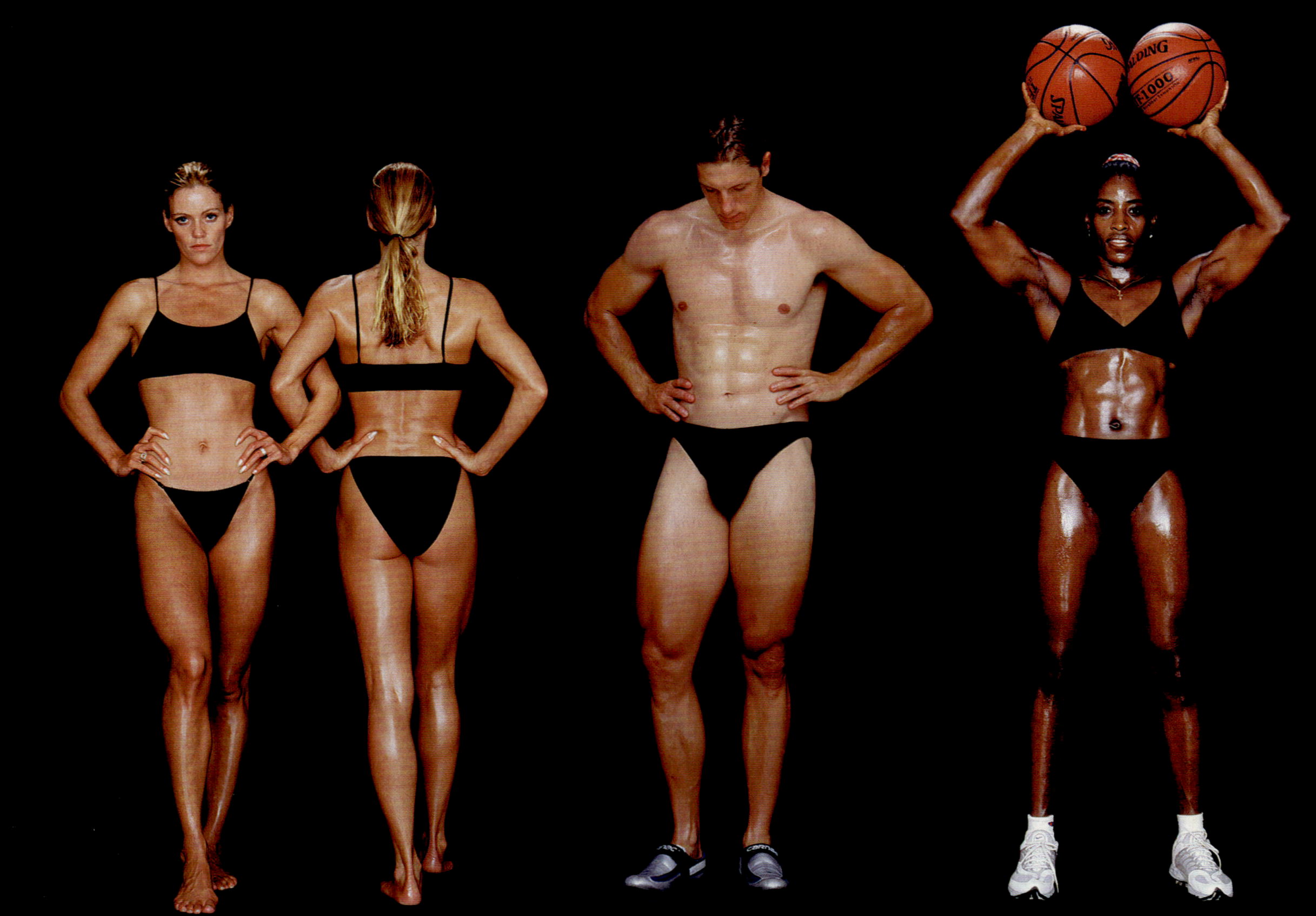

Inge de Bruijn
SCHWIMMEN; 1,80 m; 60 kg

Marty Nothstein
RADFAHREN; 1,88 m; 98 kg

Ruthie Bolton-Holifield
BASKETBALL; 1,73 m; 68 kg

sprung vor anderen Vereinen, etwa bei der Optimierung des Trainings."

Bislang galten allenfalls Talent und hartes Training, mitunter auch Doping, als Garanten für eine Veredelung sportlicher Leistung. Mittlerweile dämmert es Forschern und Trainern, dass möglicherweise alle Mühe vergeblich sein kann, wenn das Erbgut dem Siegeswillen Grenzen setzt.

So ist inzwischen bekannt, dass die Fähigkeit von Ausdauersportlern, mit dem Blut besonders viel Sauerstoff zu den Muskeln transportieren zu können, etwa zur Hälfte von bestimmten Genmutationen abhängt. Und die Kraft schneller Muskelfasern, wie sie vor allem Sprinter benötigen, liegt sogar zu zwei Dritteln in den Genen begründet. Das haben Leistungstests an eineiigen Zwillingen gezeigt.

„ES IST UNBESTRITTEN, dass die Genetik eine große Bedeutung für die körperliche Leistungsfähigkeit hat", sagt Bernd Wolfarth von der Poliklinik für Präventive und Rehabilitative Sportmedizin der Technischen Universität München. Etwa 150 Gene hat der Internist gemeinsam mit dem Genetiker Claude Bouchard von der Louisiana State University und anderen Wissenschaftlern zusammengetragen. Diese Erbmerkmale bestimmen mit, wie stark die Muskeln sind, wie viele Blutzellen durch die Adern pulsieren oder wie effektiv der Stoffwechsel des Athleten funktioniert.

Dass die Abstammung Einfluss auf die körperliche Leistung hat, fällt selbst Laien ins Auge: Seit mehr als einem Vierteljahrhundert hat kein weißer Sprinter olympisches Gold über die 100-Meter-Strecke geholt; in dieser Disziplin sind Läufer mit westafrikanischen Wurzeln führend. Sportler mit ostafrikanischer Herkunft halten wiederum viele Langstreckenrekorde. Genforscher vermuten, dass in westafrikanischen Populationen Erbgutvarianten überwiegen, die die Sprintfähigkeit fördern, in ostafrikanischen hingegen solche, die Muskelfasern so ausbilden, dass sie für Ausdauerdisziplinen optimiert sind. Unter Europäern und Asiaten finden sich solche besonderen Merkmale generell seltener.

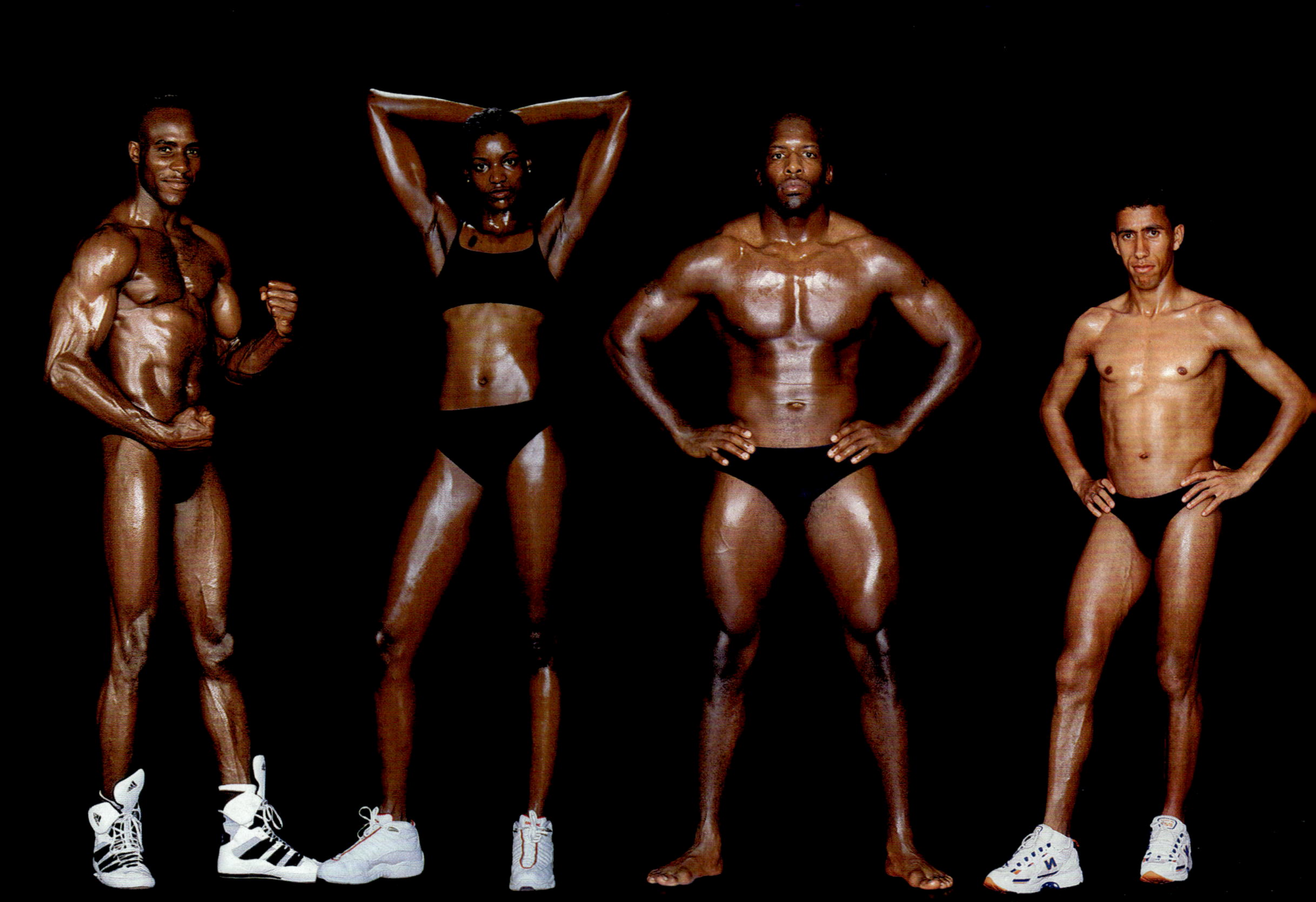

Olanda Anderson
BOXEN; 1,88 m; 81 kg

DeLisha Milton-Jones
BASKETBALL; 1,85 m; 78 kg

Kerry McCoy
RINGEN; 1,88 m; 113 kg

Khalid Khannouchi
MARATHON; 1,65 m; 57 kg

SCHON IN FRÜHEREN Jahrzehnten haben sich Sportler mit außergewöhnlichen Genvarianten oben auf den Siegertreppchen wiedergefunden. Einer der seltenen Fälle, in denen das bekannt wurde, ist der Skilangläufer Eero Mäntyranta.

Trotz einer für die Disziplin bescheidenen Größe von kaum 1,70 Meter deklassierte der Finne in den 1960er Jahren die gesamte Konkurrenz. Bei einer späteren Untersuchung stellte sich heraus, das Mäntyrantas Organismus aufgrund einer Genmutation außerordentlich stark auf geringe Mengen des körpereigenen Hormons Erythropoetin (Epo) reagierte: Sein Körper produzierte enorme Mengen roter Blutkörperchen, die Sauerstoff transportierten und damit die Ausdauerleistung erhöhten. „Mäntyranta hat ständig eine Art natürliches Doping betrieben", sagt der Sportmediziner Wolfarth.

Der Athlet hatte stets mehr als 200 Gramm des Blutfarbstoffs Hämoglobin pro Liter Blut in den Adern. Heute werden Skilangläufer ohne eine solche Genmutation ab einem Wert von 170 Gramm vom Wettkampf ausgeschlossen. Offiziell, um sie vor gefährlichen Konsequenzen wie verstopften Blutgefäßen und einem Herzinfarkt zu schützen, vor allem aber, weil bei diesem Wert Dopingverdacht besteht. Mäntyrantas Körper war hingegen bestens an das dickflüssige Blut angepasst.

Solche Beispiele vor Augen, möchte Jason Gulbin, der Koordinator des staatlichen australischen „Talent Search"-Programms, künftig auch einen Blick in die Gene junger Sportler werfen.

Ein Ausdauerathlet wird aufgrund seines Erbguts niemals in einer Sprintdisziplin brillieren – und umgekehrt

Gulbin arbeitet mit der Forschergruppe von Kathryn North am Institute for Neuromuscular Research des Children's Hospital im australischen Westmead zusammen. Die Forscher verglichen das Erbgut von 107 Sprint- und Kraftsportlern, 194 Ausdauersportlern und 436 eher unsportlichen Kontrollperso-

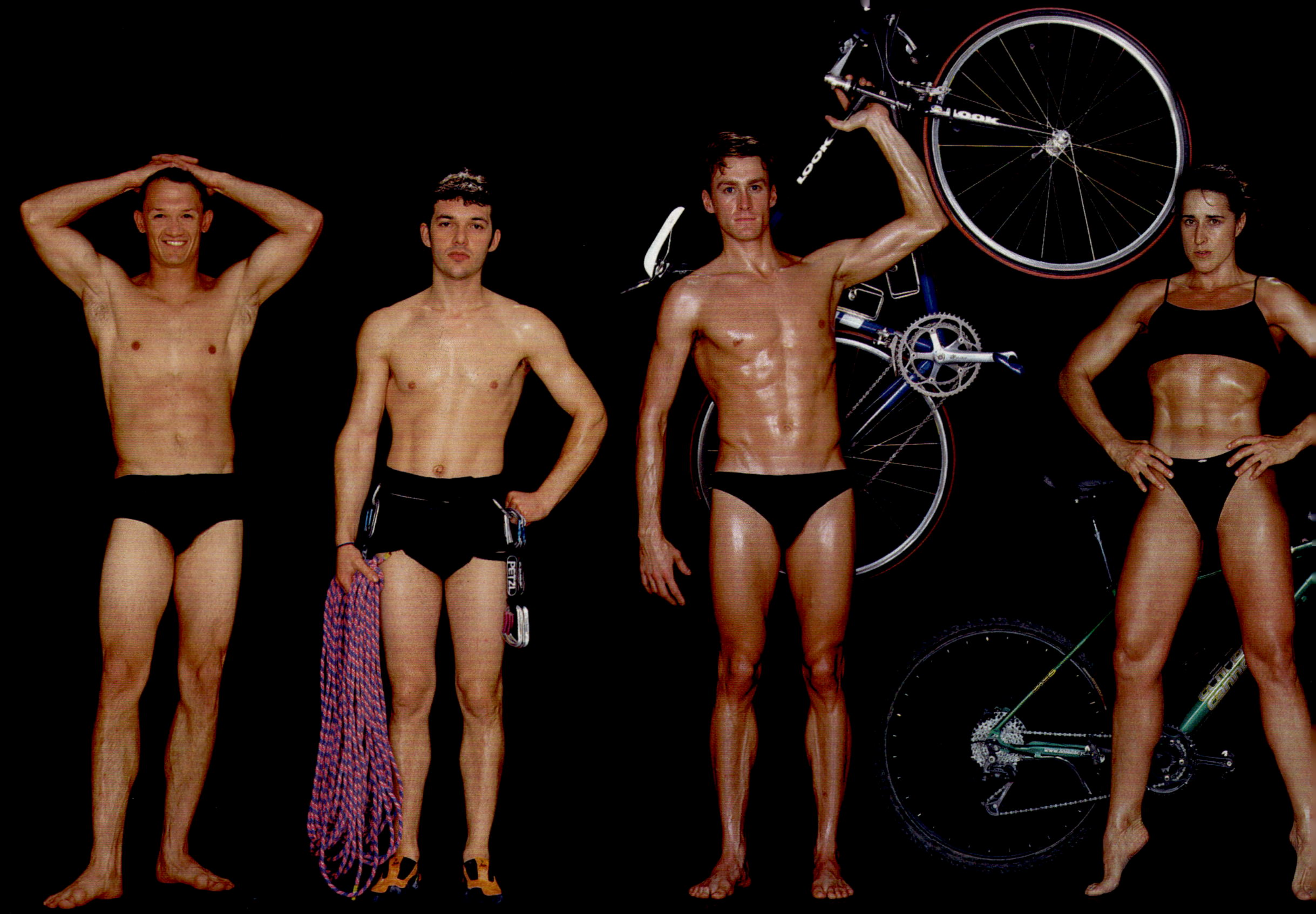

Chris Bloch
KLETTERN; 1,75 m; 68 kg

Vadim Vinokur
KLETTERN; 1,73 m; 64 kg

Michael Smedley
TRIATHLON; 1,80 m; 70 kg

Cathy Sassin
EXTREMSPORT; 1,68 m; 63 kg

nen. Ihr Augenmerk lag auf einem Gen namens Alpha-Actinin-3 (ACTN3), das für Spitzensprinter besonders wichtig zu sein scheint.

ACTN3 ist in einem Typ besonders schnell kontrahierender Muskelfasern aktiv, häufig aber aufgrund einer Mutation inaktiv. Die grundsätzliche Funktion des Muskels leidet darunter nicht, weil ein ähnlich wirkendes Gen, ACTN2, einspringt.

Sowohl bei den Langstreckenläufern als auch bei der „No Sports"-Fraktion hielten sich die aktive und inaktive ACTN3-Variante in etwa die Waage. Bei zwei Dritteln der Sprinter aber lag die aktive Variante vor. Die Schlussfolgerung der Forscher: Sportler mit aktivem ACTN3-Gen haben eine überdurchschnittliche Chance, Spitzensprinter zu werden. Damit liefert die Genforschung eine Erklärung für ein Phänomen, das Trainer schon immer beobachtet haben: dass ein Ausdauerathlet nicht in Sprintdisziplinen brillieren wird – und umgekehrt.

DIESES ENTWEDER-ODER findet sich auch beim ACE-Gen, das ein bestimmtes Enzym produziert. Die Forscher vermuten, dass die Variante I des Gens die Aktivität des Enzyms drosselt, wodurch die Blutgefäße geweitet bleiben – was eine bessere Sauerstoffversorgung der Muskeln ermöglicht. Die Variante D bewirkt das Gegenteil. Entsprechend häufig findet sich Variante I bei Ausdauerathleten: Bei Bergsteigern, die ohne Sauerstoffmaske über 7000 Meter hoch klettern können, ist sie doppelt so häufig vertreten wie in der Normalbevölkerung. Die Variante D kommt hingegen vor allem bei Sprintern vor und scheint für die Bildung der schnell kontrahierenden Muskelfasern wichtig zu sein.

Der Blick in die genetische Kristallkugel ist inzwischen selbst Hobbysportlern möglich. So bietet die australische Firma Genetic Technologies für umgerechnet etwa 65 Euro einen „ACTN3 Sports Gene Test" an. Kunden können laut Eigenaussage testen, „ob Sie von Natur aus eher für Sprint- und Kraftsportarten oder für Ausdauersportarten geeignet sind". Der Test helfe, „das Maximum aus Ihrem natür-

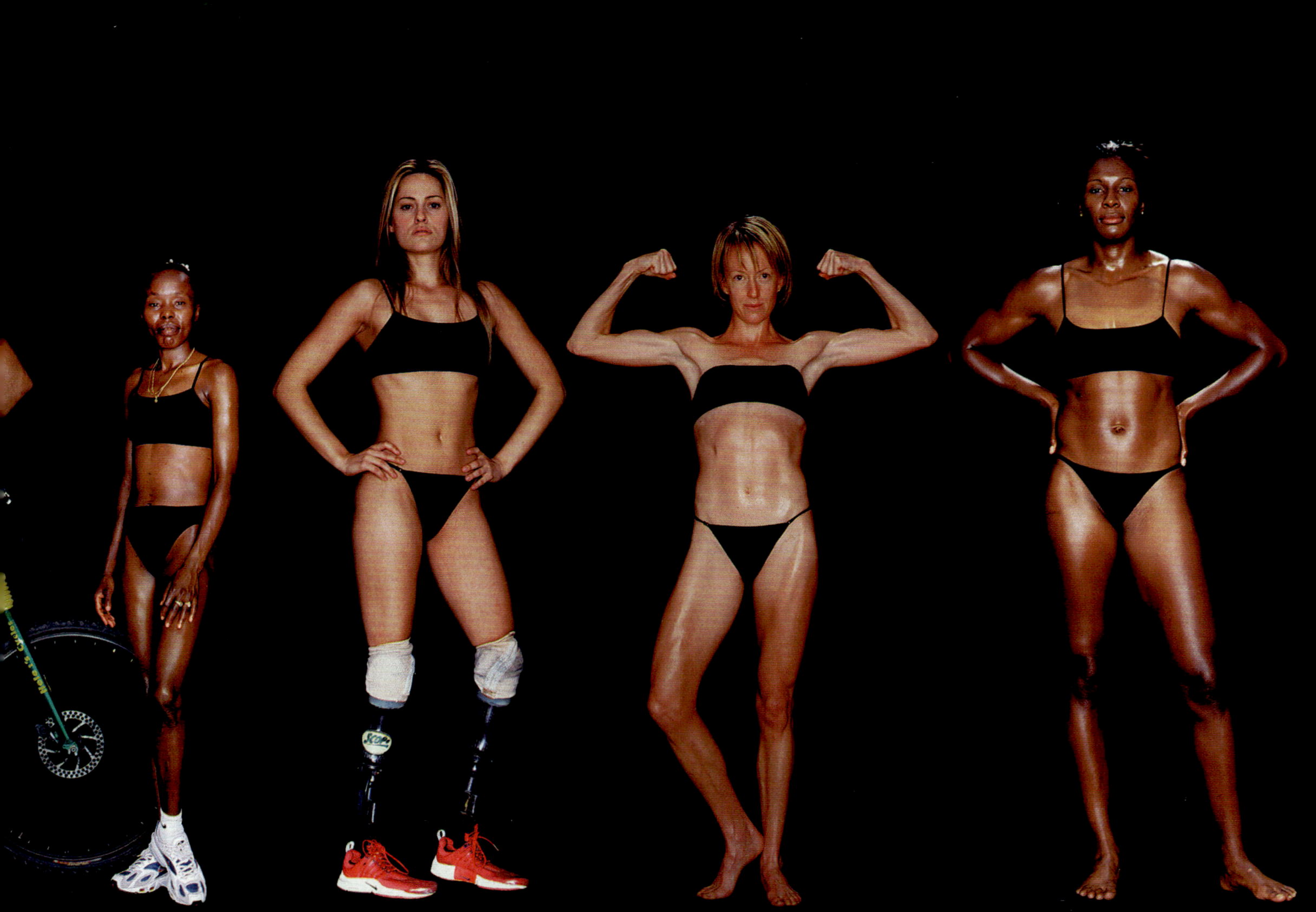

Tegla Loroupe
MARATHON; 1,50 m; 37 kg

Aimee Mullins
LEICHTATHLETIK; 1,73 m; 48 kg

Deena Drossin
MARATHON; 1,63 m; 48 kg

LeShundra Nathan
SIEBENKAMPF; 1,80 m; 79 kg

lichen Leistungspotenzial zu machen – egal, ob Sie bereits ein erfahrener Sportler sind oder ob Sie erst am Anfang einer noch jungen sportlichen Laufbahn stehen". Genetic Technologies behauptet zudem, der Test könne bei der Trainingsgestaltung helfen, um

Gentests könnten künftig dazu dienen, eine Entscheidung über die Spezialisierung eines Sportlers zu treffen

eine optimale Leistung zu erzielen – warnt aber gleichwohl davor, auf Basis des Ergebnisses die sportliche Karriere eines Kindes zu planen.

Der Sportmediziner Wolfarth hält solche Tests für „Scharlatanerie". Sportlichen Erfolg könne man nicht auf eine einzelne Mutation zurückführen. Vielmehr müssten zahlreiche Gene zusammenwirken, um einen Sportler eher für Ausdauer- als für Kraftsportarten zu prädestinieren.

Ein Test könne künftig allenfalls die generellen Leistungsmöglichkeiten aufzeigen oder als Entscheidungshilfe bei der Spezialisierung eines Sportlers dienen. „Es wird aber niemals vorhersagbar sein", so Wolfarth, „ob ein Talent die 100 Meter in 9,6 oder in 9,8 Sekunden wird laufen können." Man dürfe nicht vergessen, dass genetische Merkmale die Variation der gesamten körperlichen Leistungsfähigkeit nur zu etwa 25 bis 40 Prozent beeinflussten. Darüber hinaus seien auch die Umwelteinwirkungen höchst bedeutsam.

Auch das zeigt das Beispiel Eero Mäntyranta: Er war in seiner Familie der einzige erfolgreiche Leistungssportler, obwohl von 97 untersuchten Mäntyrantas 25 ähnlich hohe Hämoglobinwerte hatten. Erst sein Interesse am Skilanglauf, dazu Trainingsfleiß und Willenskraft formten aus ihm den Ausnahme-Athleten.

Dennoch hoffen Trainer wie Des Hasler, dass sich anhand der Testergebnisse verstehen lässt, wie der Körper bei Hochleistung funktioniert und welche physiologischen Prozesse stimuliert werden müssen, um die Leistung zu verbessern. Bei den Rugby-

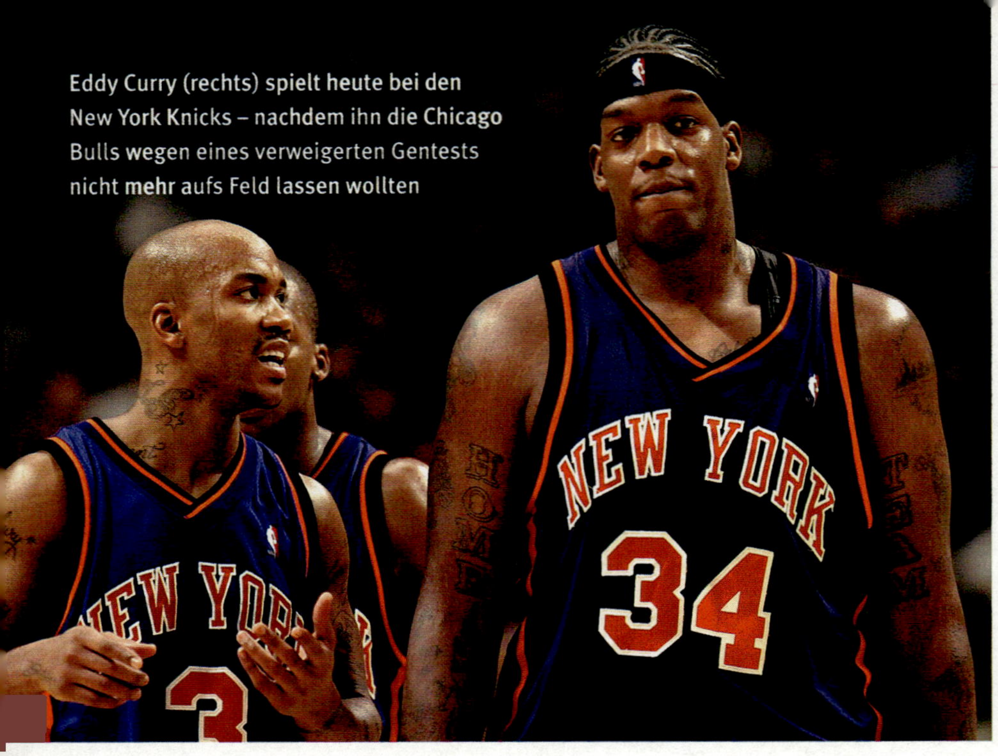

Eddy Curry (rechts) spielt heute bei den New York Knicks – nachdem ihn die Chicago Bulls wegen eines verweigerten Gentests nicht mehr aufs Feld lassen wollten

Spielern wurden immerhin elf Gene untersucht, die für den Sauerstoff- und Milchsäurehaushalt sowie für die Muskelbildung wichtig sind.

Entsprechend den Ergebnissen hat der Coach ein individuelles Trainingsprogramm für jeden Spieler erstellt. „Wir wollen nicht, dass jemand 100 Kilometer die Woche rennt, wenn seine Gene sagen, dass ihm 50 Kilometer und

Wie ist mit Erbgut-Profilen umzugehen, die auch ein Krankheitsrisiko der Athleten aufzeigen?

zusätzlich Krafttraining besser helfen", sagt der Sea-Eagles-Physiologe Dank.

„Es gibt allerdings noch keine harten Daten, die die praktische Nützlichkeit solcher Tests belegen", räumt der Genforscher Claude Bouchard ein. Was vor allem daran liegt, dass die klassischen Sportgen-Beispiele ACE oder ACTN3 aus so genannten Fallvergleichsstudien stammen. Bei denen wird allein die Häufigkeit eines Gens bei verschiedenen Personengruppen verglichen. Ein schlüssiger Beweis ist solch ein rein statistischer Zusammenhang letztlich nicht.

Um den zu erbringen, müssten die Forscher belegen, dass eine Genvariante tatsächlich eine bestimmte Leistung beeinflussen kann. Bei Versuchstieren wie Mäusen oder Fliegen ist das ohne weiteres möglich: Man schaltet dazu das entsprechende Gen einfach aus und beobachtet, ob sich die Leistung entsprechend ändert.

Beim Menschen ist ein solch direkter Wirkungszusammenhang nicht so leicht zu ergründen. Das zeigt die Heritage-Studie von Bouchard: Dafür wurden rund 650 Testpersonen über 20 Wochen nach einem Standardschema trainiert. Teilnehmen konnten ganze Familien, einzige Bedingung der Forscher war, dass die Probanden in den sechs Monaten vor Beginn der Studie keinen Sport trieben.

Erwartungsgemäß reagierten die Testpersonen ganz unterschiedlich auf das Trainingsprogramm. Einige machten rasche Fortschritte, bei anderen tat sich kaum etwas. Diese Unterschiede konnten die Wissenschaftler auch zwischen Familien feststellen: Manche meisterten die Leistungstests im Schnitt besser als solche Familien, in deren Erbgut die weniger vorteilhaften Genvarianten überwogen.

JASON GULBIN vom australischen „Talent Search"-Programm elektrisieren derartige Forschungsergebnisse. Doch vor kurzem hat er seine Zusammenarbeit mit den Genforschern auf Eis legen müssen – auf Drängen der Regierung. Es habe „Bedenken gegeben, dass die Menschen missverstehen könnten, was wir tun", sagt Gulbin. In der Öffentlichkeit war der Eindruck entstanden, als ob eine Art gentechnisch veränderte Sportlergeneration herangezüchtet werden sollte – obwohl niemals an einen Eingriff ins Erbgut gedacht war.

Handfeste bioethische Fragen wären durchaus zu klären: Wie etwa ist mit Ergebnissen umzugehen, die dem Sportler nicht nur sein Leistungspotenzial aufzeigen, sondern auch ein Krankheitsrisiko? Bei Boxern etwa ist bekannt, dass eine Variante des ApoE-Gens die Gefahr erhöht, dass sie durch die Schläge an den Kopf einen Hirnschaden erleiden.

Bei den US-Basketballern gibt es bereits einen Präzedenzfall: Eddy Curry von den Chicago Bulls wurde von seinem Club zu einem Gentest aufgefordert, nachdem die Ärzte bei dem 24-Jährigen Herzrhythmusstörungen diagnostiziert hatten. Es sollte geklärt werden, ob das genetische Risiko eines plötzlichen Herztods auf dem Spielfeld besteht. Curry weigerte sich. Ein positives Ergebnis hätte die Zweifel an seiner Sporttauglichkeit genährt und seine Karriere beendet.

Ein halbes Jahr später verkauften ihn die Bulls an die New York Knicks, die Curry wieder spielen lassen – ohne Gentest. □

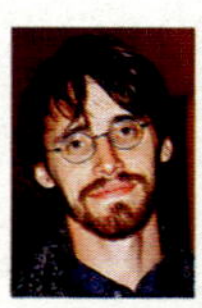

Sascha Karberg, 37, war als Genforscher tätig und arbeitet derzeit als Autor in Berlin. Er verfügt offenbar über eine Genvariante, die es ihm ermöglicht, auch komplizierte Zusammenhänge verständlich auszudrücken. Die Körperstudien auf den Seiten 90 bis 93 hat der US-Fotograf **Howard Schatz** für sein Buch „Athlete" (HarperCollins, © Schatz Ornstein 2002) angefertigt.

WENN DER MAGEN ZUM GRÖSSTEN GEGNER WIRD

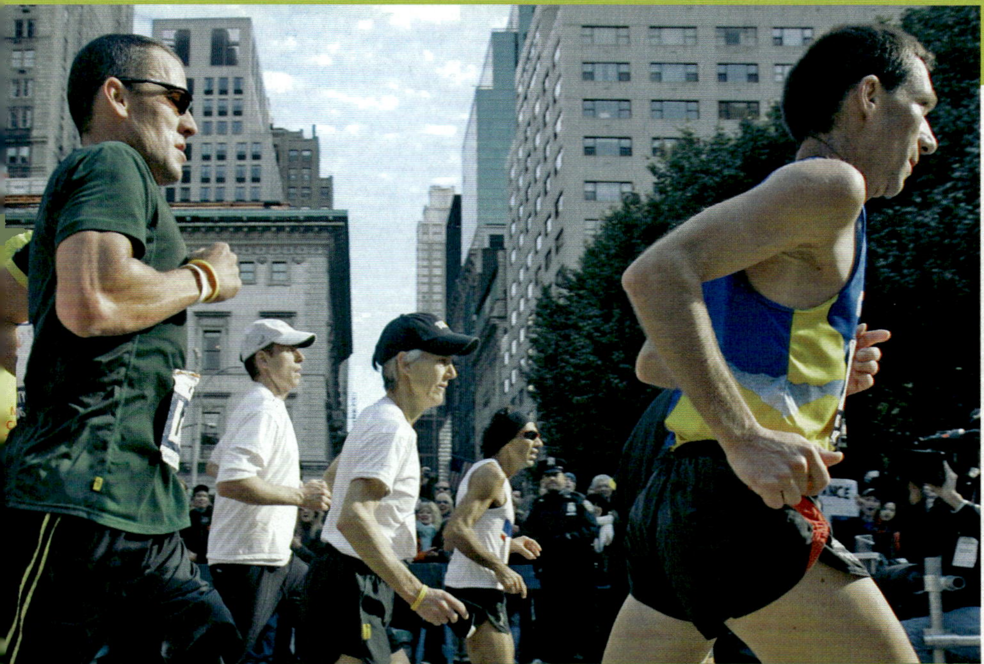

Unabhängig, ob in Münster oder New York – der erste Marathon ist für viele ein Traum. Iberogast® kann dafür sorgen, dass der Magen keinen Strich durch die Rechnung macht.

Bei intensiven Belastungen können – sowohl bei Leistungs- als auch bei Freizeitsportlern – Störungen der Magenbewegung auftreten. Besonders gefürchtet ist dabei der so genannte Reflux von Magensäure in die Speiseröhre, der sich in unangenehmem saurem Aufstoßen und Sodbrennen äußert.
Für Magenbeschwerden gibt es eine Therapie, die an mehreren Stellen gleichzeitig in das komplexe Geschehen eingreift und umfassend helfen kann. Sie hilft auch bei dem Symptom Sodbrennen, weil sie die Hauptursache beseitigt, indem die gestörte Magen-Darm-Bewegung reguliert wird.

Den 13. Mai hat sich Jochen W. in seinem Terminkalender dick angestrichen. Sein erster Halbmarathon. Nach intensiver Vorbereitungszeit ist der 43-Jährige jetzt in Topform. Immer häufiger jedoch mußte er nach hoher Belastung im Training sauer aufstoßen: Sodbrennen, ein scharfes Brennen in der Speiseröhre, unter dem in Deutschland Millionen von Sportlern leiden. Nicht nur Leistungssportler sind davon betroffen, auch Freizeitsportler klagen über diese Symptome, deren Ursache meist in einer Störung der Magenbewegung liegt.

Oft sind Magenbeschwerden während oder nach dem Sport das Ergebnis vieler verschiedener Faktoren, wie z.B. zu hohe Belastung, Stress oder schwer verdauliche Nahrung. Sportliche Belastung kann sowohl die Magenbewegung als auch die Entleerung beeinflussen. Um die Beschwerden schnell und nachhaltig lindern zu können, braucht man eine Therapie, die an mehreren Stellen gleichzeitig in das komplexe Geschehen eingreift und die Ursachen beseitigt.

Es gibt jedoch eine Therapie, die umfassend und nachhaltig bei diesen Magenbeschwerden helfen kann: Die Multi-Target-Therapie, auf Deutsch „Viele-Ziele-Therapie", greift an mehreren Stellen gleichzeitig in das komplexe Geschehen im Magen ein und kann wirksame Linderung bringen, indem sie gezielt gegen mehrere Ursachen angeht.

Die Magen-Darm-Bewegung wird reguliert und der Magen vom Druck befreit. Die Anregung der Schleimproduktion und die Reduzierung der Magensäure können die Schmerzen des gereizten Magens senken. Die Kombination der neun Heilpflanzen in Iberogast® lindert so Magenschmerzen und Magenbeschwerden wirkungsvoll und nachhaltig.

Dank der umfassenden Wirksamkeit und Verträglichkeit ist Iberogast® seit Jahrzehnten bewährt und zu einem der beliebtesten Magenmittel geworden. Wegen seiner Darreichungsform als Tropfen kann Iberogast® einfach dosiert werden und ist schnell am Wirkort.

Weitere Informationen erhalten Sie unter www.Iberogast.info

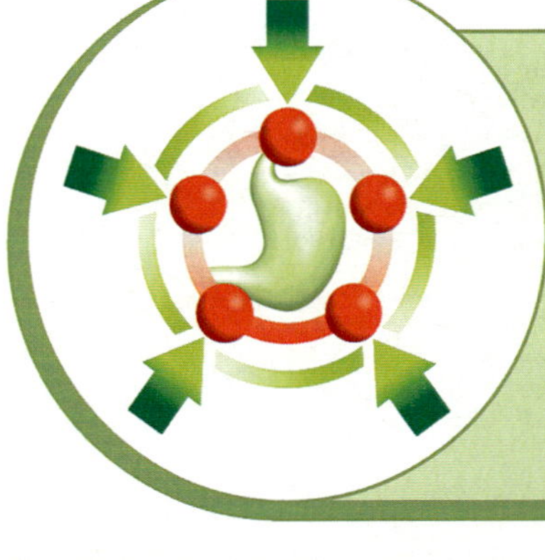

So hilft Iberogast®

- **Reduziert** den Nahrungsstau
- **Mindert** den Druck im Magen
- **Reduziert** aufsteigende Säure
- **Wirkt** bei Sodbrennen
- **Entkrampft** den Magen
- **Lindert** Magenschmerzen

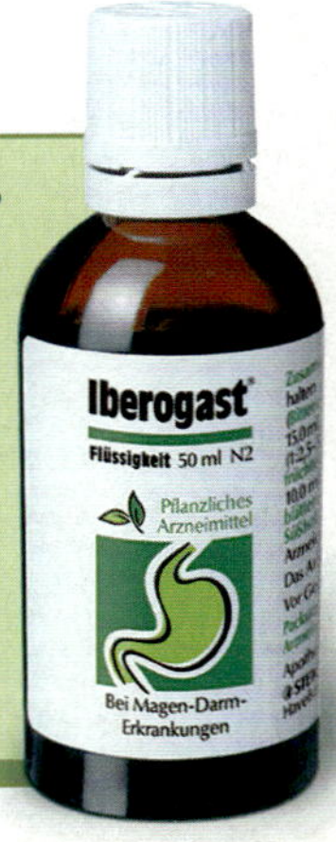

Zu Risiken und Nebenwirkungen lesen Sie die Packungsbeilage und fragen Sie Ihren Arzt oder Apotheker. Iberogast® bei Magen-Darm-Erkrankungen. Enthält 31,0 Vol.-% Alkohol. Steigerwald Arzneimittelwerk GmbH, 64295 Darmstadt. Stand: 02/07.
Weitere Informationen erhalten Sie unter **www.Iberogast.info**

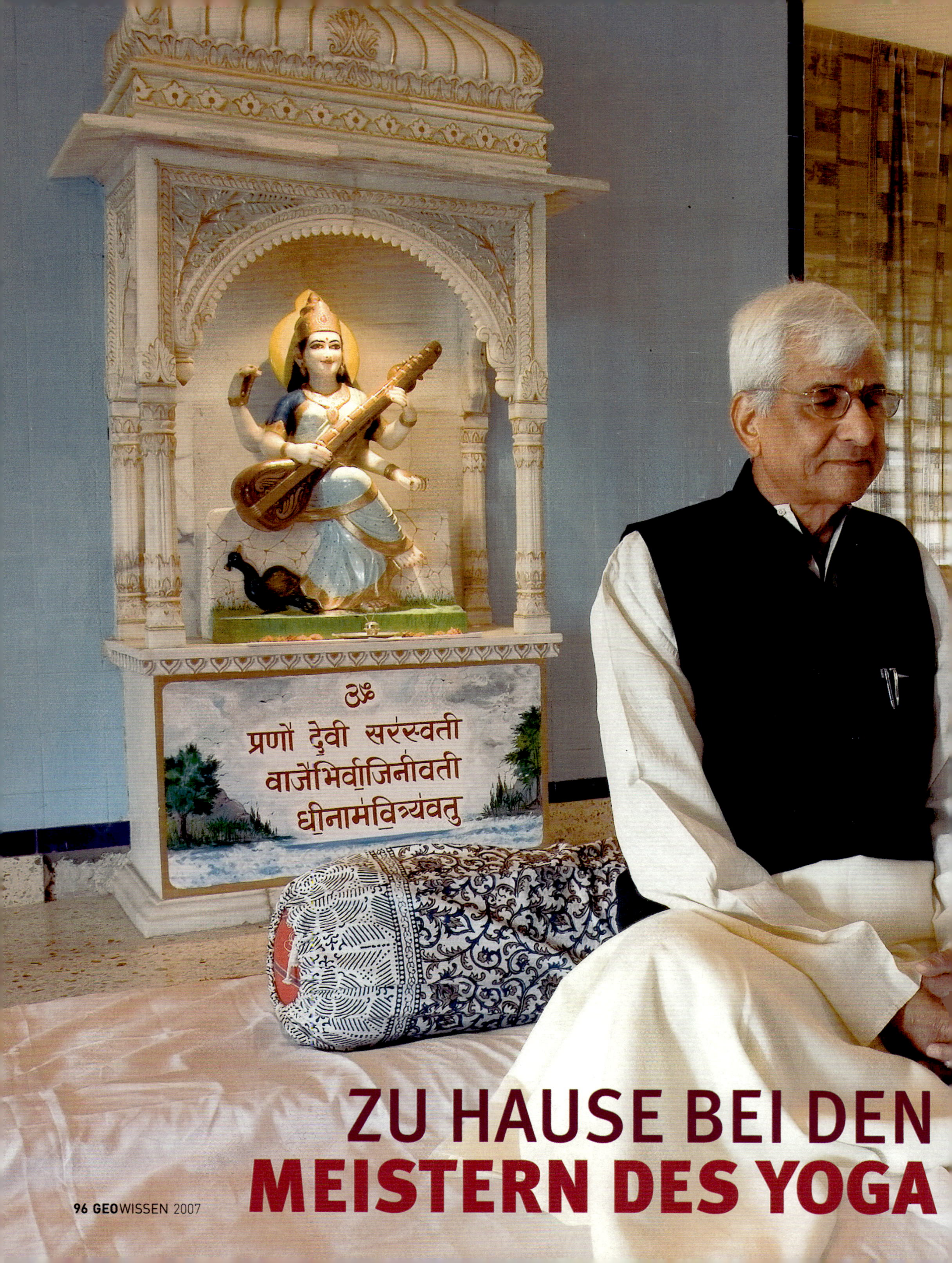

ZU HAUSE BEI DEN MEISTERN DES YOGA

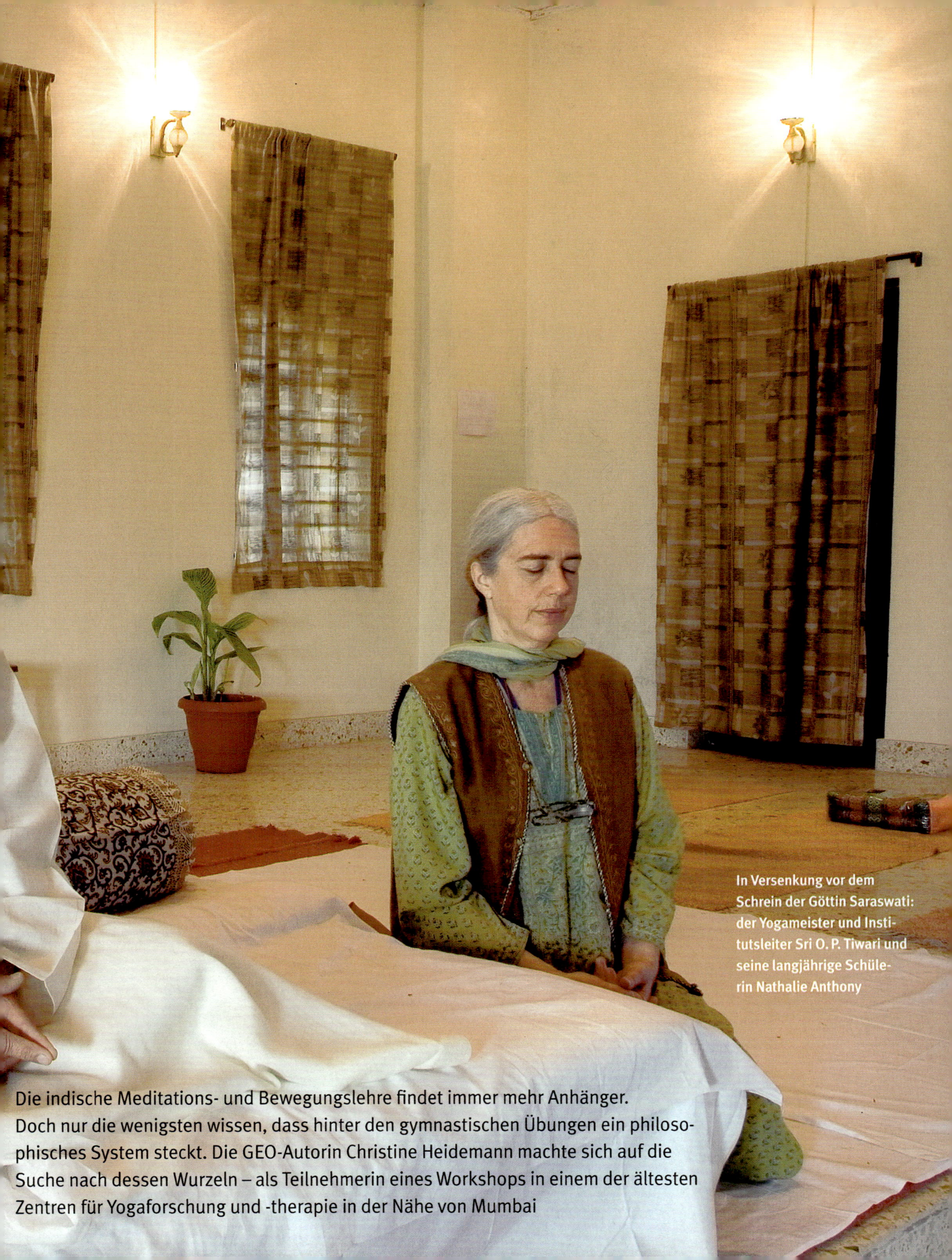

In Versenkung vor dem Schrein der Göttin Saraswati: der Yogameister und Institutsleiter Sri O. P. Tiwari und seine langjährige Schülerin Nathalie Anthony

Die indische Meditations- und Bewegungslehre findet immer mehr Anhänger. Doch nur die wenigsten wissen, dass hinter den gymnastischen Übungen ein philosophisches System steckt. Die GEO-Autorin Christine Heidemann machte sich auf die Suche nach dessen Wurzeln – als Teilnehmerin eines Workshops in einem der ältesten Zentren für Yogaforschung und -therapie in der Nähe von Mumbai

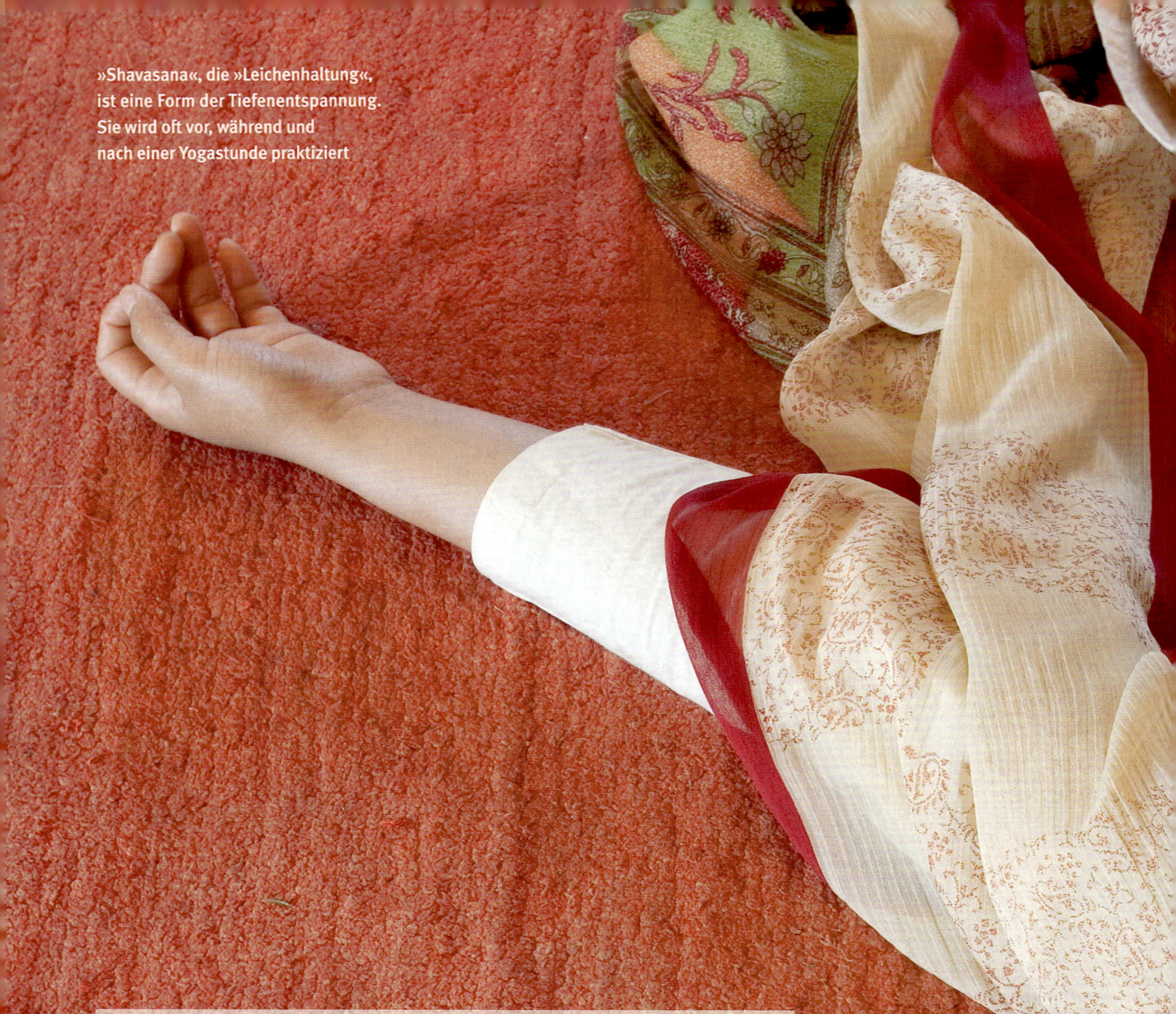

»Shavasana«, die »Leichenhaltung«, ist eine Form der Tiefenentspannung. Sie wird oft vor, während und nach einer Yogastunde praktiziert

FOTOS VON KARIN APOLLONIA MÜLLER

Meine erste Unterrichtsstunde beginnt um sechs Uhr morgens in einem kalten, neonhell beleuchteten Waschraum. Vor den Becken stehen dicht gedrängt Frauen und Männer, viele in langen Baumwollgewändern, einige in Trainingsanzügen. Von draußen klingt meditative Musik durch die offenen Fenster. Zu meinem Erstaunen ist keiner der Menschen im Raum damit beschäftigt, sich die Zähne zu putzen oder sich zu waschen. Die meisten scheinen nur aus einem einzigen Grund hierher gekommen zu sein: um aus großen Bechern Salzwasser zu trinken und es kurz darauf wieder zu erbrechen. Einige gießen sich die Mischung aus einem Porzellankännchen in ein Nasenloch und lassen sie dann aus dem anderen herauslaufen. Anschließend schieben sie sich einen dünnen Gummischlauch durch die Nase bis in den Mund, fassen ihn an den Enden und ziehen ihn hin und her. Manche schlucken eine meterlange Mullbinde, um sie nach einiger Zeit

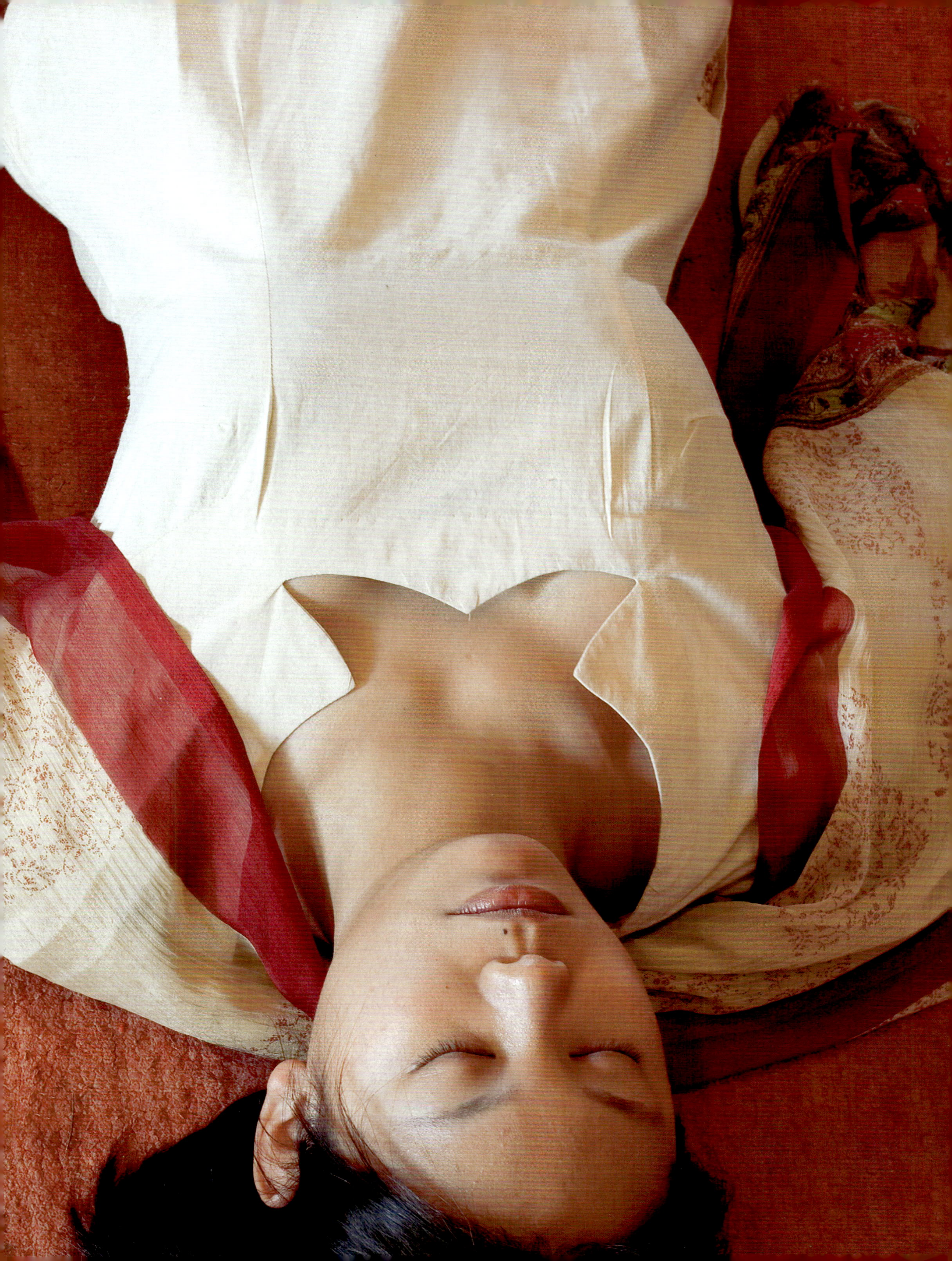

langsam wieder aus dem Magen herauszuziehen.

Das alles ist kein Anblick, der den ästhetischen Vorstellungen eines durchschnittlichen Westeuropäers entspricht. Ich möchte am liebsten auf der Stelle kehrtmachen. Vivek Tiwari scheint es geahnt zu haben. „Das sind Kriyas, Reinigungsübungen aus dem Hatha-Yoga", sagt der Yogalehrer und hält mir einen seiner Gummischläuche vor die Nase: Ob ich es nicht auch einmal versuchen wolle? „Vielleicht morgen", sage ich in der Gewissheit, dass ich niemals eine der Kriya-Übungen machen werde. Ich sollte mich irren.

Der Weg zu »Samadhi«, dem Einssein und eigentlichen Ziel der Yogapraxis, beginnt mit einer Grobreinigung

ICH BEFINDE MICH im „Kaivalyadhama Yoga Institute" im indischen Lonavla, rund 110 Kilometer südöstlich von Mumbai. Das 1924 von Swami Kuvalayananda gegründete Institut ist eines der ältesten Zentren für Yogaforschung und -therapie in Indien, eine Oase der Ruhe, inmitten einer malerischen Hügellandschaft. Nur gelegentlich dringt gedämpft der Verkehrslärm des in der Nähe verlaufenden Mumbai-Poona-Highways bis hierher.

Für die kommenden zehn Tage wird der mehr als einen halben Quadratkilometer große Campus mit seinen grünen Gärten, schattigen Sitzplätzen und großen Vorlesungs- und Übungsräumen mein Zuhause sein. Hier werde ich an einer internationalen Konferenz über die neuesten wissenschaftlichen Erkenntnisse auf dem Gebiet des Yoga teilnehmen und einen einwöchigen Workshop besuchen.

Es ist eine Reise zu den Wurzeln dieser mehr als 2000 Jahre alten Lehre. Eine Recherche, die mich weit fortführen wird von dem, was im Westen häufig als Yoga angesehen und praktiziert wird. Yoga, so wird dem Besucher im Kaivalyadhama-Institut schnell klar, ist mehr als Lotossitz, Kopf- und Einbeinstand. Mehr als eine Trendgymnastik, wie sie mittlerweile bei uns in fast jedem Fitnessstudio und an unzähligen Volkshochschulen angeboten wird.

Beim »Sutra-Neti« wird ein Gummischlauch durch die Nase in den Mund geschoben; der Lehrer Vivek Tiwari reinigt auf diese Weise seine Schleimhäute

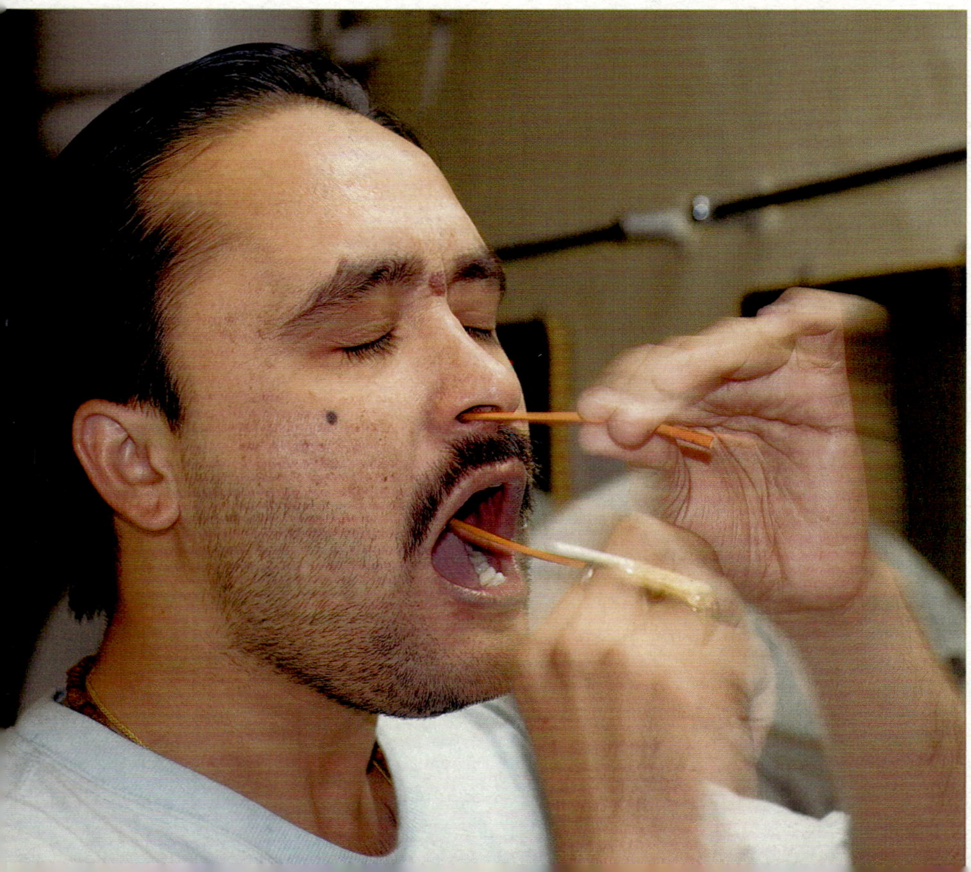

Aus einem Porzellankännchen gießen sich Workshop-Teilnehmer Salzwasser in ein Nasenloch und lassen es aus dem anderen wieder herauslaufen. »Jala-Neti«ist auch eine ideale Schnupfenprophylaxe

„Yoga geht weit über das Körperliche hinaus", sagt Sri O. P. Tiwari. Er führt die Geschäfte des Kaivalyadhama-Instituts und wird für die nächsten sieben Tage mein Lehrer sein. „Yoga lehrt mich, wie ich leben, arbeiten, denken, was ich essen soll und wer ich eigentlich bin." Auf diese Weise helfe es dem Menschen, innerlich zu wachsen, Körper, Geist und Seele wieder in Einklang zu bringen: eine Einheit zu werden. „Vereinigung" oder „Verbindung" bedeutet das Sanskritwort Yoga auf Deutsch.

Der Weg zu „Samadhi", dem Einssein und eigentlichen Ziel der Yogapraxis, führt traditionell über acht Stufen. Beschrieben hat sie der indische Gelehrte Patanjali in seinem berühmten „Yogasutra", einem 195 Sanskrit-Verse umfassenden Lehrbuch, dessen Entstehung sich nur ungenau datieren lässt, auf eine Zeit irgendwann zwischen 200 v. Chr. und 400 n. Chr.

Die ersten beiden Stufen sind ethische Leitlinien oder Gebote wie Gewaltverzicht oder Reinheit. Praktiziert der Schüler sie in Gedanken, Wort und Tat, so findet er auf diese Weise die richtige Einstellung und innere Haltung zum Yoga. Auf den weiteren Stufen folgen Anleitungen zu Körper- und Atemübungen, zur inneren Versenkung und Meditation.

Der gesamte Weg gleicht einer Reise von außen nach innen, vom Weltlichen zum Transzendenten – und er ist eine permanente Reinigung. Sie beginnt

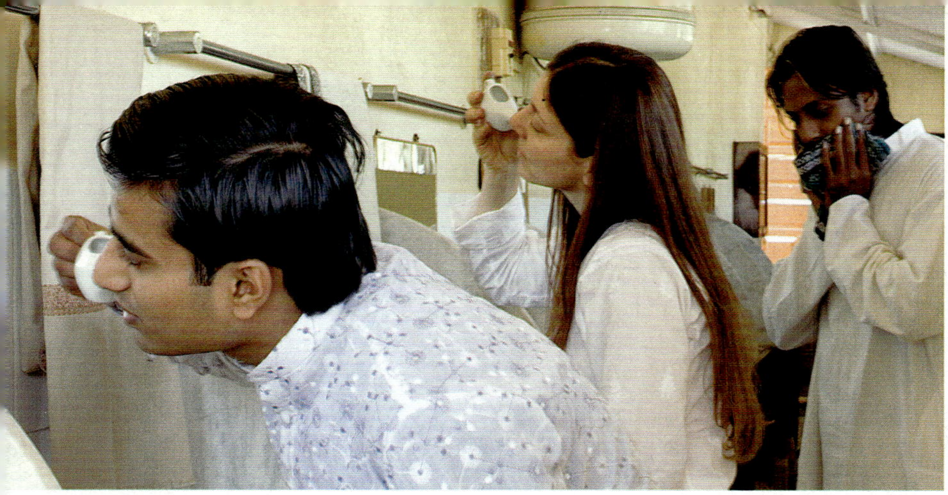

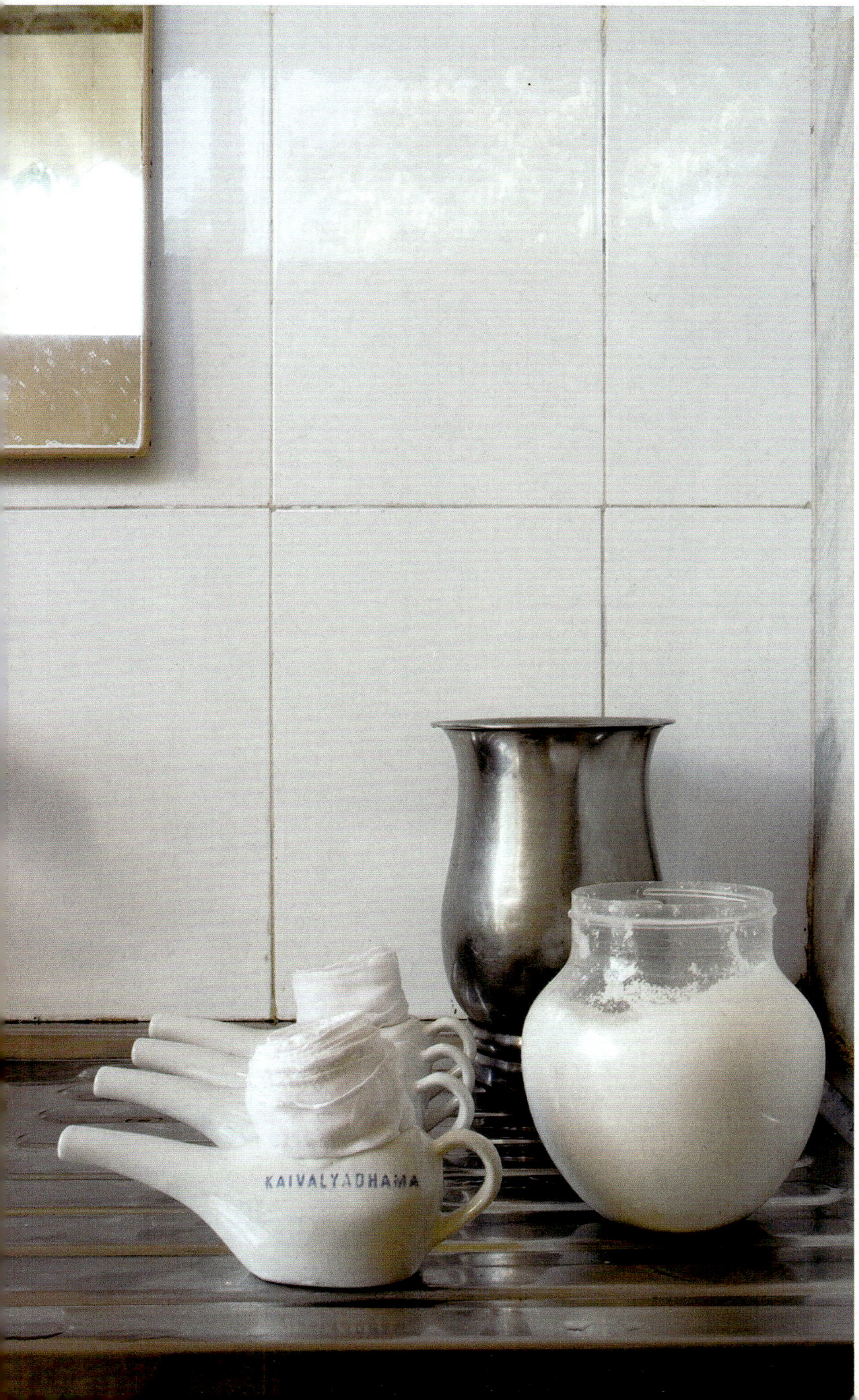

mit der Beseitigung körperlicher Blockaden, etwa muskulärer Verspannungen. Sie endet, wenn alle so genannten Nadis im Körper gereinigt sind – das sind laut der Hatha-Yoga-Tradition mindestens 72 000 feinstoffliche Kanäle, durch die unsere Lebensenergien fließen.

DIE IM WESTEN BEKANNTEN Körperhaltungen, Asanas genannt, bilden die dritte Stufe auf dem spirituellen Pfad. Demnach sind Asanas lediglich ein Hilfsmittel: Sie sollen es dem Praktizierenden ermöglichen, während der Atem- und Meditationsübungen für längere Zeit angenehm, fest und stabil

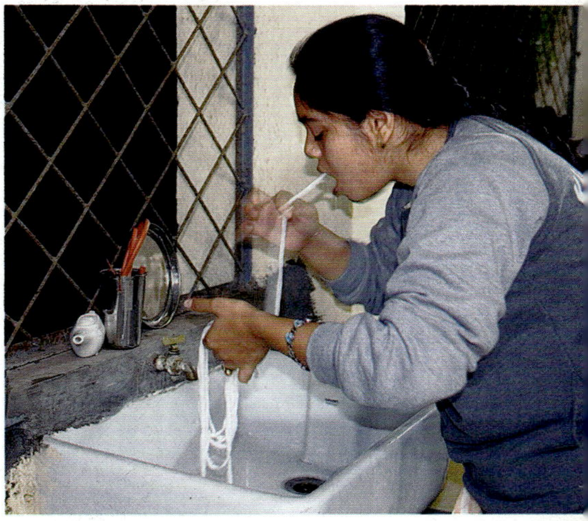

»Vaso-Dhauti«, eine Technik zur Magenreinigung: Eine fünf Meter lange Mullbinde wird geschluckt und dann wieder emporgezogen

zu sitzen. Erst in den nach dem 14. Jahrhundert entstandenen Hatha-Yoga-Texten, den „Hathapradipika" oder den „Gheranda-Samhita", werden den Körperhaltungen auch gesundheitliche Wirkungen auf Muskulatur, Stoffwechsel, Verdauung und Nervensystem zugeschrieben.

Asanas dienen aber, ebenso wie die diversen Waschungen und Spülungen der Kriyas, auch dazu, den freien Fluss von Blut und Lymphe, von „Kundalini", der Schlangenkraft, und „Prana", dem Atem, zu fördern. Denn erst, wenn diese Lebensenergien ungestört zirkulieren können, ist der Übende nach traditioneller Auffassung in der Lage, die nächste, die vierte Stufe des Pfades zu erklimmen: das „Pranayama", die Kontrolle des Atems. Sie gilt als Schwelle oder Tor zur eigentlichen Yogaerfahrung – und wird in der kommenden Woche meinen Alltag bestimmen.

PRANA IST DER KÖNIG des Körpers", erklärt uns Sri O. P. Tiwari. „Wenn wir es schaffen, den Atem zu kontrollieren, haben wir auch den Geist im Griff." Denn der Geist gleiche einem wilden Affen, der ständig ausreiße und uns nicht zur Ruhe kommen lasse. Mit dem Atem könnten wir ihn gleichsam an die Leine nehmen und festhalten.

Wir, das sind, außer mir, vor allem Yogalehrer, Ayurveda-Ärzte, Naturheilkundler und Physiotherapeuten aus aller Welt – rund 100 Frauen und Männer. Die meisten kommen aus Indien, der Rest unter anderem aus Europa, den USA, Brasilien, China und Japan.

Studenten demonstrieren den Erdgruß »Bhunamanasana«, die Pfeil-und-Bogen-Haltung »Akarna-Dhanurasana« sowie »Uddiyana-Bandha« – eine verdauungsfördernde Übung mit eingezogener Bauchdecke

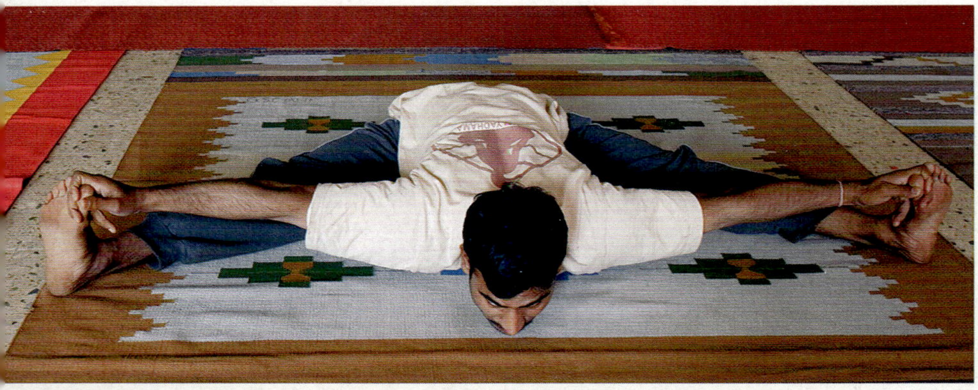

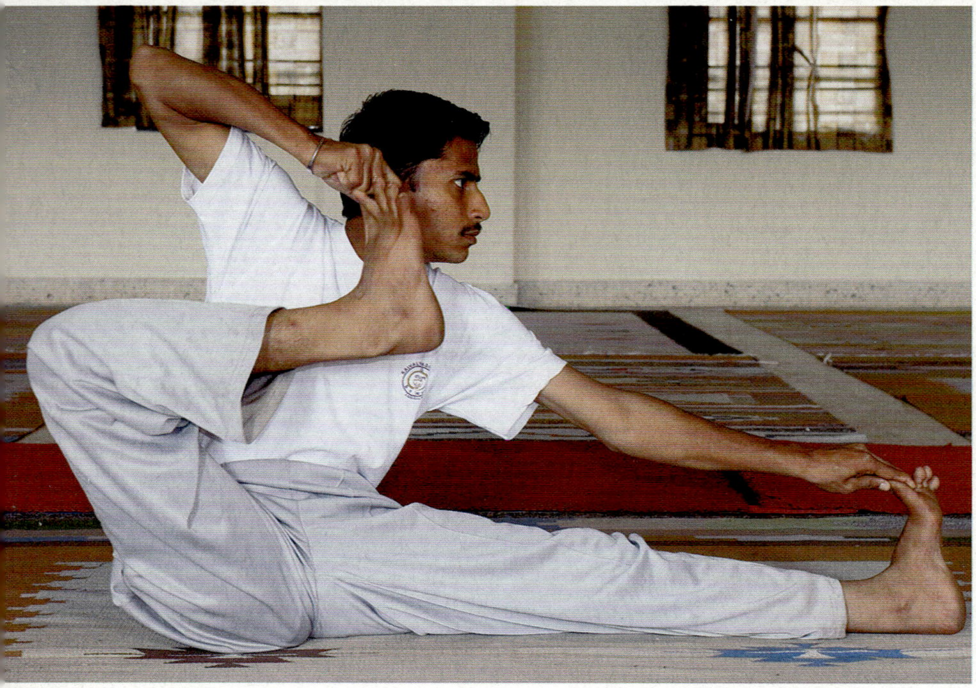

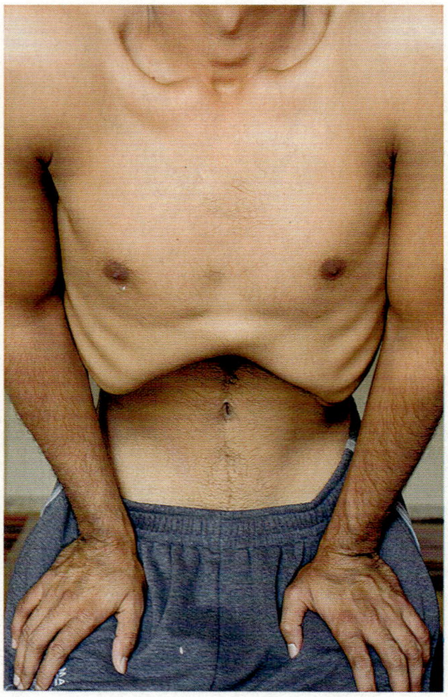

Zweimal täglich treffen wir uns in einem hallenartigen Raum, sitzen auf bunten Teppichen – und atmen. Doch das ist gar nicht so einfach. Der „wilde Affe" hat Hunger und Durst, ist müde und ungeduldig, lässt sich von bellenden Hunden und eingeschlafenen Beinen ablenken. „Bleibt beim Atem. Werdet eins mit dem Atem", versucht Sri O. P. Tiwari unserer Konzentration nachzuhelfen. Schnelligkeit und Ehrgeiz, wie ich sie als Triathlon-Sportlerin gewohnt bin, sind hier fehl am Platz – und können fatale Folgen haben.

Werde Pranayama nicht korrekt ausgeführt, sagt Tiwari, könne es zu psychosomatischen Störungen wie Herzneurosen, Schwindel, Unruhe oder Angstzuständen kommen. Daher werden wir von ihm und sechs erfahrenen Yogalehrern akribisch überwacht. Jedes falsche Ein- oder Ausatmen, jede übertriebene oder zu schwache Bauchmuskel- oder Zwerchfellkontraktion wird umgehend bemerkt und korrigiert.

Besonderes Augenmerk legen unsere Tutoren auf die richtige Länge der Atempausen, „Kumbhaka" genannt. Sie

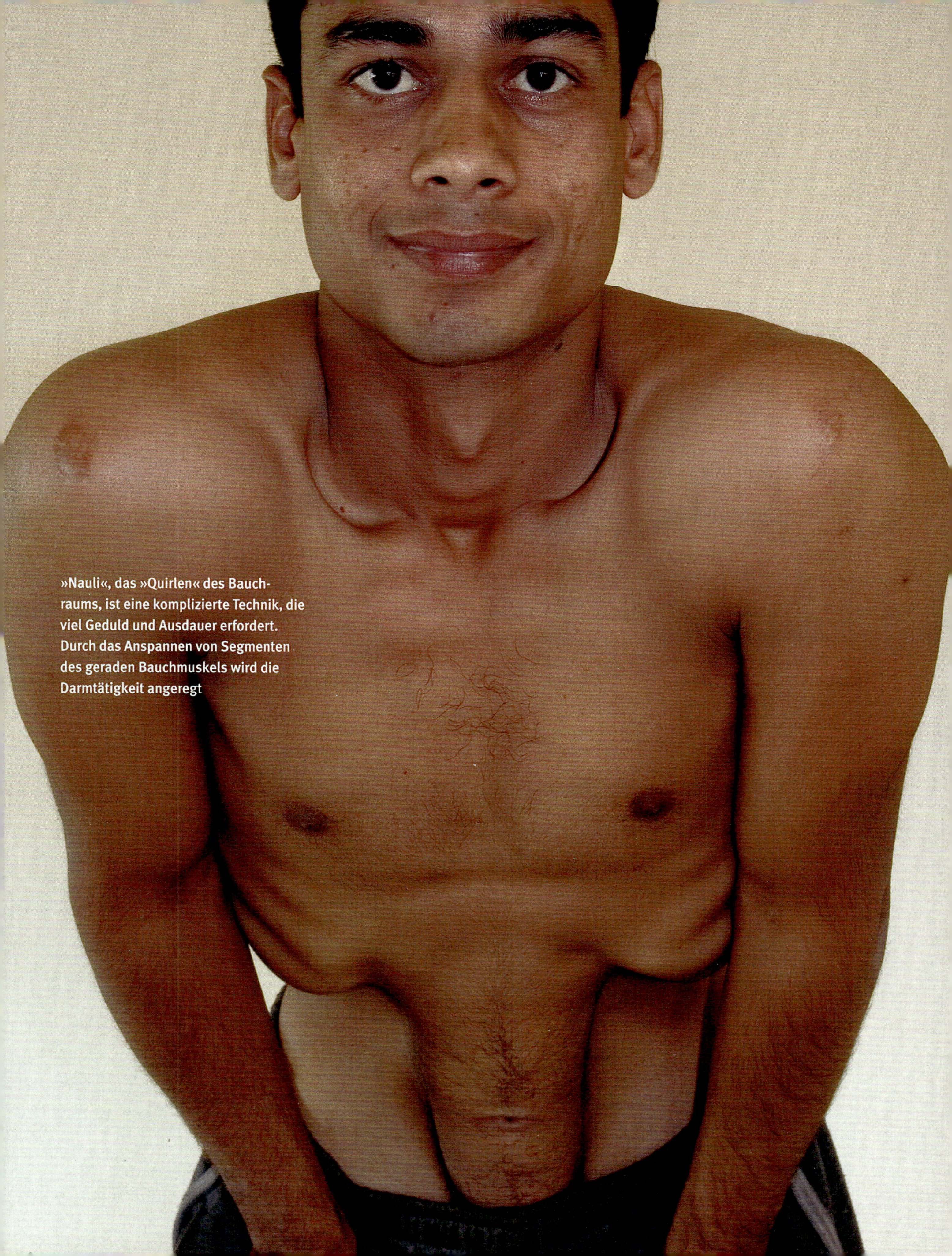

»Nauli«, das »Quirlen« des Bauchraums, ist eine komplizierte Technik, die viel Geduld und Ausdauer erfordert. Durch das Anspannen von Segmenten des geraden Bauchmuskels wird die Darmtätigkeit angeregt

sind neben dem typischen Reibelaut in der Kehle, der durch das Verengen der Stimmritze beim Atmen entsteht, das Hauptmerkmal des Pranayama. Bei Kumbhaka wird der Atem entweder bewusst eine Zeit lang angehalten, oder man atmet mindestens doppelt so lange aus wie ein. Dadurch wird der Atem tiefer und langsamer, der Körper besser mit Sauerstoff versorgt, Stoffwechsel und Zellregeneration werden angeregt – und der Geist kommt schließlich zur Ruhe.

Dieser positive Einfluss des Pranayama auf das vegetative Nervensystem lässt sich mithilfe eines EEG im Muster der Gehirnströme nachweisen: Die schnellen, kurzen Beta-Wellen gehen in lange, langsame Alpha-Wellen über, die auf einen meditativen, entspannten Wachzustand hinweisen. Der Parasympathikus, der Ruhe und Erholung kontrolliert, wird angeregt, und der Anteil des Stresshormons Cortisol im Blut sinkt.

Während der Ungeübte im Schnitt 15-mal pro Minute atmet, reichen dem Pranayama-Trainierten sechs Atemzüge. Außerdem machen ihm höhere Kohlendioxid-Konzentrationen nichts aus. Was auch der Grund dafür ist, dass sich erfahrene Yogis lebendig begraben lassen können, ohne Schaden zu nehmen. Bei einem Versuch im Labor des Kaivalyadhama-Instituts hielt es ein Yogi 18 Stunden lang in einer kleinen unterirdischen Kammer aus, in der er nur die von ihm verbrauchte Luft atmen konnte. Der beste Yoga-Laie brachte es auf immerhin zwölf Stunden.

ZAHLREICHE STUDIEN, vor allem aus Indien, belegen mittlerweile die positiven Effekte des Yoga – als Prophylaxe und als viel versprechende Therapie, die Mediziner zunehmend erfolgreich gegen körperliche und seelische Leiden einsetzen. Die ältesten Studien stammen von Swami Kuvalayananda, dem Gründer des Kaivalyadhama-Instituts. Er gilt als Pionier auf dem Gebiet der

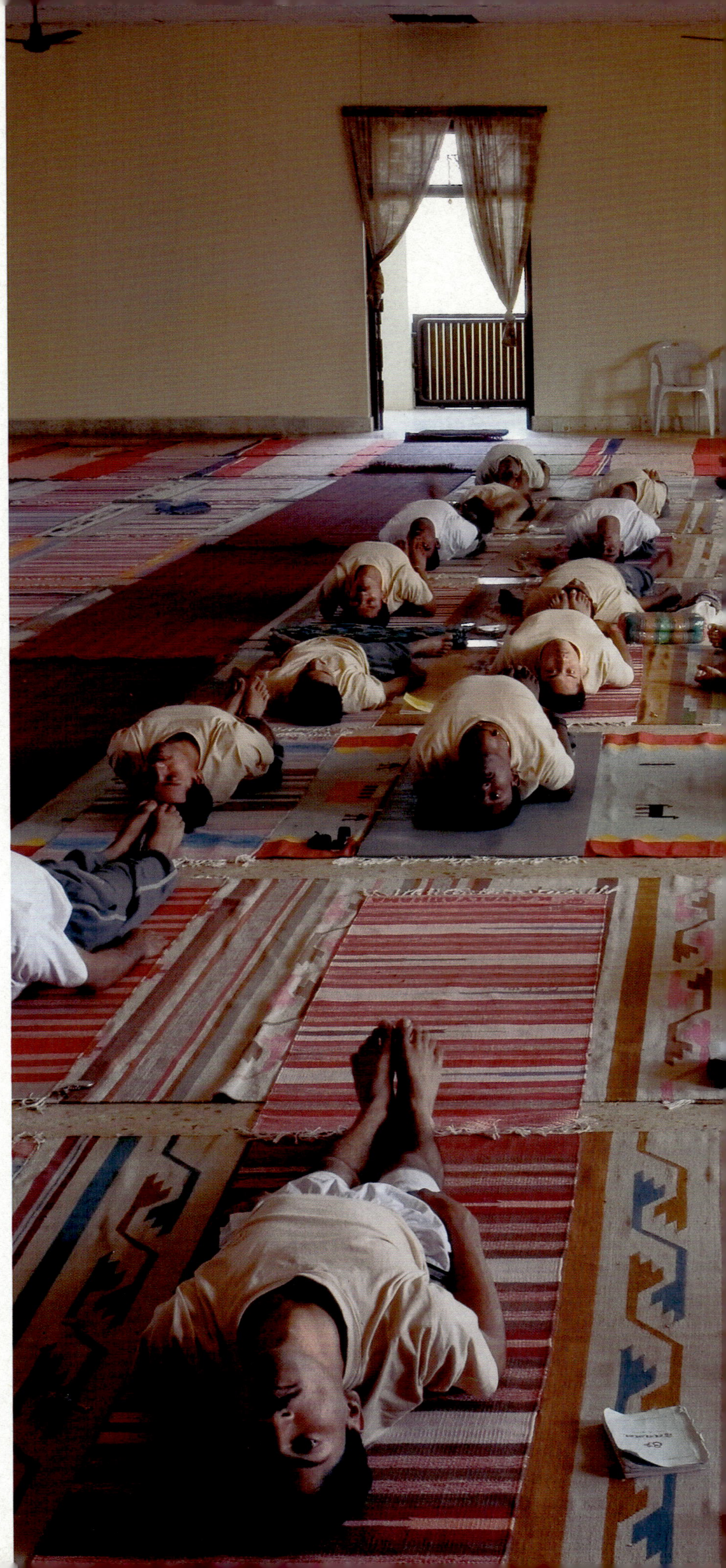

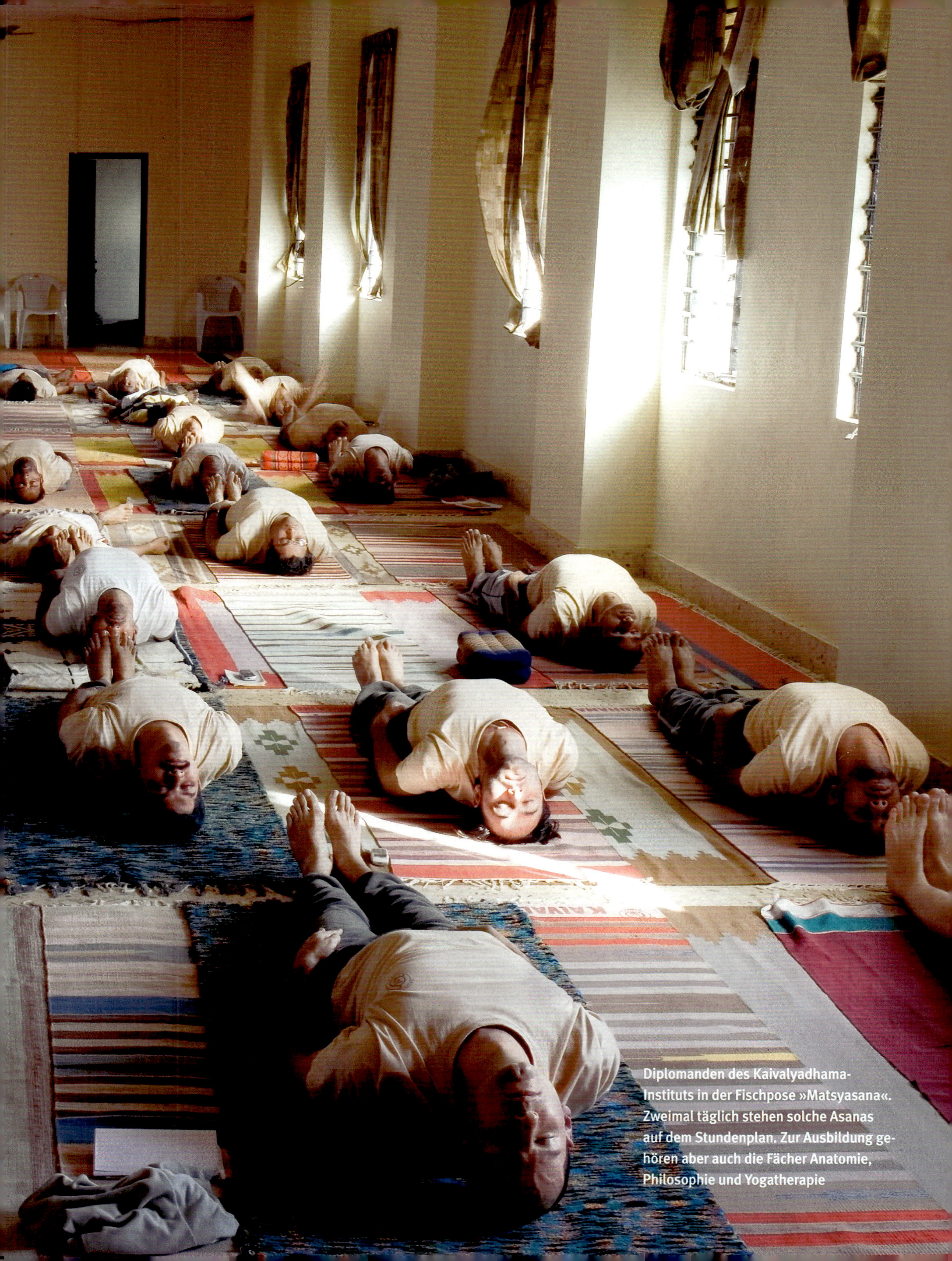

Diplomanden des Kaivalyadhama-Instituts in der Fischpose »Matsyasana«. Zweimal täglich stehen solche Asanas auf dem Stundenplan. Zur Ausbildung gehören aber auch die Fächer Anatomie, Philosophie und Yogatherapie

Welcher Yoga-Stil eignet sich für wen?

HATHA-YOGA

Die im Westen bekannteste Yogarichtung, die auch in Volkshochschulen häufig angeboten wird. In ihrer Tradition haben sich auch die nachfolgend beschriebenen Formen entwickelt. Allen gemeinsam ist die Ausrichtung auf bestimmte Körperhaltungen (Asanas), meist verbunden mit Atemübungen, Entspannung und Meditation (Info: www.yoga.de, www.bag-yoga.de).

ANUSARA-YOGA

Eine populäre, kraftvolle Hatha-Variante, die 1997 von dem US-Amerikaner John Friend entwickelt wurde. Sie stützt sich auf eine lebensbejahende Philosophie, die das Gute in allen Menschen und Dingen sieht. Bei der Ausführung der Asanas steht nicht die Perfektion im Mittelpunkt, sondern die Freude an der Ausübung. Geeignet für Anfänger (Info: www.anusara.com).

ASHTANGA-VINYASA-YOGA

Ein sehr dynamischer Yogastil, vor allem begründet von Sri Krishna Pattabhi Jois im südindischen Mysore. Das Übungssystem besteht aus sechs festgelegten Serien von Asanas, die jeweils durch bestimmte Bewegungselemente verbunden werden. Geeignet für sportlich Ambitionierte mit guter Kondition. In Fitnessstudios werden ähnliche Varianten häufig als Power-Yoga angeboten (Info: www.ayri.org).

KUNDALINI-YOGA

Yogi Bhajan machte Kundalini Ende der 1960er Jahre in den USA bekannt. Eine den Körper stark fordernde Variante, welche die im Becken ruhende „Schlangenkraft", die universelle Lebensenergie, wecken soll. Die Teilnehmer müssen oft mehrere Minuten in den Übungen verweilen und dabei kraftvoll atmen. Hinzu kommen Meditation und das Rezitieren von Mantras. Geeignet für Übende, die bereit sind, sich auf eine spirituelle Gemeinschaft einzulassen (Info: www.3ho.de).

BIKRAM-YOGA

Nach dem Erfinder, dem indischen Yogalehrer Bikram Choudhury, benannt. Die schweißtreibendste Art des Yoga, in bis zu 40 Grad warmen Räumen; dabei sind Muskeln und Sehnen besonders geschmeidig. Wegen des enormen Flüssigkeitsverlusts braucht der Übende unbedingt einen stabilen Kreislauf (Info: www.bikramyoga.com).

IYENGAR-YOGA

Entwickelt von B. K. S. Iyengar, der im Westen zu den bekanntesten Yoga-Lehrern zählt. Er legt großen Wert auf Perfektion, weshalb Iyengar-Lehrer eine langjährige Ausbildung absolvieren müssen. Hilfsmittel wie Kissen, Seile und Gewichte sollen es auch Anfängern oder Kranken ermöglichen, die Asanas präzise auszuführen (Info: www.iyengar-yoga-deutschland.de).

JIVAMUKTI-YOGA

Eine 1986 von den US-Amerikanern Sharon Gannon und David Life begründete Methode. Ihnen geht es weniger um Gesundheit und Entspannung, sondern um die Erleuchtung im Hier und Jetzt. Die Asanas werden wie beim Ashtanga in festgelegter Reihenfolge und fließend dynamisch unterrichtet. Typisch ist, dass der Lehrer die Schüler mit Körpereinsatz korrigiert. Nichts für Kontaktscheue, aber stark im Trend (Info: www.jivamuktiyoga.com).

SIVANANDA-YOGA

Eine Form des Yoga nach dem Arzt Swami Sivananda, die heute auf fünf Prinzipien aufbaut: richtige Körperübungen, richtige Atmung und Entspannung, vegetarische Ernährung, positives Denken sowie Meditation. Die Lehre des Vedanta, eines der sechs philosophischen Systeme des Hinduismus, wird in die Praxis miteinbezogen (Info: www.yoga-vidia.de).

VINI-YOGA

Bei dieser hierzulande beliebten, therapeutisch orientierten Yogaform sind die Übungen individuell auf die Bedürfnisse des Einzelnen ausgerichtet. Die Asanas werden nach Alter und Fitness variiert, sodass auch Menschen mit gesundheitlichen Problemen diese Methode praktizieren können (Info: www.yoga-info.de).

YOGA-PILATES

Dieses moderne und körperschonende Training ist eine Synthese aus Hatha-Yoga-Asanas und Übungen von Joseph Pilates. Sein Fitness-Programm kombiniert Elemente aus asiatischen Techniken und westlicher Gymnastik. Ziel ist es, durch harmonische, fließende Bewegungen die Durchblutung und Körperwahrnehmung zu verbessern. Dabei werden stets mehrere Muskelgruppen gleichzeitig trainiert und gedehnt. Die Übungen sind geeignet, den gesamten Körper zu kräftigen und so Verletzungen vorzubeugen (Info: www.pilates-bodymotion.de).

TIPPS

Worauf Schüler bei der Wahl eines Yogalehrers achten sollten

1. Die Ausbildung sollte einen Zeitraum von drei Jahren nicht unterschreiten.
2. Der Lehrer ist mit den grundlegenden anatomischen und physiologischen Merkmalen des Körpers vertraut.
3. Hintergrundwissen über die Philosophie des Yoga fließt in den Unterricht ein.
4. Der Lehrer scheut keine Fragen nach seiner fachlichen Qualifikation.

naturwissenschaftlichen Erforschung des Yoga und konnte bereits 1922 zeigen, dass durch die Praktiken „Uddiyana-Bandha“, bei der das Zwerchfell mittels Kontraktion des Unterleibs angehoben wird, und „Nauli“ – das quirlartige Kreisen des Bauchraumes – ein Unterdruck erzeugt wird, der sich günstig auf die Verdauungsorgane auswirkt.

Spezialisten des Kaivalyadhama-Instituts waren auch an einer der bislang umfangreichsten deutschen Yoga-Studien beteiligt, die von 1993 bis 1995 unter Leitung der Verhaltenswissenschaftlerin und Yogalehrerin Martina Bley durchgeführt wurde. In Kooperation mit dem Lehrstuhl für Naturheilkunde der Freien Universität Berlin sowie dem Gesundheitszentrum der Betriebskrankenkasse Berlin und der Barmer Ersatzkasse Berlin untersuchte Bley die Auswirkungen eines 18-monatigen Yogatrainings auf Patienten mit Bluthochdruck, chronischen Schlafstörungen, Rücken- und Kopfschmerzen.

Die Ergebnisse sprechen für die traditionelle Yogatherapie mit klassischen Hatha-Übungen: Bei Probanden mit Kreuzschmerzen verringerten sich Intensität und Dauer des Schmerzes zum Teil schon nach vierwöchiger Praxis signifikant. Im gleichen Zeitraum sanken der systolische und der diastolische Wert bei Bluthochdruck-Patienten deutlich.

Weitere Untersuchungen aus Europa und den USA deuten zudem darauf hin, dass bestimmte Pranayama-Übungen asthmatische Symptome lindern können: Das bewusste und tiefe Atmen erhöht die Sauerstoff-Aufnahmekapazität, und die Bronchiolen werden elastischer und weiten sich.

Auch gibt es Hinweise, dass Yoga bei Diabetes helfen kann: Die Wissenschaftlerin Alicia Souto von der Universidad del Salvador in Buenos Aires stellte während der Konferenz in Lonavla eine Studie vor, derzufolge Herzfrequenz und Blutzuckerspiegel sinken, wenn Erkrankte täglich eine Kombination aus Asanas, Atem- und Meditationsübungen praktizieren.

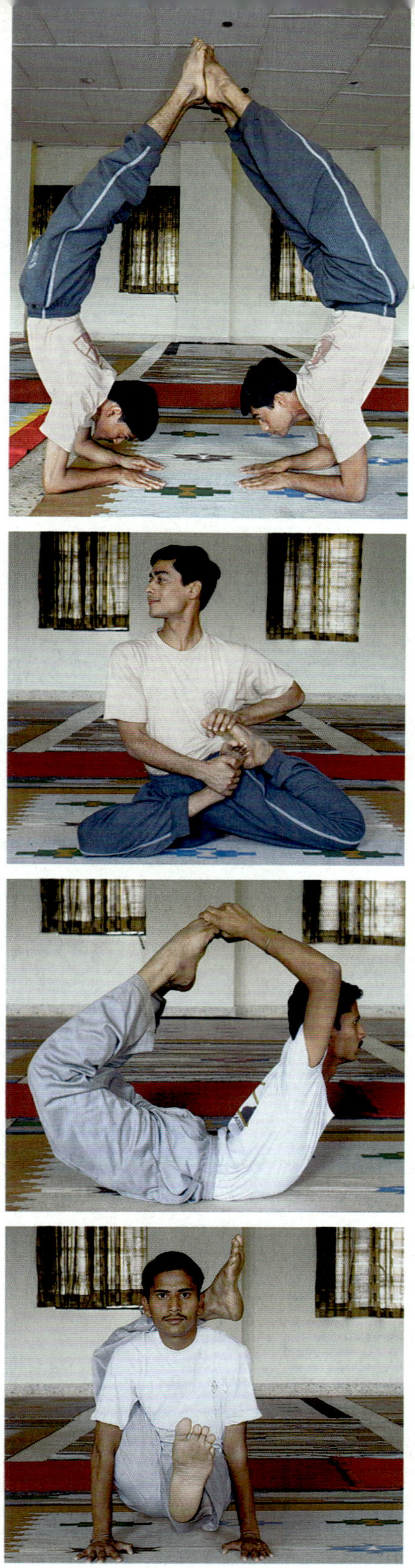

Yoga-Übungen in Perfektion: Skorpionhaltung, »Vamadeva«-Haltung, Bogenhaltung und eine Vogelhaltung. Wer so gelenkig werden will, muss viele Jahre trainieren – und das vor allem regelmäßig

Für einen der besten Vorträge auf der Konferenz wurde Sat Bir Khalsa, Professor an der Harvard Medical School, ausgezeichnet. In einem Experiment mit 30 angehenden Profimusikern hat er nachgewiesen, dass bereits einfache Asanas und Atemübungen Stressreaktionen und Lampenfieber deutlich reduzieren können.

Die Ergebnisse lassen sich nach Ansicht von Khalsa auf andere Personengruppen übertragen, die unter Leistungsdruck in der Öffentlichkeit stehen, etwa auf Sportler. Für diese sei Yoga als Ausgleich oder Ergänzung ohnehin hervorragend geeignet, sagt Ingo Froböse von der Sporthochschule Köln. Auch die deutsche Fußballnationalmannschaft hat vor der Weltmeisterschaft 2006 Yoga praktiziert.

PROFITIEREN KÖNNTEN vor allem Sportler, die Spiel- und Ausdauersportarten betreiben. So lässt sich mithilfe von Yoga-Übungen das während eines Spiels aufgebaute Aggressionspotenzial wieder auf ein normales Maß herunterfahren. Läufer und Radfahrer könnten durch Asanas, so Froböse, „eine zusätzliche Wirkung erzielen, indem die Muskeln aktiv stimuliert werden“. Bei Ausdauersportarten werde in erster Linie das Herz-Kreislauf-System trainiert, die Muskulatur aber eher vernachlässigt.

Doch Asanas kräftigen die Muskulatur nicht nur; bestimmte Dehnungsübungen verringern auch den Muskeltonus, den Spannungszustand der Muskulatur. Wohltuend ist das nicht allein für Sportler, sondern auch für Menschen mit neurologischen Erkrankungen, bei denen Krämpfe oder Spasmen auftreten. Inzwischen gibt es vereinzelte Hinweise darauf, dass Yoga sogar einen positiven Einfluss auf frühkindliche Hirnschäden hat sowie auf Leiden wie Schlaganfall und Par-

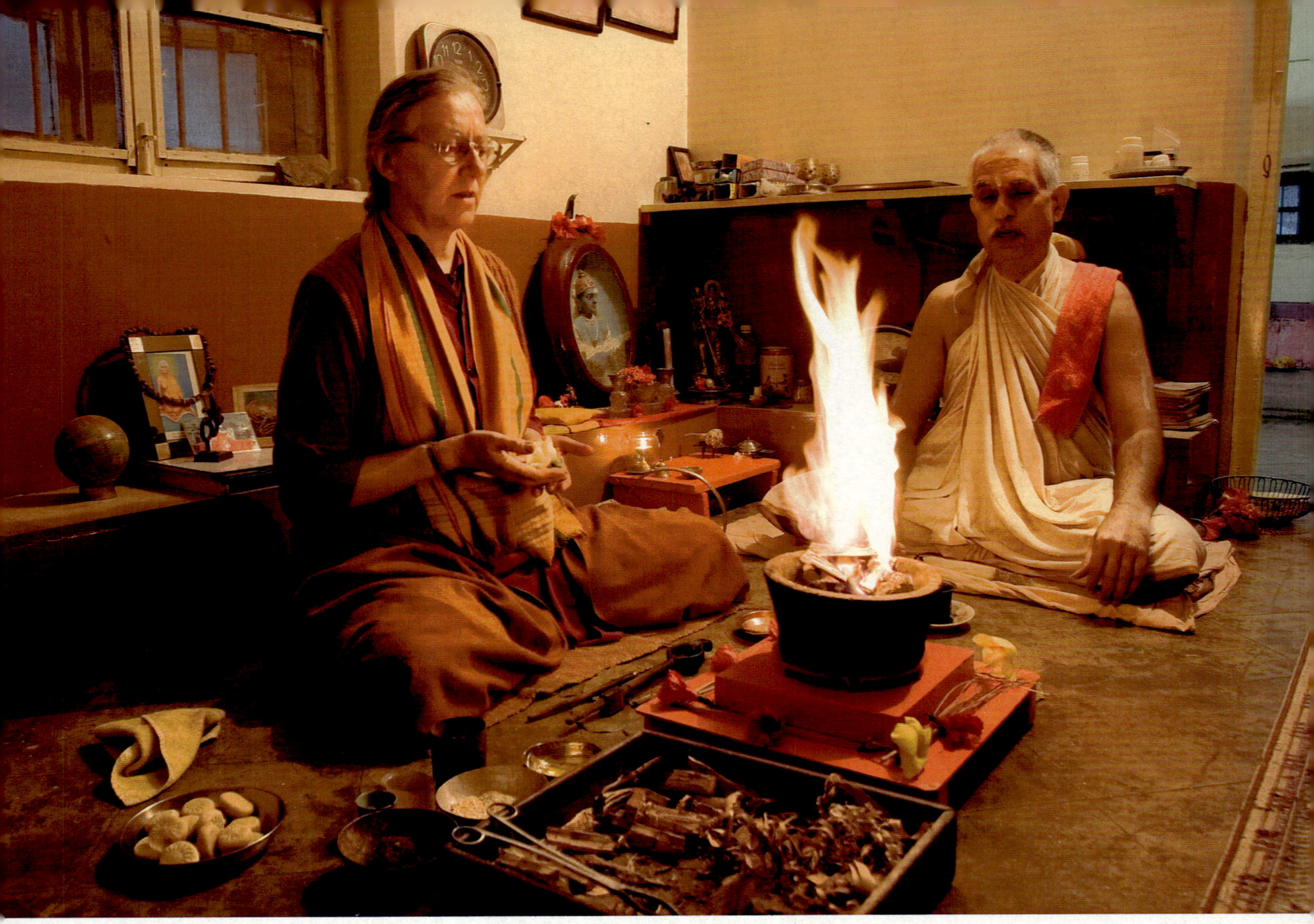

Die Feuerzeremonie wird im Kaivalyadhama-Institut täglich praktiziert – eine uralte vedische Tradition zu Ehren des Göttlichen

kinson. Sri O. P. Tiwari ist ohnehin davon überzeugt, dass die traditionelle Yogatherapie bei den meisten Zivilisationskrankheiten helfen kann: „Aber wir können es mit unseren veralteten Apparaturen nicht nachweisen."

FÜR NEUE GERÄTE jedoch, wie Oximeter zur Sauerstoffbestimmung des Blutes, Zytometer zur Zellanalyse oder Apparate zum Messen von Hirnfunktionen, fehle das Geld.

Doch selbst, wenn es den Wissenschaftlern in Kaivalyadhama gelänge, die Wirksamkeit des Yoga zu belegen: Viele Studien aus Indien werden im Westen nicht anerkannt, weil sie in ihrer Herangehensweise nicht den gängigen wissenschaftlichen Kriterien genügen, sagt Ingo Froböse. Sie lieferten allenfalls erste Indizien für die therapeutischen Effekte des Yoga.

Mit viel mehr können aber auch europäische und amerikanische Forscher nicht aufwarten. Denn auch im Westen gibt es noch kaum Studien zum Yoga, mit denen die Wirksamkeit jenseits von Erfolgen im Einzelfall schlüssig belegt worden ist. Die nach westlichem Standard erforderliche „Doppelblind-Studie", bei der weder Ärzte noch Probanden wissen, wer welche Behandlung bekommt, lässt sich auf Yoga bislang nicht anwenden. Deshalb findet die indische Meditations- und Bewegungslehre nur langsam einen Platz in der medizinischen Forschung, in Krankenhäusern und Reha-Kliniken.

Ein Schüler sollte nur das akzeptieren, wovon er wirklich überzeugt ist, denn sonst ist Yoga nicht heilsam

Zudem ist Yoga kein Allheilmittel, es unterliegt keinem simplen Ursache-Wirkung-Prinzip wie eine Schmerztablette. Und seine Wirksamkeit hängt entscheidend davon ab, wie Yoga ausgeführt wird; ohne qualifizierte Lehrer nützt demnach auch die größte Motivation der Schüler nichts. Zwei bis dreimal wöchentlich eine Stunde sind laut Froböse das Minimum, um einen gesundheitsfördernden Effekt zu erzielen – wobei jeder Schüler auf bestimmte Praktiken individuell reagiere.

Der Gesundheitsexperte wünscht sich daher ein mehr an den Zielgruppen orientiertes Training. Dieses sei nur durch eine verbesserte Ausbildung und Kontrolle der Lehrer zu erreichen. Notfalls müsse man – entgegen der traditionellen Lehre – auf bestimmte Yogapraktiken und philosophische Aspekte verzichten: „Wir müssen die Leute da abholen, wo sie sind." Nur dann könne sich Yoga auch im Westen in der Breite durchsetzen.

Das, was heutzutage in Fitnessstudios oder Volkshochschulen unter Yoga angeboten wird, ist für Froböse allerdings oft zu weit entfernt von den klassischen Wurzeln. So gebe es mittlerweile „Auswüchse" wie Boxing-Yoga oder Nackt-Yoga: „Da wird die Tradition ganz schön vergewaltigt."

Mittlerweile sind die nicht traditionellen Varianten des Westens sogar in das Ursprungsland zurückgeschwappt: Auch in Indien praktizieren immer mehr Menschen Yoga ausschließlich aus Fitnessgründen oder weil es im Trend liegt.

Das gilt auch für meine beiden Mitschülerinnen aus Mumbai, eine 66, die andere 70 Jahre alt. Die Damen, in elegante Saris gekleidet, berichten, dass ihre Kinder sie zum Pranayama-Workshop geschickt hätten, weil Yoga „in" sei und jung halte. Und da Lonavla in einer landschaftlich besonders reizvollen Gegend und zudem unweit von Mumbai liege, hätten sie sich für das Kaivalyadhama-Institut entschieden.

Dass nicht jede Abweichung von der Tradition dem Yoga zwangsläufig die Wirkung nimmt, zeigt auch die Forschungsarbeit des Harvard-Professors Sat Bir Khalsa: Die von ihm untersuchten Musiker, die „nur" praktizierten, konnten ebenso erfolgreich Stress und Lampenfieber vermindern wie jene, die gleichzeitig ihren gesamten Lebensstil im Sinne des Yoga umstellten. Allerdings – und das ist laut Khalsa entscheidend – müsse der Schüler achtsam, voll konzentriert und mit Hingabe praktizieren; er müsse Yoga verinnerlichen und nicht bloß üben.

DIE ZUKUNFT DES YOGA liegt irgendwo zwischen Fitness und Tradition", sagt der Yogalehrer Klaus König, der einzige deutsche Referent auf der Konferenz. Schließlich habe sich Yoga schon immer verändert und sich dem Zeitgeist angepasst. Patanjalis 2000 Jahre alte Sutren seien eben vielfältig interpretierbar. „Es ist schwer zu sagen, was wirklich *die* Tradition ist."

Solange der Übende die Ursprünge des Yoga kenne und wisse, was er tue, sagt Sri O. P. Tiwari, habe auch er nichts gegen geringfügige Veränderungen der klassischen Übungen. „Deren Bedeutung bleibt gleich, ob ich Yoga in Indien, in Deutschland oder sonstwo praktiziere."

Diese Botschaft müsse den Menschen mit einfachen Worten freundlich vermittelt werden, ohne die Absicht, sie zu missionieren. Ebenso wie der Grundsatz, dass ein Schüler nur das akzeptieren soll, wovon er wirklich überzeugt ist: „Sonst ist Yoga nicht heilsam."

Viele Praktizierende, weiß Klaus König aus eigener Erfahrung, würden sich ohnehin von selbst irgendwann für die ursprüngliche Bedeutung des Yoga interessieren – ohne dass man sie von Beginn an mit historischen Texten, Mantras oder Reinigungspraktiken konfrontiere. „Die Leute öffnen sich plötzlich, wollen mehr wissen, anfängliche Skepsis und Scheu weichen."

DAS GEHT AUCH MIR SO. Mit jeder Unterrichtsstunde kann ich mich besser auf meinen Atem konzentrieren, mich intensiver auf die Übungen einlassen. Die Beine schlafen zwar immer noch ab und zu ein, doch ich erlebe auch Sekunden der Ruhe: Der „wilde Affe" scheint für einige Augenblicke still zu sitzen. Mein Körper fühlt sich leichter an, und ich bin wach, klar und voller Energie – obwohl ich früh aufstehen und auf meinen Morgenkaffee verzichten muss.

Am letzten Tag finde ich mich sogar pünktlich um sechs Uhr vor dem Waschbecken ein. In der Hand halte ich mein neu erworbenes Nasenreinigungs-Kännchen. Vorsichtig gieße ich mir Salzwasser in mein rechtes Nasenloch und warte gespannt darauf, dass es aus dem linken wieder herausläuft. Es funktioniert.

Stolz berichte ich meinem Beckennachbarn von meinem kleinen Kriya-Erfolg. Subhabrata aus Kalkutta ist schon einen Schritt weiter. Er hat gerade zum ersten Mal fast eineinhalb Liter Salzwasser getrunken und es wieder erbrochen – zur Entsäuerung und Reinigung des Magens: „Es ist so befreiend, wie wenn man lange nicht weinen konnte und sich plötzlich alles löst."

Ob ich es nicht auch probieren wolle. „Vielleicht beim nächsten Mal", antworte ich – und bin mir plötzlich sicher, dass ich es irgendwann versuchen werde. □

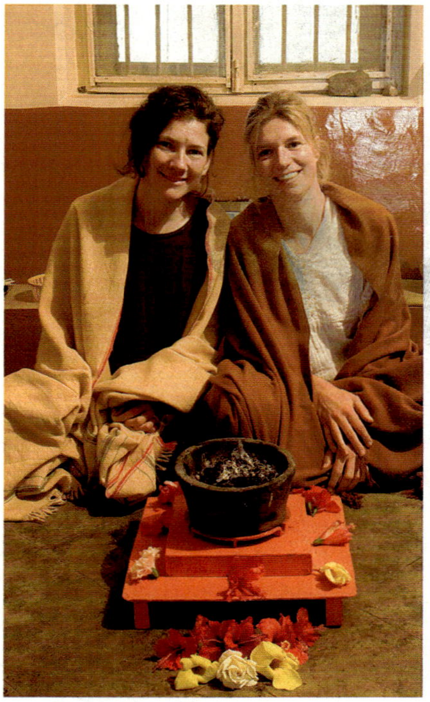

Die Autorin **Christine Heidemann**, 43, (rechts) und die Fotografin **Karin Apollonia Müller**, 43, fühlten sich im Ashram schon nach wenigen Tagen wie zu Hause. Beim nächsten Besuch im Kaivalyadhama-Institut wollen sie einen mehrwöchigen Kurs belegen – inklusive einer vollständigen Kriya-Reinigungspraxis.

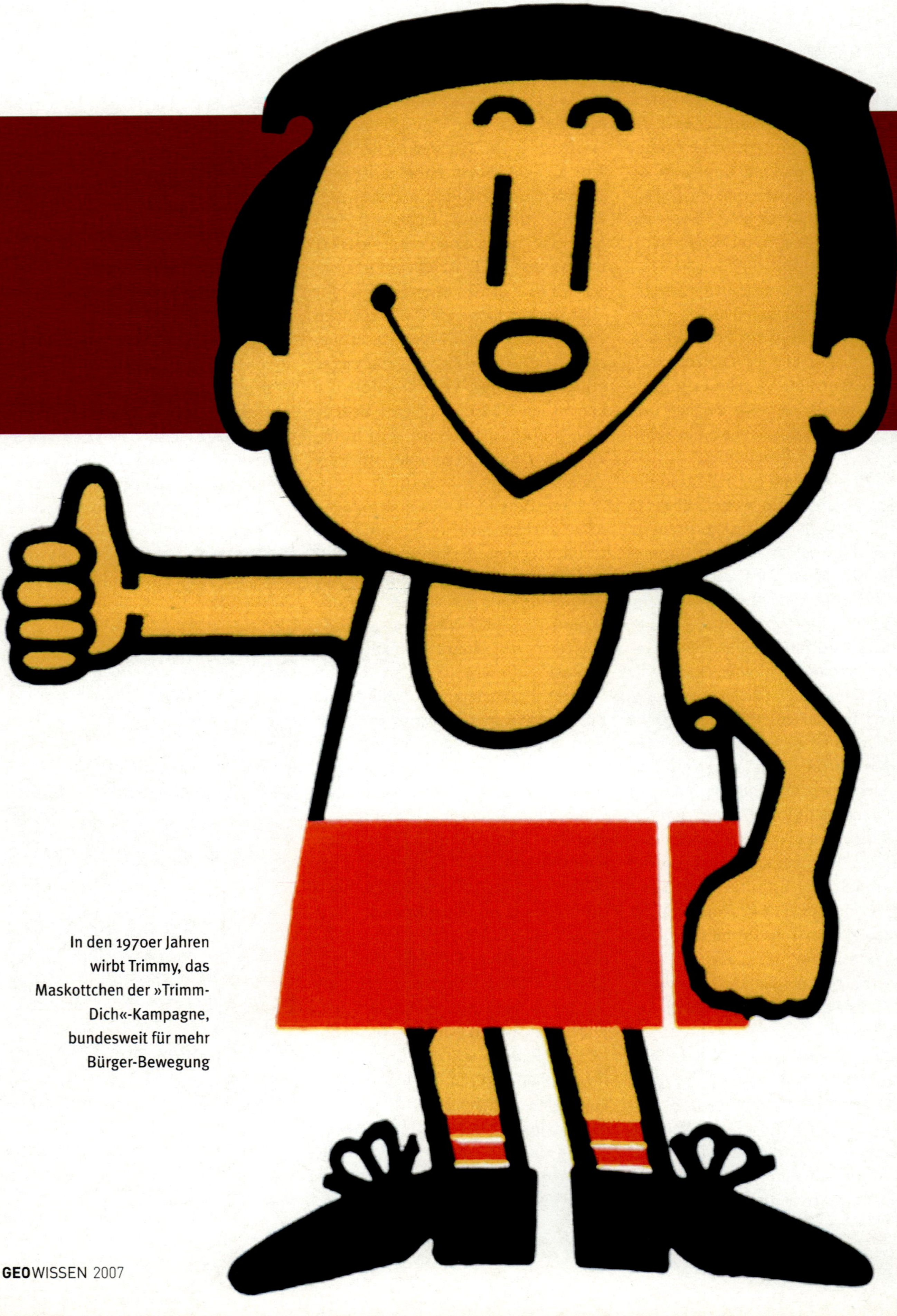

In den 1970er Jahren wirbt Trimmy, das Maskottchen der »Trimm-Dich«-Kampagne, bundesweit für mehr Bürger-Bewegung

FRISCH, FROMM, FRÖHLICH, FREI

Jahrtausendelang dienten Leibesübungen vor allem dem Zweck, den Körper für den Kampf gegen Feinde zu stählen. Erst spät in der Geschichte entsteht der Sport: als Form kontrollierten Kräftemessens – und zugleich als Mittel, innere Widersacher wie Krankheit und Verfall in Schach zu halten

VON CARSTEN JASNER

Die beiden Männer im Lendenschurz, Odysseus der eine, Ajax der andere, treten in den Kampfkreis. Ihr Ringen beschreibt Homer in der wohl ersten Sportreportage der Menschheit: „Beiden knirschte der Rücken, von stark umschlungenen Armen / angestrengt und gezuckt; und es strömte der Schweiß von den Gliedern." Ajax hebt seinen Gegner an, „doch der List vergaß nicht Odysseus, / schlug ihm von hinten die Beugung des Knies, und löst' ihm die Glieder: / Rücklings warf er ihn hin, und es sank von oben Odysseus ihm auf die Brust". Der griechische Held Achill als Schiedsrichter erklärt schließlich beide zu Siegern.

Dieser Freistilringkampf ist Teil der Wettspiele, die Homer in der „Ilias" schildert. Unter anderem wird dabei noch geboxt, der Diskus geschleudert, der Speer geworfen und um die Wette gerannt, wobei Ajax zur allgemeinen Belustigung im Kuhmist ausrutscht.

Ob die Spiele tatsächlich stattgefunden haben, weiß niemand. Gleichwohl dienten sie den Athleten der griechischen Antike als Vorbild. Und künden sie nicht von Tugenden, denen Sportler noch heute weltweit nacheifern: vom Willen, das Letzte zu geben, bis zur Dabei-sein-ist-alles-Moral?

Nicht ganz.

Die Wettkämpfe in der „Ilias" waren Leichenspiele zu Ehren des gefallenen Freundes von Achill. Sie fanden als eine Art Wehrübung in einer Kampfpause vor den Toren Trojas statt; zum Auftakt „erwürgte" Achill zwölf Kriegsgefangene „mit dem Schwert". Als in späteren Zeiten Griechen ihren Leib im „gymnasion" ertüchtigten, taten sie dies auch für die nächste Schlacht. Und nicht selten endete ein Ringkampf oder ein Streitwagenrennen mit dem Tod eines Athleten.

SPORT, WIE WIR IHN heute kennen, nach dem Fairness-Prinzip und in der Regel unblutig, ist eine recht junge Errungenschaft. Seine Anfänge liegen im 18. Jahrhundert und brauchten dann noch viele Jahrzehnte, um sich durchzusetzen. Bis dahin aber ist die Geschichte der Leibesübungen vor allem eine Geschichte der Gewalt. Sie handelt von der Beherrschung des Körpers, um die eigenen Kräfte zu kontrollieren und den Feind im Krieg zu bezwingen.

Das galt nicht nur bei den Griechen, sondern nach diesen auch bei den Römern und den Germanen. Erst viel später, auf den Schlachtfeldern des 11. Jahrhunderts, bildete sich etwas heraus, das einige Ansätze „sportlichen" Gebarens aufwies – angestoßen durch eine neue Kampftaktik: Kleine Reitertrupps preschten mit vorgereckten Lanzen gegen den Feind.

Unblutige Wettkämpfe sind eine moderne Errungenschaft

Diese anspruchsvolle Technik musste ständig geübt werden. Das Training erwies sich als überaus publikumswirksam – und führte in den folgenden Jahrhunderten zu einer Inflation von Ritterturnieren in ganz Europa.

Nach und nach verfeinerten sich deren Regeln. Ab dem 15. Jahrhundert durften oft nur noch ranghohe Fürsten Turniere ausrichten. Einladungen wurden verschickt, Kampfrichter und Aus-

Nicht zum ersten Mal streiten sich ODYSSEUS und AJAX in der »Ilias«. In dieser Szene geht es um die Waffen des Achill, dessen Leichnam sie zuvor vom Schlachtfeld geborgen haben

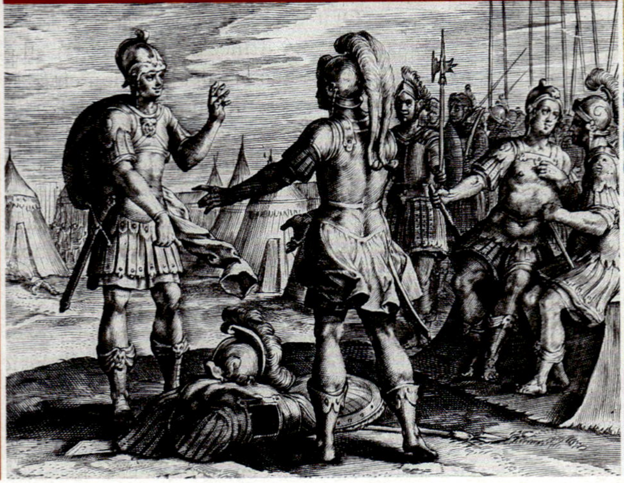

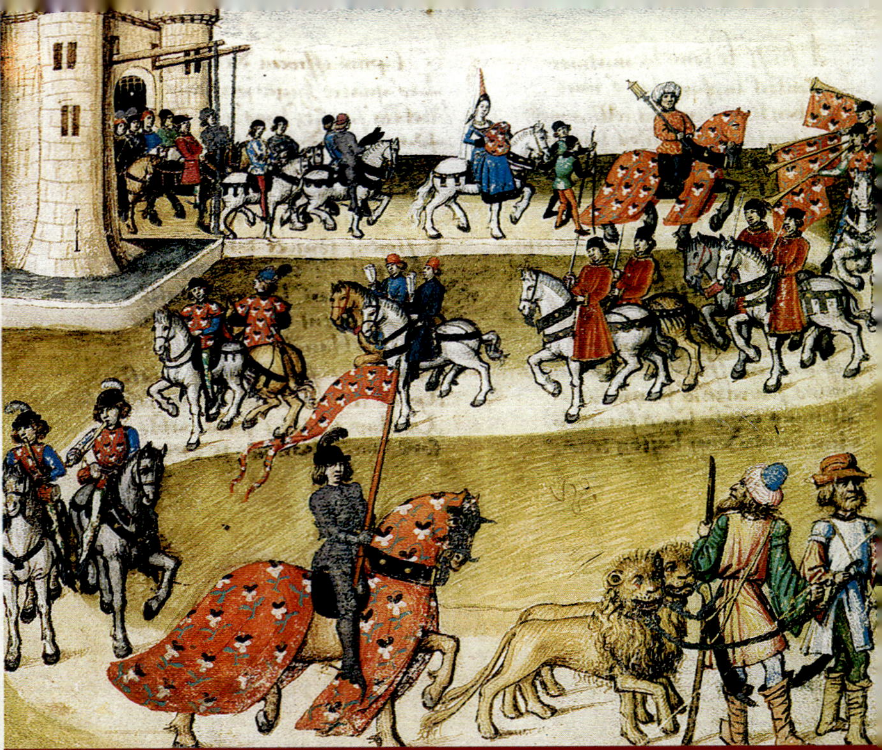

Aufmarsch zum RITTERTURNIER des Herzogs René d'Anjou im französischen Saumur im Jahr 1446. Dessen Kampfspiele zählen zu den prunkvollsten ihrer Zeit

tragungsort, Rüstung und Waffen festgelegt. Für den Kampf galt: Wer das Visier des Gegners traf, konnte punkten; wer ihn aus dem Sattel hob, hatte sofort gewonnen. Siegespreis war der Kuss einer Dame, wenn nicht sogar die Dame selbst.

Der Klerus zeigte sich wenig erfreut. Mönche wetterten, dass auf Turnieren Todsünden wie Stolz und Wollust herrschten. Die Ritter würden sich nurmehr der Ruhmsucht hingeben, statt ihrer Pflicht, der Landesverteidigung, nachzukommen. Was die Kirche kritisierte, war nichts anderes als die Versportlichung einer Kriegstechnik, denn für den Ernstfall war der Lanzenkampf kaum noch von Bedeutung.

Seit dem 12. Jahrhundert wurden Städte immer häufiger von ihren Bürgern selbst verteidigt. In Schützengilden übten diese den Umgang mit der Armbrust, später mit Feuerwaffen. Auf Schützen- und Kirchweihfesten wurde zudem gerungen, gesprungen und gewichtgehoben, auf Wiesen vor den Stadttoren rannten Kaufleute mit Handwerkern um die Wette. All das hatte immer auch eine wehrpädagogische Funktion.

Mit dem Ende des Mittelalters schwanden Macht und Einfluss der Ritter, ihre Turniere waren bei Hofe nicht mehr gefragt. Um gesellschaftlich zu überleben, zwängten sich die Edelleute in ein Korsett aus Benimmregeln, trainierten tänzerische Eleganz, gepflegte Konversation und den „Jeu de Paume" – einen Vorläufer von Tennis und Squash. Die Kombattanten droschen nicht mehr unmittelbar aufeinander ein, sondern nur noch indirekt über einen Schläger auf einen Ball.

Die Sorge um die Gesundheit wird früh zur Bürgerpflicht

DIE VERHÖFLICHUNG DES ADELS bewirkte, so schreibt der Soziologe Norbert Elias, einen Zivilisationsschub. Mit der Unterwerfung der einstigen Kriegerklassen unter die Kontrolle des Hofes, mit der zunehmenden Steuerung ihrer Verhaltensweisen und Affekte entwickelte sich eine Sensibilisierung für körperliche Gewalt: Es war Männern nicht mehr erlaubt, ihre Kräfte ohne Rücksicht auf Verluste zu messen.

Die Kampfeslust selbst aber war ungebrochen. Um Aggressionen abzubauen, boten sich die neuen Wettspiele als Ventil an. So entwickelte sich Sport als Paradox: als Produkt gesellschaftlicher Zwänge – und zugleich als Möglichkeit, sich von diesen für Momente zu befreien. Aus Volks- und Raufspielen um ein ballähnliches Objekt etwa entstand um 1550 in Florenz der zivilisierte „Calcio" – gespielt auf einem genau bemessenen Platz mit 15 Teilnehmern, deren Rollen als Stürmer oder Verteidiger festgelegt waren.

Parallel dazu erwachte in der Renaissance das Interesse an der Anatomie des Körpers. In seinem wegweisenden Werk „De arte gymnastica" beschrieb der Mediziner Mercurialis 1573 zahlreiche aus der Antike überlieferte gymnastische Übungen und ihre medizinische Wirkung. Jahrhunderte-

In einem Ballspielhaus im Schloss von Versailles wird JEU DE PAUME gespielt, ein Vorläufer von Tennis und Squash – stilvoller Ausdruck der Verhöflichung von Leibesübungen

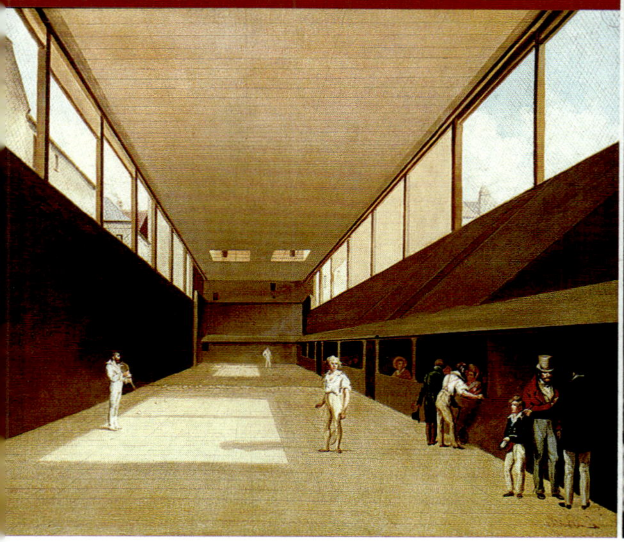

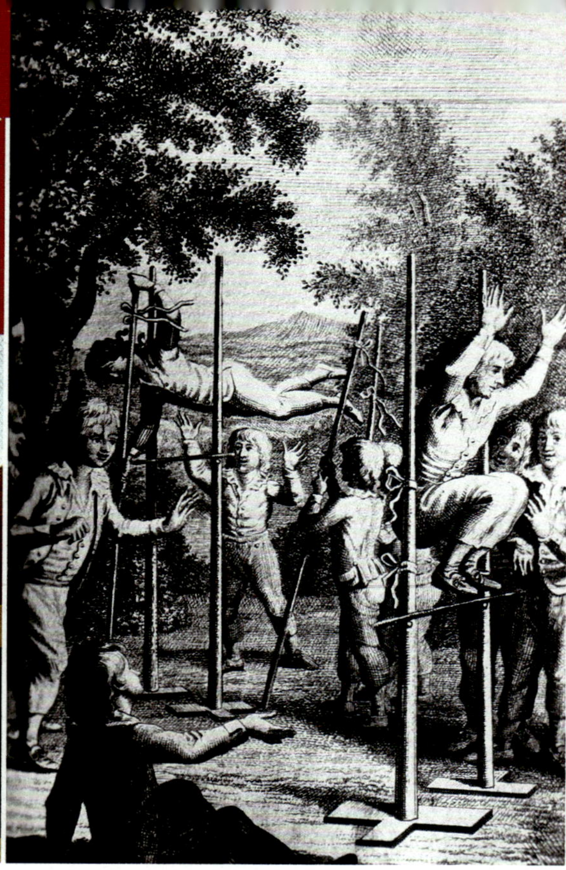

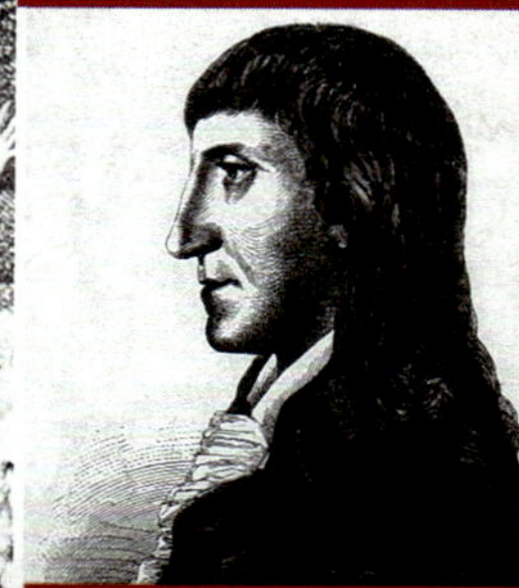

Der deutsche Sportpädagoge Johann GutsMuths (1759–1839) propagiert im ersten umfassenden TURNBUCH Sportarten wie Hochsprung als Teil seiner Bildungs- und Erziehungsvorstellung

lang hatte Gesundheit als Leihgabe Gottes gegolten – nun schien sie erreichbar aus eigener Kraft.

Die Körperertüchtigung als Teil der Hygenie diente erstmals auch zur Abwehr von Krankheiten. Für seine Gesundheit zu sorgen wurde zur Pflicht des aufgeklärten Bürgers; den Körper betrachtete er nun als sein Eigentum – und das auch im politisch-metaphorischen Sinn: als Abkehr vom faulenden Leib der Ständegesellschaft.

DER BEGRIFF „SPORTS“ bildet sich nicht zufällig in England heraus. Er stammt vom lateinischen „de porto“ und dem daraus abgeleiteten Verb „disportare“, mit der Bedeutung: sich vergnügen abseits vom Hafen, dort wo Seeleute ihre Freizeit verbringen. Die englische Oberschicht hat reichlich davon. Und so ersinnen Adelige und Grundbesitzer allerlei Wettspiele.

Ihre Knechte etwa, die ursprünglich vor den Kutschen herhasteten, um vor Hindernissen und Gefahren zu warnen, lassen die Herren gegeneinander zum Laufwettbewerb antreten. Bald messen auch Ruderer, Ringer und Boxer ihre Kräfte, und viele exzentrische Gentlemen steigen selbst in den Ring. Das Publikum schließt Wetten ab und stellt fest: Spannender wird es, wenn Gegner unter möglichst gleichen Bedingungen kämpfen – also offen ist, wer gewinnt.

So werden im Boxen Gewichtsklassen geschaffen, den Kämpfern gepolsterte Handschuhe angezogen und Tiefschläge verboten. Auch andere Sportarten, Kricket etwa, erhalten einheitliche Regeln. Athleten spezialisieren sich auf einzelne Disziplinen, eine Jagd nach Rekorden beginnt.

Und mit ihr deren Quantifizierung: Funktionäre übersetzen körperliche Anstrengungen in Zahlen und Daten, Zentimeter und Sekunden, um die Leistungen vergleichbar zu machen. Damit entsteht die Voraussetzung für die Entwicklung des modernen Sports: seine Bürokratisierung.

DEUTSCHEN PÄDAGOGEN waren die englische Wettleidenschaft und das Spielerische suspekt. Die so genannten Philanthropen etwa wollten an den von ihnen gegründeten Schulen in Dessau und Schnepfenthal bei Gotha Kinder zu „anständigen“ Bürgern mit „Erwerbssinn“ erziehen – keinesfalls zu „spielsüchtigen Knaben mit Bärten“.

Johann Christoph Friedrich GutsMuths ließ seine Zöglinge auf Strickleitern, an Stangen und Seilen zwischen Bäumen klettern. Dabei notierte er, welche Bewegungen welche Muskelpartien und Gelenke trainierten. Sein Buch „Gymnastik für die Jugend“ von 1793 wurde ein Bestseller und atmet noch den Geist der Aufklärung. Nationalistische Töne schlägt GutsMuths dann 1817 im „Turnbuch für die Söhne des Vaterlandes“ an.

Zwischenzeitlich hatte der preußische Staat die allgemeine Wehrpflicht eingeführt – und Friedrich Ludwig Jahn das Turnen als deutschnationale Spezialität etabliert. Der Romantiker hielt den aus dem Lateinischen abgeleiteten Begriff „Turnen“ (von tornare: drechseln, drehen) für ein urdeutsches Wort. Mit ihm benannte Jahn, was er in der Berliner Hasenheide auf dem

FRAUENTURNEN nach Adolf Spieß in der Berliner Zentral-Turnhalle 1927. Der Pädagoge unterwirft das freie Turnen nach Jahn einem reglementierten Kanon von Kommandos

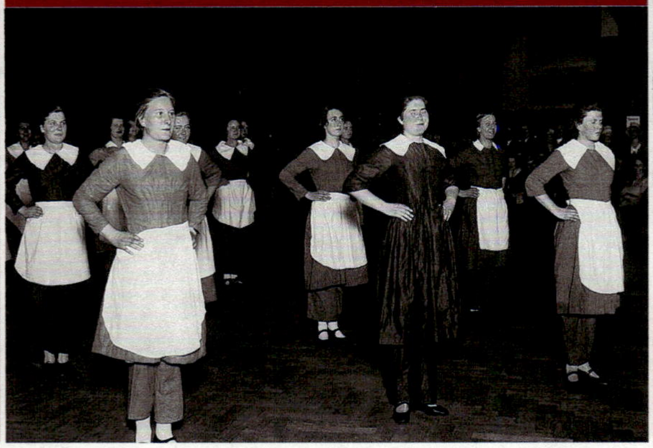

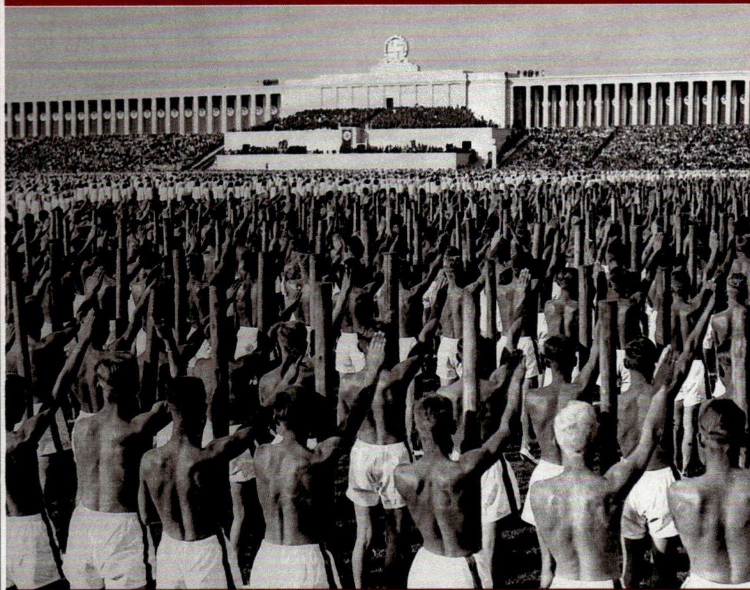

Körperkultur im Dienste des totalitären Staates: Großaufmarsch mit Hitlergruß auf dem REICHSPARTEITAG in Nürnberg 1938

ersten Freiluftturnplatz der Welt veranstaltete: An Gerätschaften wie dem von ihm erdachten Barren wollte der „Turnvater" die männliche Jugend – „frisch, fromm, fröhlich, frei" – von den Schrecken der Masturbation fernhalten und zum Herzen einer Armee formen, die alles ihm Verhasste vertreiben sollte: Junker, Juden, Pfaffen und vor allem die napoleonischen Franzosen.

Sport britischer Machart gilt als »perverse Kanalschwimmerei«

Während sich der britische Sport als zivilisierter Wettstreit in der ganzen Welt verbreitete, schlugen die deutschen Turner eine historische Rolle rückwärts.

Ab Mitte des 19. Jahrhunderts wurde den Schülern nicht länger nur unter freiem Himmel, wie bei Jahn, sondern zunehmend auch im Mief der Turnhallen das Rückgrat verbogen. Die staatlicherseits verordneten Leibesübungen nach dem Konzept des Theologen und Pädagogen Adolf Spieß sahen im Kern Disziplin, Gehorsam und eine kostengünstige militärische Ausbildung vor. Bei Feldaufmärschen und auf Turnfesten gelobten Zehntausende Mitglieder von Turnvereinen im massensynchronen Liegestütz König und Kaiser die Treue.

DIE OLYMPISCHE IDEE, die der französische Baron de Coubertin Ende des 19. Jahrhunderts verkündete, hatte in Deutschland keine Chance. „Internationalismus und Demokratie" galten als zersetzend für das Gefühl der Volksgemeinschaft. Außerdem hielten führende Turner und Ärzte den olympischen Wettkampfsport für ungesund: Als „eine Ausgeburt unserer dahinhastenden alles gleichmachenden Zeit", ein „neumodisches Zerrbild der wahren Gymnastik" bezeichnete ihn der Turnfunktionär und Arzt Ferdinand August Schmidt.

Diese Ansicht wirkte nach dem Ersten Weltkrieg in der Weimarer Republik fort. Zwar erfreuten sich Fußball- und Leichtathletikvereine großen Zulaufs, programmatisch für Deutschland war indes der Titel des Buchs „Der Sport am Scheidewege" von 1928: Schriftsteller und Intellektuelle wie Bertolt Brecht und Egon Erwin Kisch beschrieben darin den Sport britischer Machart als „Rekordwahnsinn" und „perverse Kanalschwimmerei". Leistungssport, so der Münsteraner Sporthistoriker Michael Krüger, galt vielen „als typische Form der Leibesübung in einer kapitalistischen Ellbogengesellschaft".

Als die Nationalsozialisten 1933 die Macht übernahmen, war jegliche Diskussion über Sinn und Zweck des Sports beendet. Für Adolf Hitler diente dieser einzig dem Ziel, ein kriegstüchtiges Volk heranzuziehen: „Ich will eine athletische Jugend. (…) Das freie, herrliche Raubtier muss erst wieder aus ihren Augen blitzen. (…) So merze ich die Tausende von Jahren der menschlichen Domestikation aus." Einmal mehr pervertierten Machthaber den natürlichen Drang nach Bewegung.

NACH 1945 WAR SPORT in Deutschland schlecht beleumundet. Intellektuelle gaben der „Überbetonung der

Der TRIMM-DICH-PFAD ist das Fitnessstudio der 1970er Jahre: In der Natur soll die Familie ihre Freizeit verbringen und gegen Zivilisationskrankheiten ankämpfen

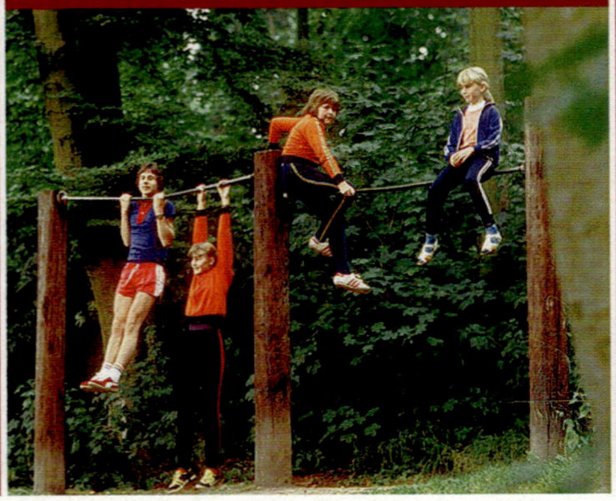

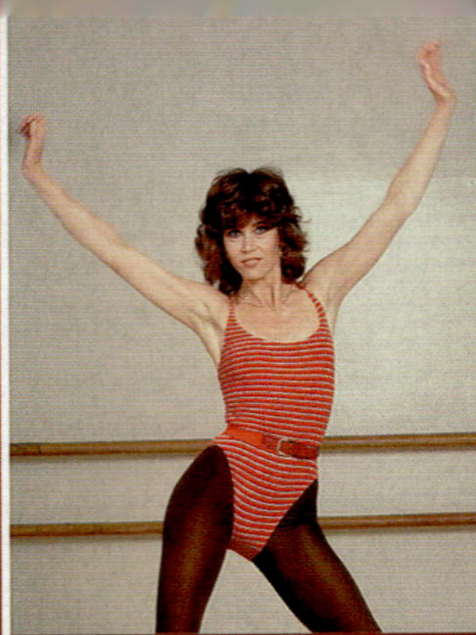

Die Schauspielerin JANE FONDA verhilft 1982 dem AEROBIC zum Durchbruch. Die gymnastisch-tänzerischen Übungen sprechen vor allem junge Frauen an

Die PILATES-METHODE ist seit einigen Jahren wieder ein Trend. In Gruppen, individuell oder mithilfe eines Personaltrainers wird der Körper gekräftigt, insbesondere gilt das für die Muskulatur um die Wirbelsäule

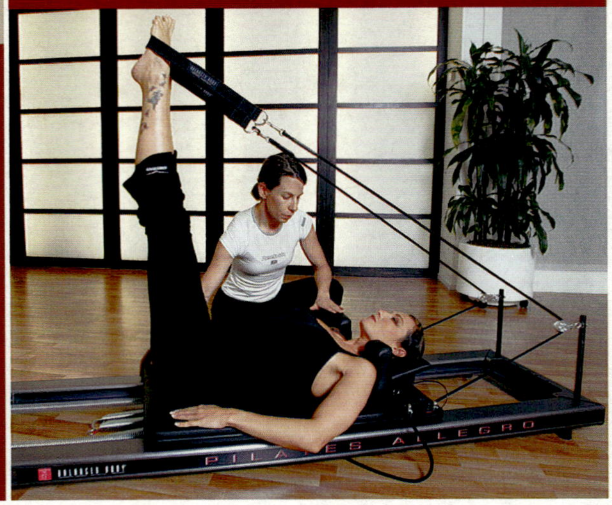

Leibesübungen“ eine Mitschuld „an der moralischen Verrohung der Nation“. 1960 war nur jeder zehnte Westdeutsche Mitglied in einem Sportverein (heute ist es jeder Dritte in Deutschland).

Erst in den 1970er Jahren, nach der „Fresswelle“ und der „Urlaubswelle“, war die Zeit reif für eine „Bewegungswelle“, erzählt der Werber Dieter Sihler,

Der moderne Mensch macht sich fit für den globalen Arbeitsmarkt

der damals die legendäre „Trimm-dich“-Kampagne mitgestaltet hat. Zuvor gab es in Deutschland Alarm: Weil die Wochenarbeitszeit sinke, müsse der Sport bei der „Bewältigung der Freizeitnot“ helfen. Auch nähmen Zivilisationskrankheiten wie Kreislaufstörungen und Herzbeschwerden zu.

In einer konzertierten Aktion von Politik, Wirtschaft, Medien und Vereinen wurden die Deutschen im „Trimm-Trab“-Tempo durch „Trimm-Parks“ im Wald gescheucht. An „Trimmstationen“, auf Autobahnrastplätzen und am „Trimmgerät des Jahres“ sollten sie ihre Wohlstandspolster bekämpfen, aufgemuntert von der grinsenden Leitfigur „Trimmy“.

Ab Ende der 1970er Jahre hat sich die Fitnessbewegung mit dem Jogging-Trend aus den USA und der von Jane Fonda ausgelösten Aerobic-Welle vermischt. Und so scheint der Prozess der Zivilisation im Sinne von Norbert Elias voranzuschreiten: Die Gesellschaft „versportlicht“ zusehends. Das Angebot ist individueller, vielfältiger und kommerzieller geworden: Profi-Athleten unterhalten die Massen mit immer neuen Rekorden, Freizeitsportler schlüpfen ins Trikot, um sich fit und wohl zu fühlen.

Vieles am aktuellen Wellnesstrend erinnert an die Körperkultur im Zeitalter der Renaissance und der Aufklärung. Medizinische Ratgeber und Lehrbücher zum Lauftraining und über Yoga sind Bestseller, die Medien geben Tipps, nach welchem System wir unseren Leib am besten in Form bringen, wie wir schlanker, schöner, selbstbewusster und stärker werden.

WIR RÜSTEN UNS für unsichere Zeiten. Das Ideal ist nach wie vor der Astralleib der griechischen Antike – doch nicht für den Krieg machen wir uns fit, sondern für den Kampf auf dem globalisierten Arbeitsmarkt. So tritt im Zeitalter abnehmender staatlicher Leistungen die über 200 Jahre alte, ursprüngliche Idee der Fitnessbewegung wieder in den Vordergrund: die selbstverantwortliche „Sorge um sich“, wie der Schweizer Historiker Philipp Sarasin anmerkt.

Zwar betreibt jeder zweite Deutsche – vor allem sind es ältere, „bildungsschwache“ Menschen mit geringem Einkommen – keinerlei Sport. Für den mündigen Bürger des 21. Jahrhunderts aber gilt der Körper als Organ einer neuen Machbarkeitsethik, nach der Devise: frohes Schaffen, Gesundheit und ein immer längeres Leben. □

Carsten Jasner, 43, ist freier Autor im Berliner Journalistenbüro Schön & Gut. Seine sportliche Sozialisation erlebte er im Turnverein, wo allerdings außer ihm niemand turnen wollte: „Wir spielten ständig Fußball.“

RANGLISTE: DIE BELIEB

Deutschland ist mehr denn je eine Fußball-Nation – da können, was die Zahl der Akti
sich, Golf verzeichnet den prozentual stärksten Zuwachs. GEO WISSEN präsentiert die

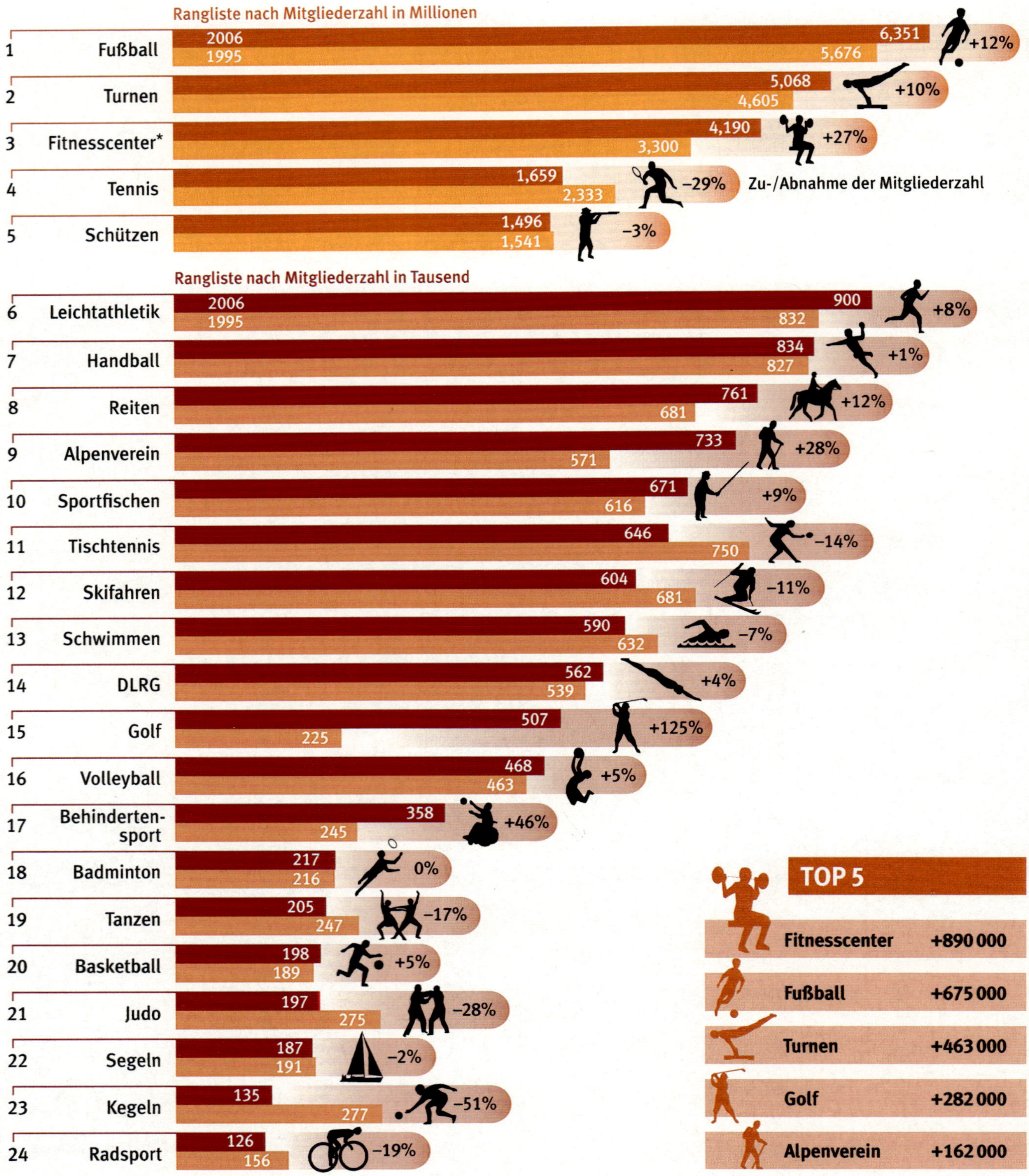

* Die Mitgliederzahl der Fitnesscenter beruht auf Angaben des Arbeitgeberverbands deutscher Fitness- und Gesundheitsanlagen von 2005

TESTEN SPORTARTEN

ven betrifft, selbst die Fitnesscenter nicht mithalten. Tennis und Kegeln haben ihre beste Zeit hinter

Mitgliederzahlen der im Deutschen Olympischen Sportbund organisierten Verbände

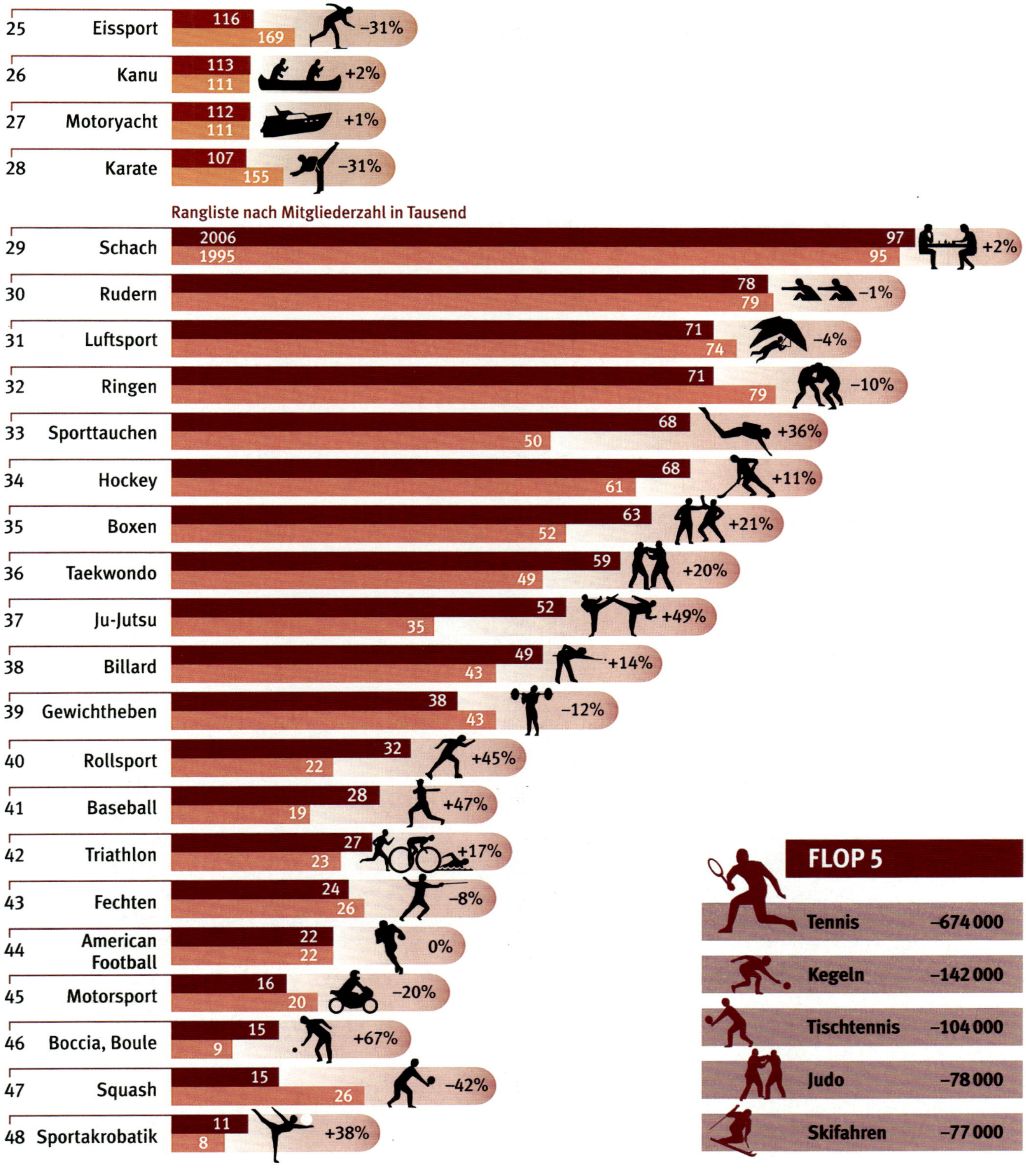

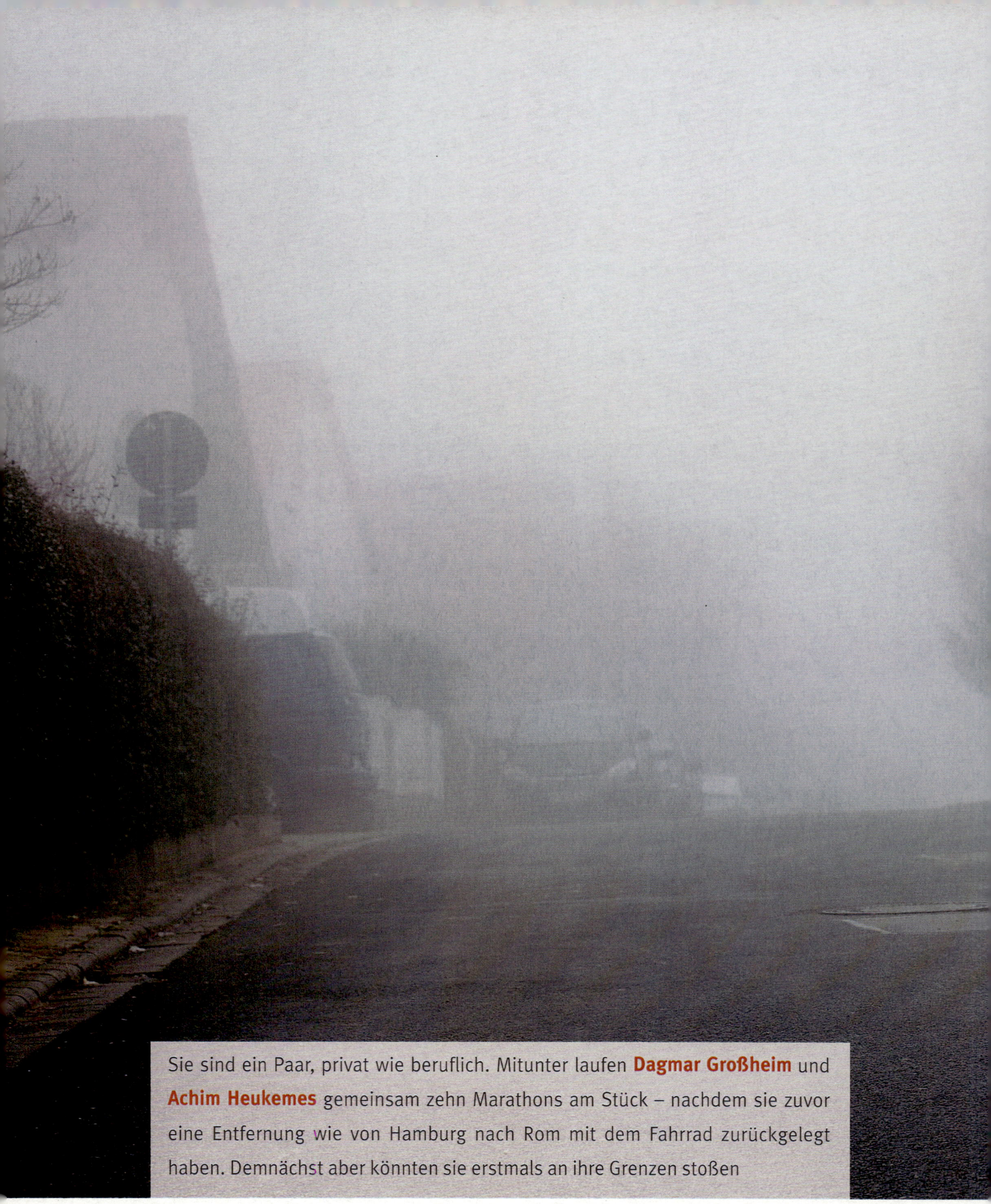

Sie sind ein Paar, privat wie beruflich. Mitunter laufen **Dagmar Großheim** und **Achim Heukemes** gemeinsam zehn Marathons am Stück – nachdem sie zuvor eine Entfernung wie von Hamburg nach Rom mit dem Fahrrad zurückgelegt haben. Demnächst aber könnten sie erstmals an ihre Grenzen stoßen

LIEBE UNTER EXTREMISTEN

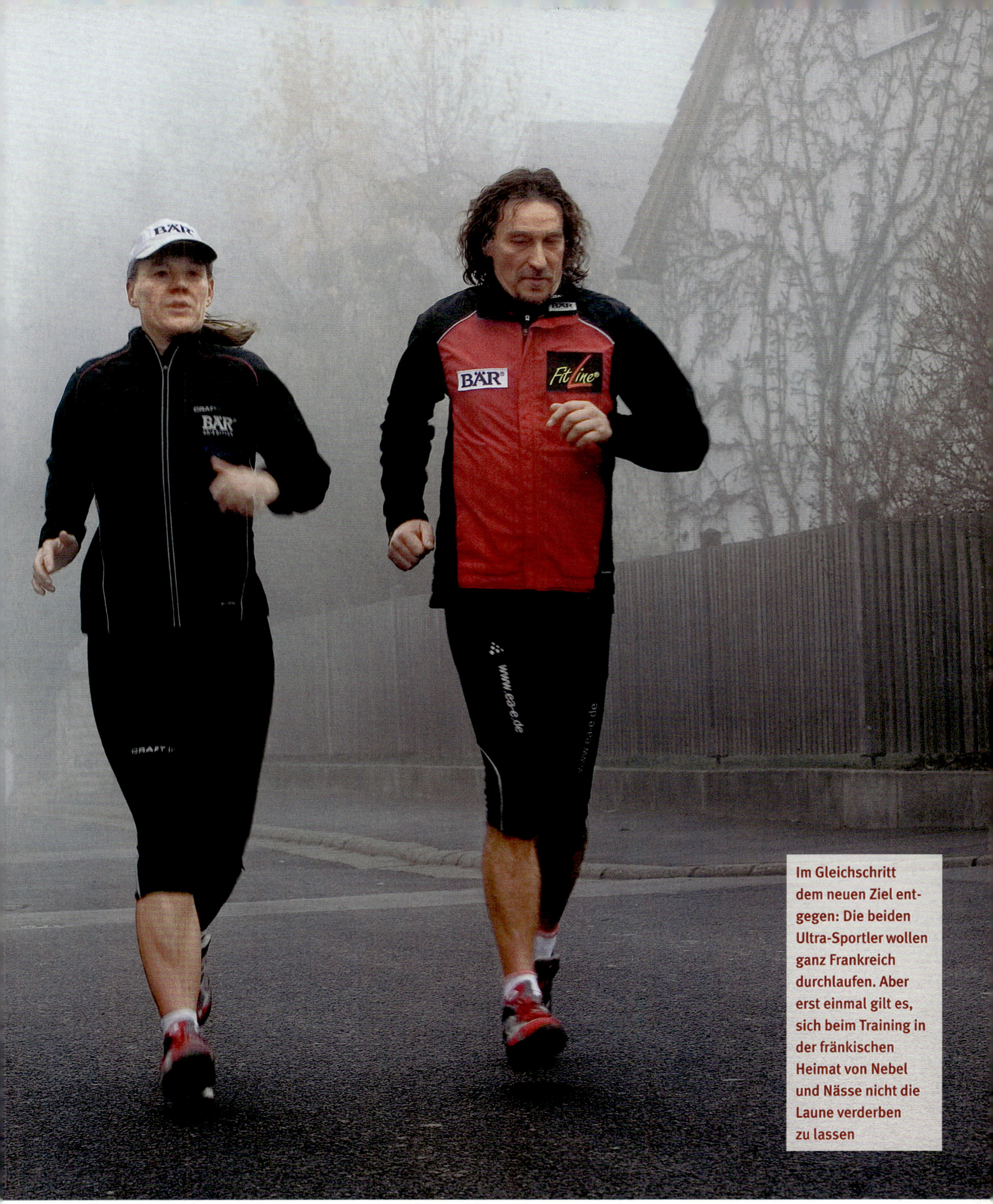

Im Gleichschritt dem neuen Ziel entgegen: Die beiden Ultra-Sportler wollen ganz Frankreich durchlaufen. Aber erst einmal gilt es, sich beim Training in der fränkischen Heimat von Nebel und Nässe nicht die Laune verderben zu lassen

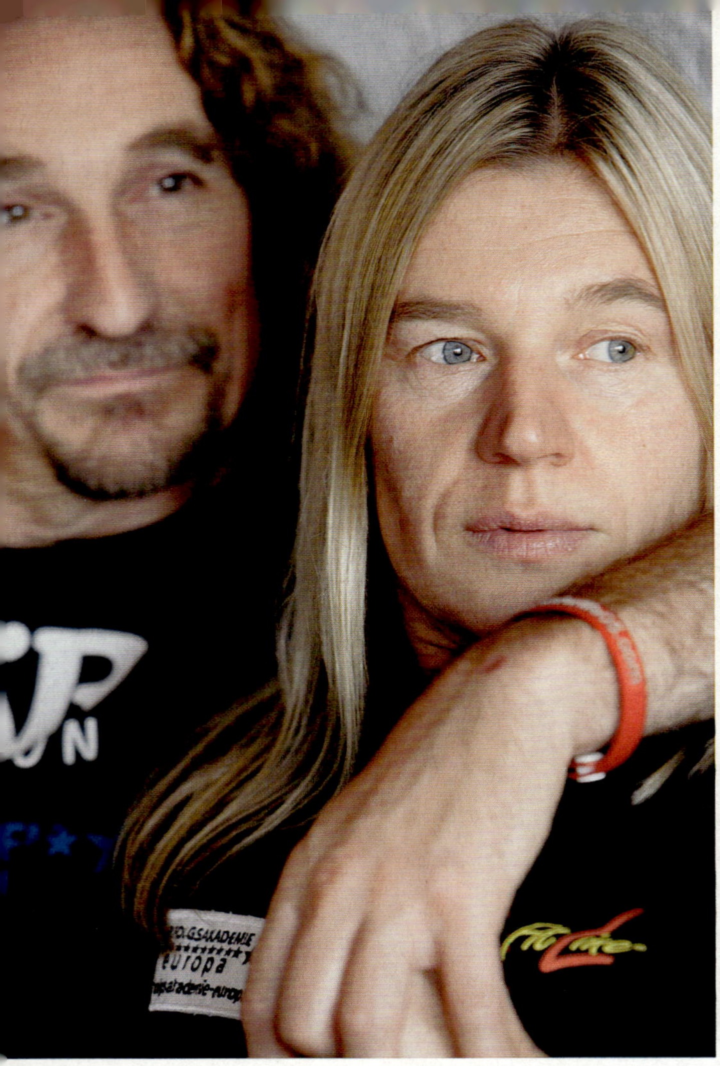

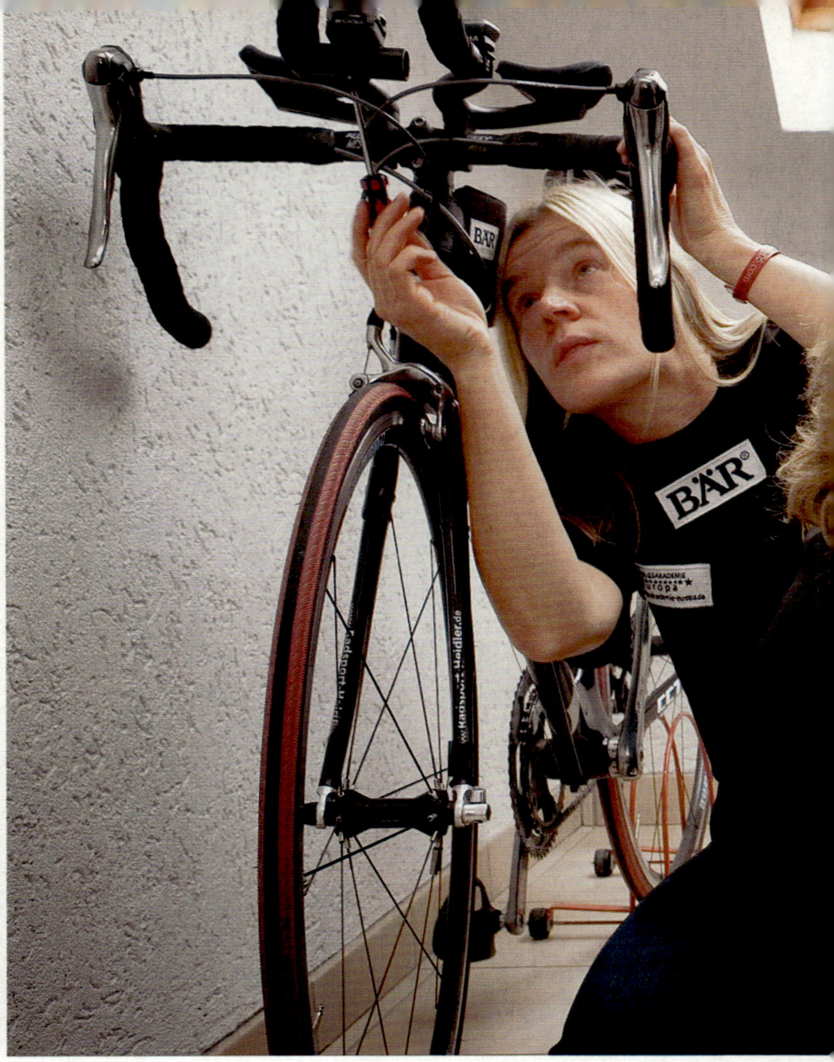

VON JOHANNES SCHWEIKLE (TEXT) UND ANDREAS TEICHMANN (FOTOS)

Der Nebel hat die fränkischen Fachwerkhäuser geschluckt. Die Ausflugsgaststätten haben geschlossen, und als der Traktor mit dem Güllefass im nasskalten Grau verschwindet, ist auf der Landstraße hinter Gräfenberg bald nur noch ein Geräusch zu hören: das regelmäßige Tappen von vier Füßen auf Asphalt.

Die Füße des einen Läufers rollen geschmeidig ab, sein Schritt bleibt auch am Berg rund und kraftsparend. An den Waden von Achim Heukemes zeichnen sich jeder Muskel und jede Sehne ab. Seine Arme pendeln locker, es scheint, als könnte er ewig weiterrennen. Die Ellbogen von Dagmar Großheim bewegen sich energischer. Sie ist gelernte Schwimmerin – womöglich eine Ursache ihres eher stampfenden Schrittes. Seit fünf Stunden wippt ihr blonder Pferdeschwanz nun schon im Takt: drei Trainingsrunden à 15 Kilometer, dreimal die lange Rampe mit zwölf Prozent Steigung hinauf.

IN DER ÜBERSCHAUBAREN WELT der Ultra-Sportler sind die beiden das Extrempaar. Dagmar Großheim, 45, ist Weltmeisterin im Zehnfach-Ironman – einer Disziplin, bei der die Sportler zunächst 38 Kilometer schwimmen, dann 1800 Kilometer radfahren und zu guter Letzt einen Lauf von 422 Kilometern anhängen. Dafür hat Großheim elf Tage und 22 Stunden benötigt.

Sie ist 1,68 Meter groß, wiegt 62 Kilogramm, ihre blaugrauen Augen blicken klar aus einem entschlossenen Gesicht. Ihr Motto: „Der Schmerz vergeht, der Stolz bleibt."

Achim Heukemes, 55, sammelt Rekorde in den Ultra-Laufdistanzen: Für die 5735 Kilometer vom Nordkap bis Sizilien brauchte er gerade mal 55 Tage. Das bedeutet: Jeden Tag legte er fast die zweieinhalbfache Marathonstrecke zurück. In 43 Tagen hat er zudem Australien von West nach Ost durchquert. Heukemes ist 1,78 Meter groß, wiegt normalerweise 68 Kilogramm, im Zielort Sydney waren es nur noch 62. „Am Abend konnte ich mich unter der Dusche nicht mehr nach der Seife bücken", sagt er. „Aber genau dieses Spiel liebe ich: Wie überlebe ich den nächsten Tag?"

Wohin führt es, wenn ein Mensch im Jahr 10 000 Kilometer rennt? Was geschieht mit dem Körper, wenn er eine Woche lang täglich vier Marathons läuft, wie Achim Heukemes bei seiner Deutschland-Durchquerung, und

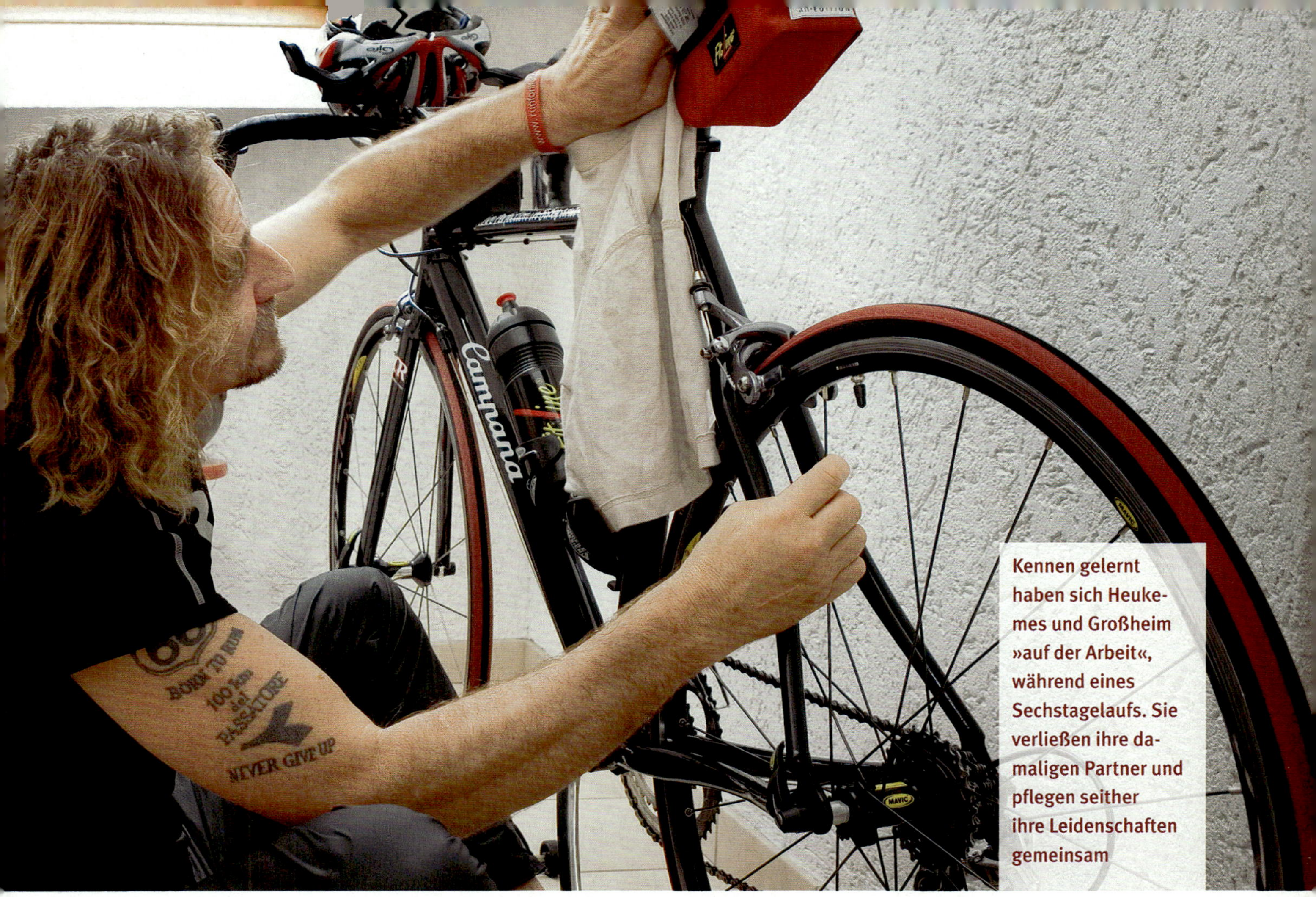

Kennen gelernt haben sich Heukemes und Großheim »auf der Arbeit«, während eines Sechstagelaufs. Sie verließen ihre damaligen Partner und pflegen seither ihre Leidenschaften gemeinsam

Heukemes war Fernfahrer. Dann überredete ein Freund ihn zu einem Silvesterlauf – und so begann sein zweites Leben

jede Nacht nur zwei Stunden schläft? Wie tickt ein Ultra-Ironman, der in einem 25-Meter-Becken 1520 Bahnen schwimmt und dabei aus lauter Langeweile Kacheln zählt?

Die Liebe zum Extrem hat Heukemes in seiner Jugendzeit entdeckt: Oft ist er mit einer Motorrad-Clique in Wuppertal unterwegs; in den Kurven müssen die Fußrasten aufsetzen und Funken sprühen. Seit damals trägt er das dunkelblonde Haar schulterlang mit Mittelscheitel, auch der Bart ist geblieben und ebenso die Vorliebe für Rock 'n' Roll.

Seinen Lebensunterhalt verdient Heukemes zunächst als Fernfahrer. Er ist schon 33 Jahre, als ein Freund ihn überredet, bei einem Silvesterlauf mitzumachen. Mit Wollpullover und ohne Training läuft er die zehn Kilometer aus dem Stand. Das Lob seines Mitläufers wird für ihn zum Wendepunkt: „Wenn du noch ein bißchen was machst, kann aus dir noch was werden."

Im Marathon erreicht Heukemes später eine Bestzeit von 2:29 Stunden. Für Hobbyläufer eine Traumzeit, aber er weiß, dass er keine Chance hat, zur Weltspitze aufzuschließen: „Doch im Ziel war ich immer frischer als all die anderen", sagt er, „also habe ich gedacht: Probier's mal mit den längeren Strecken." Mit 38 Jahren absolviert er seinen ersten Wettkampf über 100 Kilometer. Sein weiterer Weg liegt jenseits der Rekordlisten des Leichtathletikverbands.

„WAS ACHIM HEUKEMES BETREIBT, ist kein herkömmlicher Wettkampf, bei dem man die Leistung der Athleten vergleichen kann", urteilt Volkmar Mühl, der Berater des Deutschen Leichtathletikverbandes für die Ultra-Distanzen. „Das sind Events mit Abenteuer-Charakter, bei denen sich Individualisten selbst vermarkten."

Als Achim Heukemes 47 Jahre alt ist, bietet ihm ein Pharmaunternehmen die Chance, Profi zu werden. Er kündigt die Festanstellung, gewinnt einen weiteren Sponsor – einen italienischen Schuhhersteller –, und lässt sich aus Dankbarkeit dessen Markenzeichen auf den Oberarm tätowieren.

Während des 2. Sechstagelaufs im nordrhein-westfälischen Erkrath, 2005,

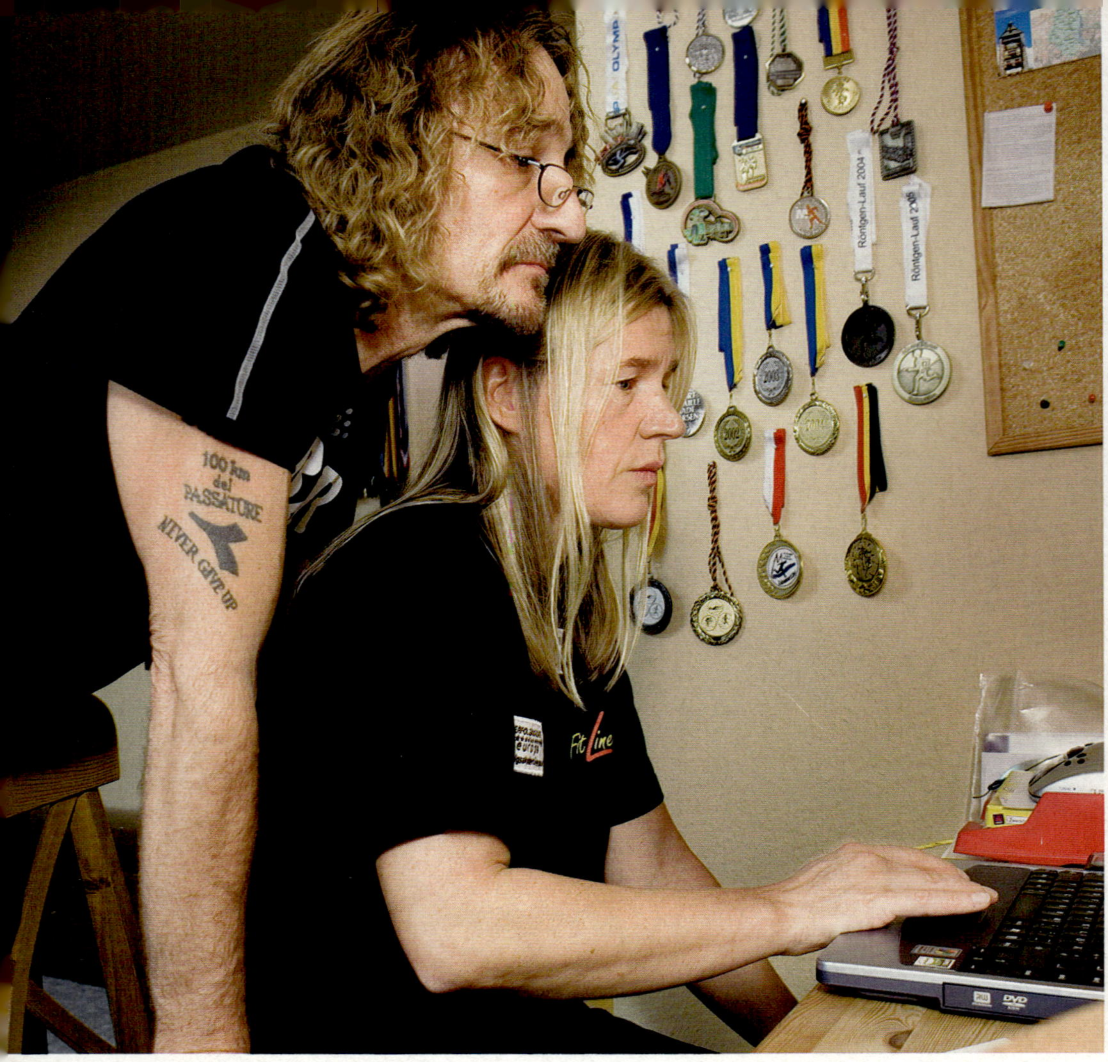

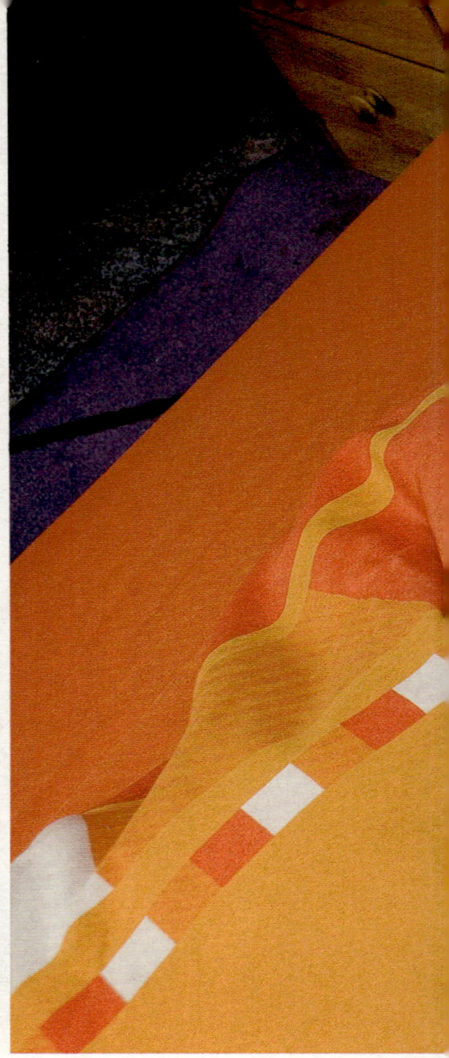

lernt Heukemes Dagmar Großheim kennen. Die beiden Extremsportler laufen dort mehr als 1000 Runden auf einer 400-Meter-Bahn, wobei zur Abwechslung alle sechs Stunden die Richtung gewechselt wird. Dabei bleibt Zeit für intensive Gespräche, die Konsequenzen haben: Beide trennen sich von ihren Partnern, die Rheinländerin Dagmar zieht zu Achim nach Gräfenberg in die fränkische Provinz.

Der erkennt schnell, welche Marktlücke er mit dieser Beziehung besetzen kann: „Die Sponsoren wollen jedes Jahr einen fernsehtauglichen Knaller." Im Wettlauf um die mediale Aufmerksamkeit treten Heukemes und Großheim nun als „das Extrempaar" an. Auch in diesem Jahr wieder: Im Mai 2007 wollen sie im Gleichschritt Frankreich durchqueren, in 13 Tagen vom Mont-Saint-Michel nach Saint-Tropez.

NACH DEM TRAININGSLAUF IM NEBEL macht Heukemes vor dem Haus, auf dem Pflaster der Einfahrt, noch einige Liegestützen. Beim Stretching hinterlassen die schweißnassen Hände Abdrücke am ausgeblichenen braunen Garagentor. In der Mietwohnung des Läuferpaars ist alles wohlgeordnet. Die Medaillensammlung hängt an einer Gardinenstange, die vielen Pokale stehen auf der Galerie, die zum Schlafzimmer führt, über dem Bett hängt ein Heukemes-Porträt aus dem deutschen „Playboy", das den Helden mit nacktem Oberkörper zeigt.

Ein Ruhepuls von 38 Schlägen in der Minute – gewöhnlichen Menschen könnte das als Herzstillstand erscheinen

Heukemes und Großheim sind Minimalisten. Keine Pulsuhr, kein Gel in den Schuhsohlen, keinen Trinkgurt um die Hüfte. Wenn sie im Training mal eben 45 Kilometer laufen, machen sie nach jeder 15-Kilometer-Runde einen kurzen Stopp an der Haustür, wo eine Flasche Wasser und eine Tafel Schokolade deponiert sind. Als einzige Geräte zum Krafttraining benutzt Heukemes einen altgedienten Bauchweg-Roller und Hanteln.

Bei den Weltmeisterschaften im Zehnfach-Ironman in Frankreich 2006 aßen sie das, was gerade vorhanden war: Obst und Nudeln, Hühnchen und Rote Bete, zubereitet vom französischen Militär. Freunde versorgten sie mit Eis und Kuchen. Außer dieser Hausmannskost nahmen sie nur die Fitnessgetränke ihres Sponsors zu sich.

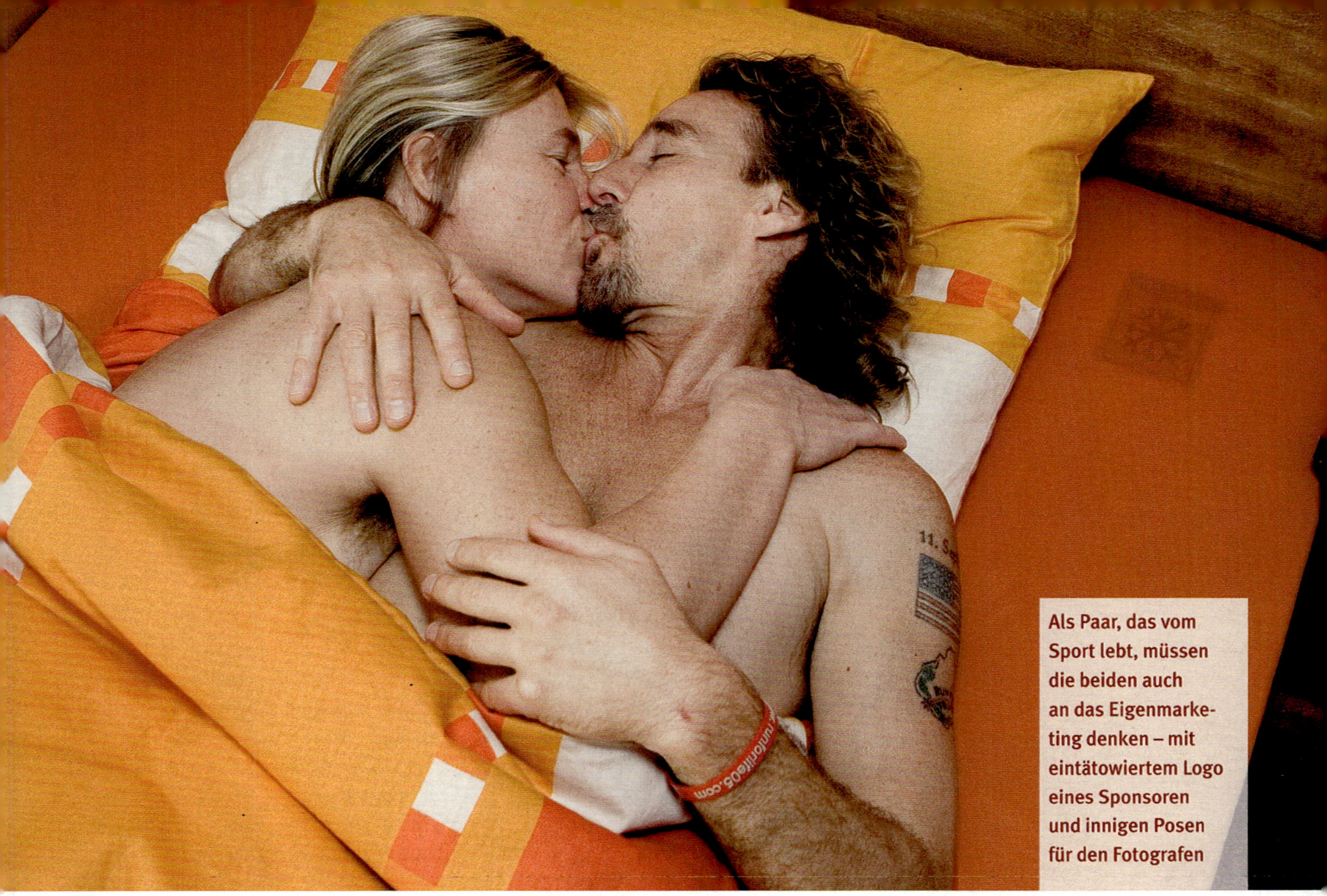

Als Paar, das vom Sport lebt, müssen die beiden auch an das Eigenmarketing denken – mit eintätowiertem Logo eines Sponsoren und innigen Posen für den Fotografen

Auch die Ärzte verdienen kaum an ihnen. „Ein Orthopäde ist etwas für Kranke", spottet Großheim. Heukemes misst jeden Morgen seinen Ruhepuls. Normal sind bei ihm 38 Schläge in der Minute – ein Wert, bei dem sich gewöhnliche Menschen fragen, ob sie einen Herzstillstand haben. Schlägt sein Herz ausnahmsweise schneller, mehr als 50 Schläge, weiß er, dass er eine Infektion im Körper hat oder das Training übertrieben war.

„Die Leute vertrauen viel zu sehr auf Medizin und Technik", sagt er, „der Körper weiß sich von allein zu helfen." Nur einmal im Jahr lässt er ein großes Blutbild machen, um eventuelle Mangelerscheinungen festzustellen.

Nach dem Zehnfach-Ironman, bei dem Heukemes zwei Tage schneller als Großheim war und Fünfter bei den Männern wurde, hatten beide wochenlang taube Zehen. Ein paar Tage nach der Siegerehrung verfielen sie zudem in bleierne Müdigkeit, der Körper holte sich den überfälligen Schlaf in Zwölf-Stunden-Einheiten zurück. Ansonsten wissen die beiden von keinerlei Beschwerden zu berichten.

VON DER FÄHIGKEIT zum Ultra-Sportler steckt nach Auffassung des Anthropologen Daniel Lieberman von der Harvard University etwas in jedem Menschen. Denn der Körper von *Homo sapiens* sei seit Jahrtausenden genetisch auf Langstreckenläufe programmiert; so habe er zu Urzeiten erfolgreich jagen können.

Der grundlegende Unterschied zwischen einem Ausdauerathleten und einem Büroarbeiter lasse sich im Gehirn finden, vermutet der Sportphysiologe Tim Noakes von der Universität Kapstadt. Ultra-Sportler seien womöglich in der Lage, Warnsignale des Körpers zu unterdrücken, die jeden anderen längst zur Aufgabe gezwungen hätten. „Mentale Freaks" nennt Noakes sie.

Der Schweizer Mediziner Beat Knechtle hat nicht nur selbst vier Zehnfach-Ironman absolviert. Er hat auch Ultra-Sportler bei Wettkämpfen wissenschaftlich untersucht. In einer Fallstudie bei einem Mehrkampf mit Radfahren, Schwimmen, Skaten und Laufen verbrauchte sein Proband täglich 10 000 Kilokalorien, konnte aber nur 6500 Kilokalorien durch Essen und Trinken zu sich nehmen.

Der Wettbewerb dauerte sieben Tage, so dass es zu einem Energiedefizit von mehr als 24 000 Kilokalorien kam. Dieses muss ein Extremsportler durch Reserven decken, die er im Körper gespeichert hat. „Bei länger dauern-

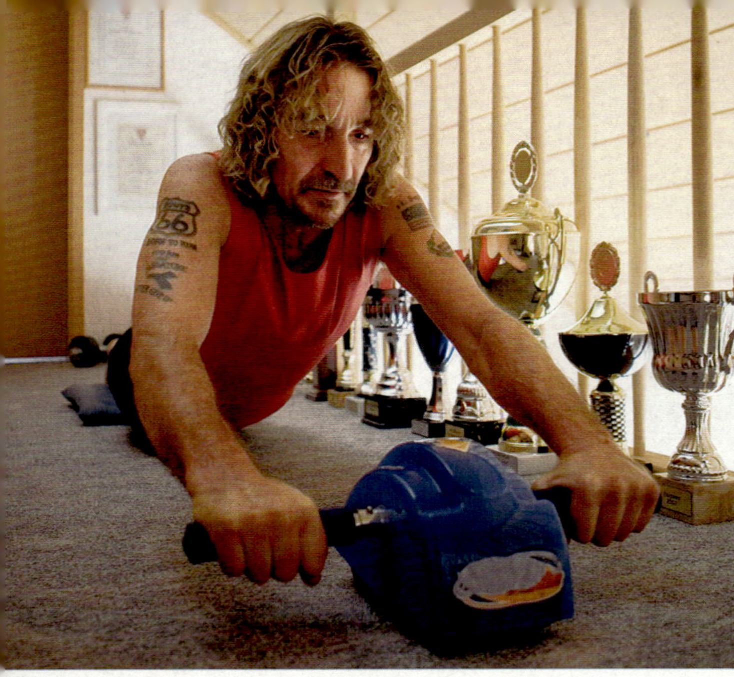

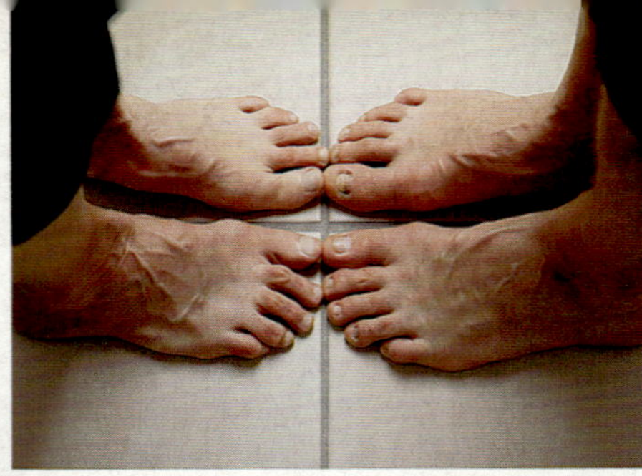

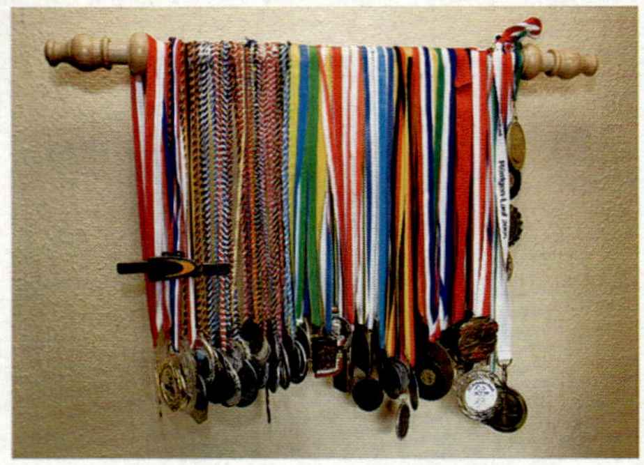

Krafttraining und geschundene Füße – aber als Lohn locken Pokale und Medaillen, zur Zierde der Mietwohnung

der Belastung kommt es zu einem zunehmenden Muskelabbau", schreibt Knechtle. Das ist auch die Erfahrung von Achim Heukemes: „Nach der Europadurchqerung hatte ich fast keine Waden mehr, die Muskulatur war wie aufgefressen." Knechtle hält solche Strapazen bei einem Athleten ohne orthopädische Probleme dennoch für unbedenklich: „13 Stunden Belastung pro Tag kann man bei sieben bis acht Stunden Schlaf problemlos über Wochen durchziehen."

Und das, ohne viel Körpergewicht zu verlieren, wie Knechtle in einer weiteren Studie herausgefunden hat. Fett- und Muskelgewicht sanken, aber es bildeten sich Ödeme, Flüssigkeitseinlagerungen. Knechtles 79 Kilogramm schwerer Proband hatte nach dem Sechstagelauf gerade mal drei Kilogramm abgenommen.

„ICH HÄTTE GERN MEHR abgenommen", sagt Dagmar Großheim und seufzt, ganz Frau, vor Publikum. In einem Gasthaus im Allgäu hält sie mit Heukemes einen Vortrag über den Zehnfach-Ironman. Drei Dutzend zahlende Zuschauer wollen den Film und die Dias über das Extremsport-Event sehen. Der Veranstalter spielt die Erkennungsmelodie aus der TV-Serie „Dallas" ein, als die beiden durch die Tür gefedert kommen.

„Wann stoße ich an meine Grenze?", fragt Heukemes in den Saal, und gibt auch gleich die Antwort: „Wenn ich erkennen muss, dass ich meine Leistung nicht mehr steigern kann. Dann höre ich wahrscheinlich auf zu laufen, dann fehlt mir die Motivation."

Nach dem Diavortrag im Gasthaus tauscht man sich aus über Power-Bonbons und probiotischen Joghurt

Im Publikum sitzen vor allem Ausdauersportler. Und einige Verkäufer der „Erfolgsakademie Europa", die Nahrungsergänzungsmittel vertreiben. Eine Frau aus Freising ist anderthalb Stunden zum Diavortrag angereist. Sie schwärmt von dem Seminar mit den beiden auf Mallorca, und in der Pause tauscht man sich über Power-Bonbons und probiotischen Joghurt aus.

Die Erfolgsakademie ist einer der Sponsoren des Extrempaars, beide tragen brav die Logos auf ihren Laufhemden. Aber das große Geld verdienen sie nicht in ihrer Nische. Der Traum von Tibet war bislang nicht zu finanzieren – der 2800-Kilometer-Lauf zum heiligen Berg Kailash hätte 35 000 Euro gekostet, ohne Kamerateam.

„Extremsportler müssen sehr viel betteln gehen", sagt Heukemes ohne Selbstmitleid. „Wenn ich nicht mehr laufen könnte, hätte ich ein Problem." Von seinen Einnahmen als Berufssportler hat er noch nichts fürs Alter zurücklegen können.

Der anstehende Paarlauf durch Frankreich im Mai 2007 enthält eine ganz neue Ungewissheit. „Beim Zehnfach-Ironman mussten wir uns einigen, wer auf wen wartet", erzählt Großheim. Zwischenzeitlich waren sie für einige Zeit gemeinsam unterwegs, aber meist spulte jeder sein eigenes Tempo ab. In Frankreich müssen sie die gesamte Strecke zusammen laufen. Und beide sind ehrgeizige Individualisten. Dagmar Großheim ist sich nicht sicher, ob das Experiment gelingen wird. „Wir sind zwei Diamanten", sagt sie, „die sich noch abschleifen müssen." □

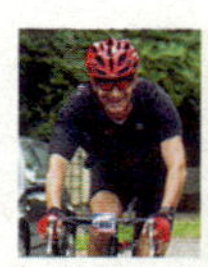

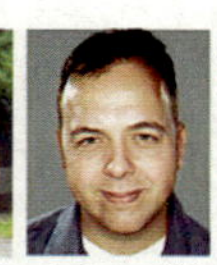

Johannes Schweikle, 46, ist selbst Ausdauersportler, kennt aber seine Grenzen. Daher hat er das Paar Heukemes/Großheim beim Lauftraining lieber auf dem Fahrrad begleitet. Der Fotograf **Andreas Teichmann**, 37, ist bislang nur ein wenig gejoggt. Inspiriert von der Begegnung mit den Zehnfach-Triathleten, will er sich demnächst aber an einen Halbmarathon wagen.

Wo es am häufigsten weh tut. Und was dagegen hilft

ANATOMIE DES RISIKOS

Brüche, Risse, Zerrungen – mitunter führt die sportliche Betätigung zu höchst unliebsamen Nebenwirkungen. Dabei sind die Gefahren äußerst ungleich verteilt

VON CARSTEN JASNER

Auch wenn sich für Bewegungs-Abstinenzler die Kombination so beruhigend reimt: Mord ist Sport ganz sicher nicht. Abgesehen von Einzelfällen. Von je 500 000 Aktiven im deutschen Vereinssport stirbt jährlich einer durch einen Unfall. Weit gefährlicher geht es auf den Straßen zu. Dort kommen etwa 30 von 500 000 Verkehrsteilnehmern ums Leben.

Das Risiko beim Sport mindern kann zudem, wer den Motor-, Rad- und Flugsport meidet. Nach einer Untersuchung der Ruhr-Universität Bochum und der Arag-Versicherung ist Luftsport wie Segelfliegen rund 400-mal gefährlicher als Tischtennis.

Der Angstgegner in den meisten Sportarten ist somit nicht der Tod – es sind die vielen Blessuren. In der Statistik der absoluten Unfallhäufigkeit liegen sie auf Platz 2, gleichauf mit Unfällen am Arbeitsplatz, hinter Unglücken im Haushalt und vor Verkehrsunfällen. Von 25 Millionen Deutschen, die – außerhalb der Schule – mehrmals im Monat ihren Körper ertüchtigen, verletzen sich laut dem Bundes-Gesundheitssurvey jedes Jahr 1,25 Millionen so schwer, dass ein Arzt zu Rate gezogen wird.

Doch welche Disziplin ist die relativ verletzungsträchtigste? Statistiken über die Gesamtheit der Sportlerleiden gibt es nicht. Im Vereinssport allerdings ist die Gefahr bei Mannschaftsspielen am größten. Fußballer, Handballer und Volleyballer erleiden im Durchschnitt pro 1000 Stunden Spielzeit eine Blessur, die ärztlich behandelt werden muss. Dagegen sind im vermeintlich gefährlichen Alpin-Ski Unfälle dreimal seltener. Ziemlich risikofrei sind laut Statistik Tennis, Turnen, Leichtathletik und Tischtennis.

Bei Mannschaftsspielen ist die Verletzungsgefahr am größten

Politiker fordern immer mal wieder, Behandlungsskosten durch Unfälle in „Risikosportarten" – womit in der Regel extreme Trends wie Paragliding oder Freeclimbing gemeint sind – sollten nicht länger den gesetzlichen Krankenkassen aufgebürdet werden. Für den Leichtsinn Einzelner dürfe nicht die Allgemeinheit aufkommen.

Nach dieser Logik müsste jedoch eher das Fußballspielen kostenpflichtig werden. Die Freizeitkicker sind für die Hälfte aller Verletzungen verantwortlich, was allerdings auch daran liegt, dass Fußball die meistbetriebene Sportart in Deutschland ist.

Es habe wenig Sinn, von Risikosportarten zu sprechen, betont etwa Manfred von Richthofen, Präsident des früheren Deutschen Sportbunds. Drachenfliegen sei, schlecht vorbereitet, gefährlich – gut vorbereitet aber nicht mehr oder weniger riskant als Bobfahren. Ohnehin machten die Kosten durch Sportunfälle insgesamt nur ein Prozent der Ausgaben im Gesundheitswesen aus. Zum Vergleich: Ernährungsbedingte Krankheiten und deren Folgen verschlingen rund ein Drittel des Budgets.

Medizinsoziologen der Orthopädischen Universitätsklinik Heidelberg haben zudem herausgefunden, dass das Risiko weniger von der Sportart abhängt als davon, wer sie ausübt. Eine Hochrisikogruppe sind demnach junge Männer. So wird jeder sechste Sportler zwischen 18 und 29 Jahren einmal im Jahr zum Patienten. Bei Frauen dieser Altersklasse ist es nur jede zweiundzwanzigste. Immerhin reduziert sich das Risiko bei Männern ab dem 30. Lebensjahr auf nur noch die Hälfte; bei Frauen nimmt es kontinuierlich ab.

Wer also Sport mit dem geringsten Unfallrisiko treiben möchte, sollte warten, bis er etwa 50 Jahre alt ist, sich dann für Tischtennis oder Laufen entscheiden – und eine Frau sein.

DIE TOP 10 DER SPORTVERLETZUNGEN:

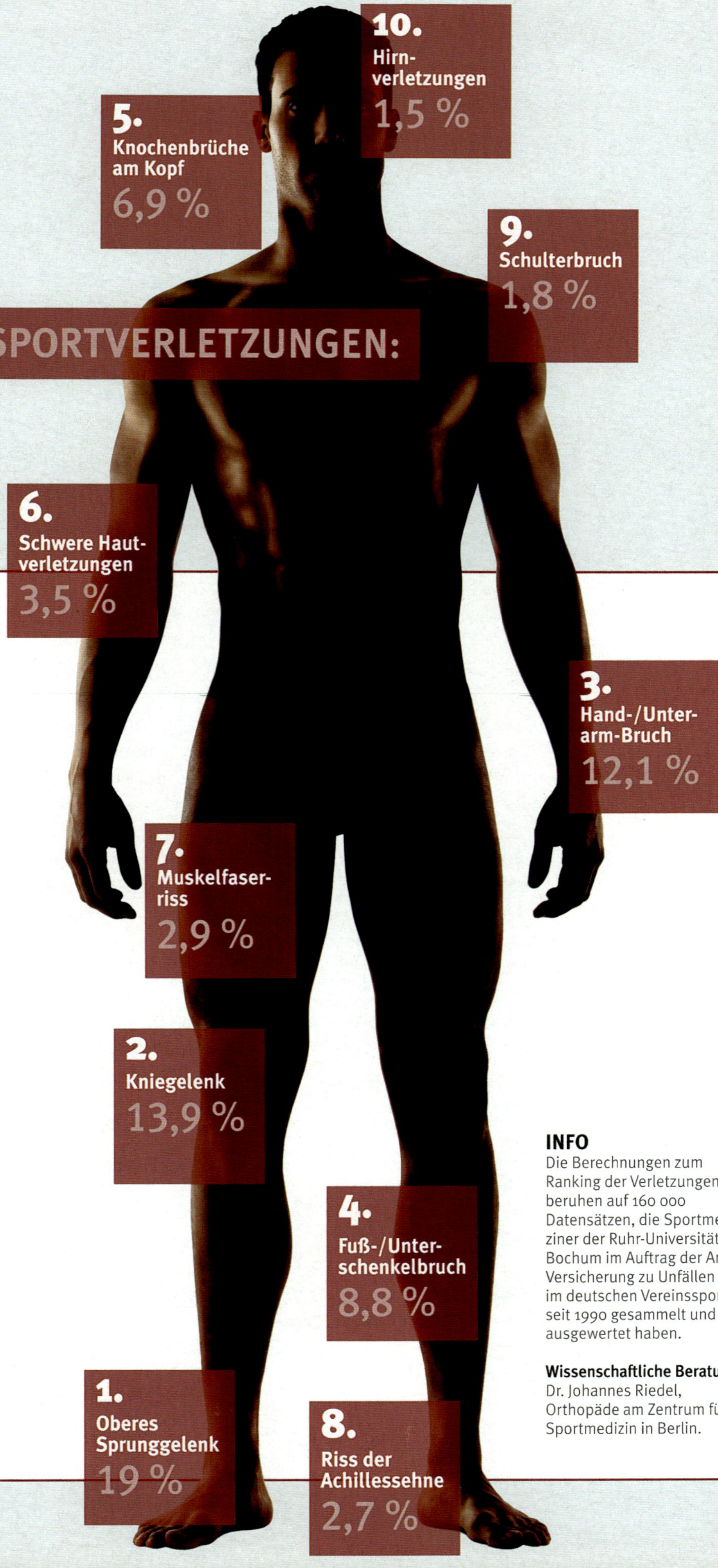

INFO
Die Berechnungen zum Ranking der Verletzungen beruhen auf 160 000 Datensätzen, die Sportmediziner der Ruhr-Universität Bochum im Auftrag der Arag-Versicherung zu Unfällen im deutschen Vereinssport seit 1990 gesammelt und ausgewertet haben.

Wissenschaftliche Beratung:
Dr. Johannes Riedel, Orthopäde am Zentrum für Sportmedizin in Berlin.

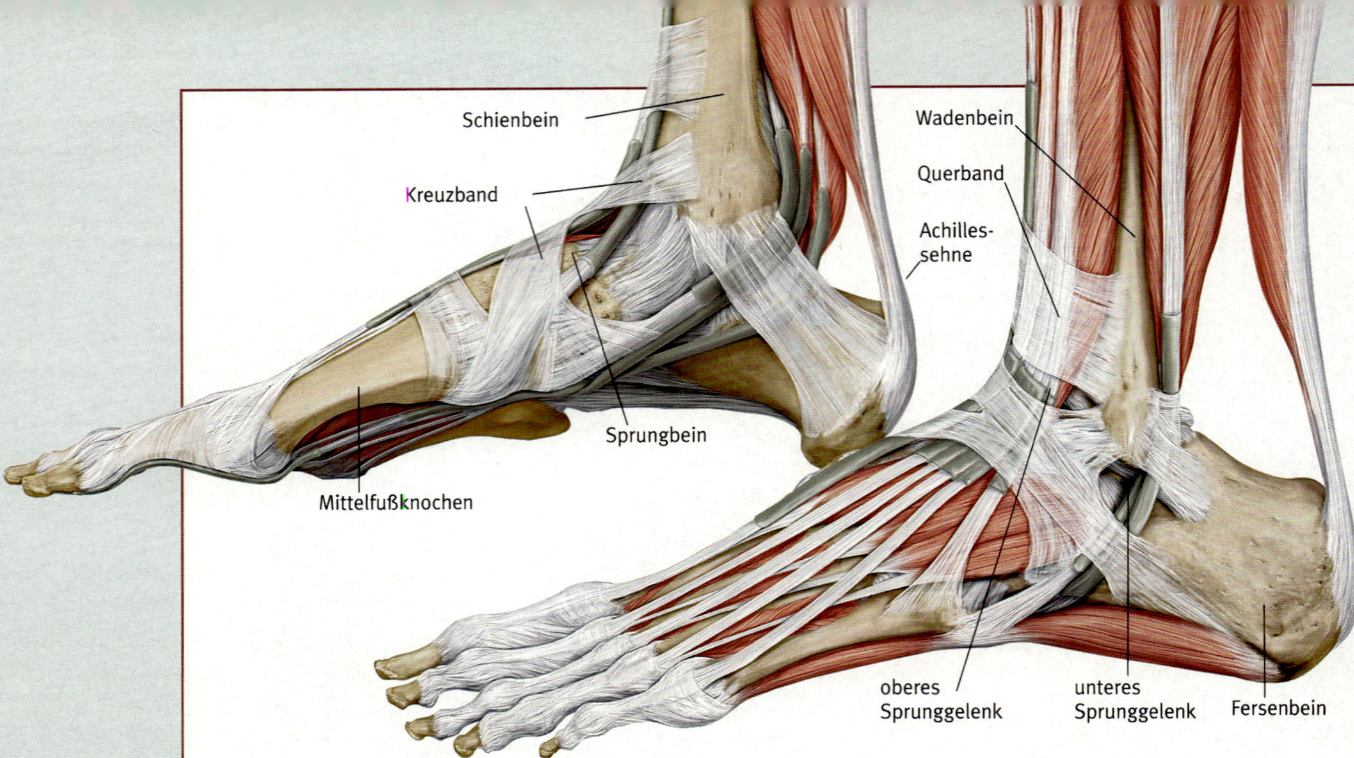

1. OBERES SPRUNGGELENK

19 Prozent (Verstauchung/Zerrung 8%, Bänderriss 11%)

Wohl jeder Sportler ist schon einmal umgeknickt, nach einem Sprung, auf unebenem Waldboden, im Zweikampf auf dem Fußballplatz, oder wenn Geist und Glieder ermatten. Bei einer Verstauchung verdrehen sich die Gelenkflächen gegeneinander. Kapseln und Bänder werden stark überdehnt, in etwa jedem zweiten Fall reißen sie ganz oder teilweise. Drei Seitenbänder verbinden den Außenknöchel mit dem Fuß, in der Regel reißt zunächst das vordere, das sich von der Wadenbeinspitze nach schräg vorn zum Sprungbein zieht. Knickt ein Fuß häufiger um, leiern die Bänder aus, zudem verschleißen die Gelenkflächen, und das Arthroserisiko nimmt zu.

SYMPTOME: Ob ein Band überdehnt, an- oder ganz gerissen ist – der Schmerz ist ähnlich stark und stechend. Ein krachendes Geräusch im Moment der Verletzung deutet auf einen Riss oder gar einen Knochenbruch hin. Ebenso Blaufärbung (Hämatom) und rasches Anschwellen des Gelenks – verursacht durch verletzte Blutgefäße.

ERSTE HILFE: Den Fuß höher legen. Einige Minuten kühlen, damit die Blutgefäße sich zusammenziehen und die Schwellung gering bleibt. Vorsicht vor Erfrierungen: kein Eis direkt auf die Haut! Empfehlenswert ist ein mit Eiswasser getränkter Schwamm: auf das Fußgelenk legen und mit einer zuvor in kaltes Wasser getauchten Binde mit leichtem Zug vom Vorfuß bis zur Unterschenkelmitte umwickeln. Nach etwa einer Viertelstunde Verband für einige Minuten lösen und Vorgang wiederholen. Auch ein leicht komprimierender Verband zur Stützung ist sinnvoll.

BEHANDLUNG: In der Regel röntgt der Arzt, um zu ermitteln, ob Knochenteile abgesplittert sind. Früher wurde ein Riss fast immer operiert und der Fuß für mehrere Wochen im Gips ruhig gestellt; anschließend war der Muskelapparat erschlafft und das Verletzungsrisiko hoch. Heutzutage begnügt man sich meist mit Tape-Verbänden oder mit einer Kunststoffschiene, die drei bis sechs Wochen lang getragen werden muss. Bei einer Dehnung oder einem Anriss genügt oft eine Bandage. Bänder, sogar gerissene, können von selbst wieder zusammenwachsen, wenn sie nicht zu weit voneinander entfernt liegen. Genäht wird ein Band meist nur noch bei Leistungssportlern. In jedem Fall sollte bei einem Riss unter physiotherapeutischer Anleitung die Unterschenkel- und Fußmuskulatur trainiert werden, um die Bänder zu unterstützen.

SPORTPAUSE: Bei einer Dehnung normalerweise etwa zwei, bei einem Riss – je nach Sportart – sechs bis acht Wochen.

2. KNIEGELENK

13,9 Prozent (Bänderriss 11,3%, Verstauchung 2,6%)

Wenn der Fuß übermäßig belastet wird und der Körper sich dabei abrupt dreht, ist das Knie als Drehscharniergelenk überfordert. Diese Erfahrung haben viele stürzende Skifahrer gemacht oder Fußballer, die, um die Richtung zu wechseln, aus vollem Lauf stoppen, während die Stollen ihres Schuhs noch im Rasen stecken. Hierbei können sich Seiten- und Kreuzbänder überdehnen oder durchtrennt werden, die Menisken ein- oder durchreißen, der Knorpel verletzt werden. Berüchtigt ist die „unhappy triade“: der gleichzeitige Riss von vorderem Kreuzband, Innenband und innerem Meniskus.

SYMPTOME: Heftige Schmerzen ziehen durch das gesamte Knie, es schwillt an und kann sich in den folgenden Stunden blau färben. Bei Belastung sackt es weg („giving way“-Phänomen). Es entsteht eine Gang- und Standinstabilität, zudem häufig eine schmerzhafte Bewegungseinschränkung.

ERSTE HILFE: Ob das Knie gestaucht ist oder ob die Bänder gerissen sind – das Knie sollte in leichter Beugung ruhig und tunlichst höher als die Hüfte lagern. Möglichst schnell kühlen und verbinden (vgl. Oberes Sprunggelenk), am besten von der Mitte des Ober- bis zur Mitte des Unterschenkels.

BEHANDLUNG: Welche Teile im Knie beschädigt sind, lässt sich oft erst einige Tage nach dem Unfall klären, wenn die Schwellung zurückgegangen ist – mittels Röntgen, Ultraschall oder Magnetresonanztomographie. Sind die Bänder nur überdehnt, genügen Verband und verstellbare Schiene. Bei sportlich wenig aktiven Menschen wird im Falle eines Risses häufig nicht operiert, sondern nach der schmerzbedingten Ruhigstellung nur die Muskulatur trainiert. Operativ kann der Orthopäde mithilfe einer Kniespiegelung (Arthroskopie) minimalinvasiv eingreifen: Er kann das vordere Kreuzband zum Beispiel durch einen Streifen der Kniescheibensehne (Patellasehne) ersetzen, Innenband und Meniskus nähen und vom beschädigten Knorpel so viel wie nötig glätten. Früher wurde das Knie manchmal für sechs Wochen eingegipst – während dieser Zeit schrumpfte der Oberschenkelumfang um einige Zentimeter. Heute gipst der Arzt nur in Einzelfällen und für höchstens 14 Tage. Stattdessen verschreibt er Winkelschienen, die das Knie stützen und diesem je nach Einstellung einen gewissen Spielraum geben.

SPORTPAUSE: Je nach Verletzung und Operation sehr unterschiedlich. Ist der Meniskus nur gequetscht, kann er zum Teil schon nach wenigen Tagen wieder belastet werden. Ist er gerissen, und wird er genäht, kann die Ruhezeit auch drei Monate betragen. Wichtig sind krankengymnastische Übungen, um die Muskulatur wieder aufzubauen.

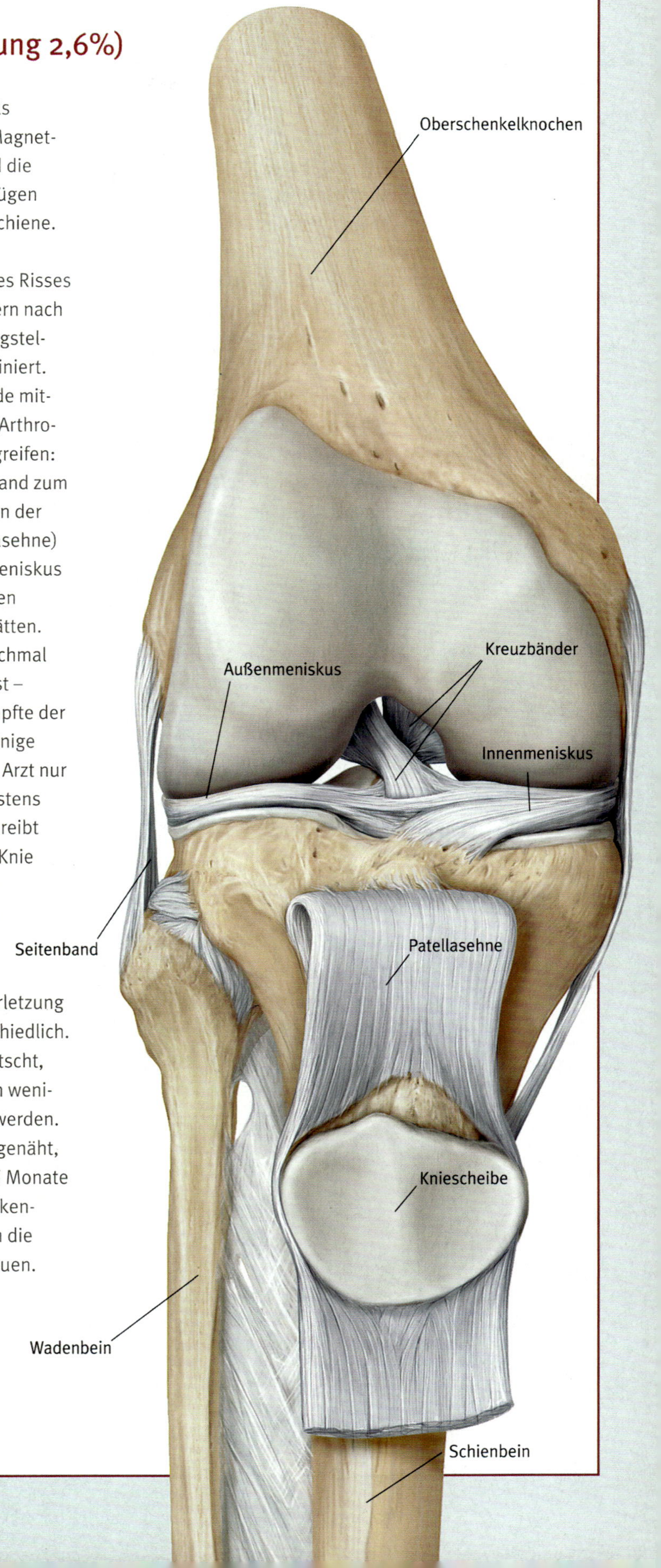

3. HAND-/UNTERARMBRUCH

12,1 Prozent (Hand 6,2%, Handgelenk 3%, Unterarm 2,9%)

Die 29 Knochen von den Fingerspitzen bis zum Unterarm brechen am häufigsten. Insbesondere Mittelhand, Elle, Speiche und Handwurzelknochen knacken, wenn sich Fallende mit der Hand abstützen. Aber auch indirekte Gewalt ist möglich: Wenn etwa die Kraft eines scharf geschlagenen Balls durch Tennis- oder Hockeyschläger in die Hand weitergeleitet wird. So entstehen Knochenhaut- und Kapselentzündungen oder gar Ermüdungsbrüche (Stressfrakturen), bedingt durch Überlastung oder falsche Schlagtechnik.

SYMPTOME: Starke Schmerzen bei bestimmten Bewegungen, Schwellung, Blutergüsse. Eventuell sind Knochenverschiebungen unter der Haut erkennbar. Bei einem Ermüdungsbruch sind die Schmerzen diffuser und lassen nicht nach, ganz gleich, ob und wie die Hand bewegt wird.

ERSTE HILFE: Hand ruhig stellen, etwa in einem um den Hals geschlungenen Dreieckstuch. Unnötige Bewegungen können zu starken Schmerzen und damit zu einem Schock führen, zudem Nerven und Blutgefäße verletzen. Arm und Hand druckfrei halten; kalte Umschläge können Schwellung und Schmerzen lindern. Offene Brüche sollten mit einer sterilen Wundauflage oder einem Verbandstuch abgedeckt werden.

BEHANDLUNG: Art und Ort des Bruchs kann der Arzt nach einer Röntgenaufnahme feststellen – manchmal aber auch erst durch eine Kernspin- oder Computertomographie (CT), vor allem bei den feinen Haarrissen eines Ermüdungsbruchs. Früher wurden Brüche generell eingegipst und damit auch umliegende, gar nicht betroffene Gelenke und Muskeln stillgelegt. Heute werden Schaftbrüche, wenn möglich, mit Schrauben, Platten oder Nägeln fixiert – allerdings ist dazu eine Operation nötig. Ermüdungsbrüche, frühzeitig erkannt, können ohne Eingriff mithilfe von Bandagen und Manschetten heilen.

SPORTPAUSE: Meist sechs Wochen, bis der Bruch gut ausgeheilt ist.

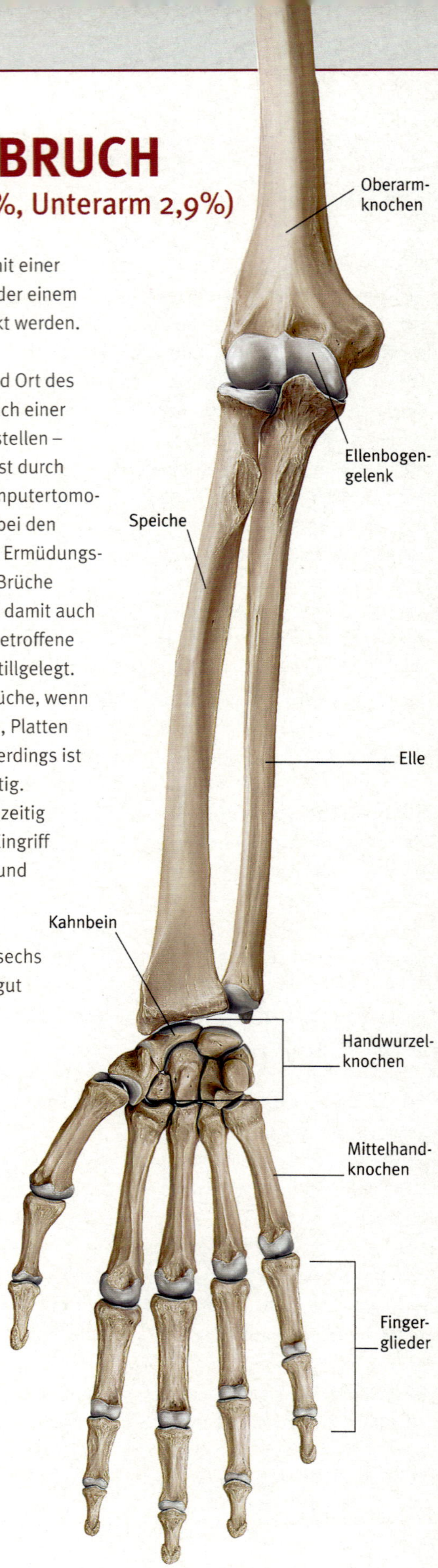

4. FUSS-/UNTERSCHENKELBRUCH

8,8 Prozent (Sprunggelenk 3,5%, Unterschenkel 2,7%, Fuß 2,6%)

Ursache ist einerseits akute Gewalteinwirkung, andererseits dauerhafte, einseitige Belastung. Bei einem Tritt gegen das Gelenk, oder wenn der Fuß umknickt, können Knochenteile absplittern, im schlimmsten Fall die Knöchel brechen. Doch auch ohne einen Unfall bilden sich zuweilen mikroskopisch feine Risse, die sich nach und nach zu einem Bruch entwickeln. Solche Ermüdungsbrüche am Fußgelenk erleben Ballsportler eher selten, weil sie sich abwechslungsreich bewegen, häufig hingegen etwa ehrgeizige Läufer, die sich auf einen Marathon vorbereiten. Die immergleiche Beanspruchung des Sprunggelenks strapaziert die Mittelfußknochen, das Kahnbein, Schien- und Wadenbein. Vor allem zierliche Frauen leiden unter Stressfrakturen, ebenso Sportler mit Fußfehlstellungen, X- oder O-Beinen sowie Übergewicht.

SYMPTOME: Bei einem akuten Bruch ist zuweilen ein Knacken oder Knirschen hörbar. Die Schmerzen sind heftig, erzeugen manchmal Übelkeit und lassen – anders als bei Kapsel- oder Bänderverletzungen – nicht nach. Es bilden sich Blutergüsse, das Gewebe um die Bruchstelle schwillt an. Bei einem offenen Bruch liegen die Knochen frei, oder die Haut wird von den Knochenenden durchbohrt. Ermüdungsbrüche indes werden oft als Prellung oder Knochenhautreizung fehlgedeutet, weil der Schmerz weniger stark und zudem diffus ist.

ERSTE HILFE: Bei einem akuten Bruch Fuß oder Bein so wenig wie möglich bewegen. Fehlstellungen nicht auf eigene Faust zu korrigieren versuchen. Keinen Druckverband anlegen. Nur wenn über längere Zeit kein Arzt zu erwarten ist, kann es sinnvoll sein, das Bein zu schienen, zum Beispiel mit Stöcken. Schmerzen lassen sich durch eine behutsame Kühlung lindern; nicht jedoch bei offenen Brüchen – dann muss die Wunde mit einem möglichst sterilen Tuch abgedeckt werden. Ist der Verletzte bewusstlos, sollten Helfer dessen Kopf und Oberkörper auf die Seite drehen, damit Erbrochenes oder die Zunge nicht die Atemwege verschließen. Transport möglichst liegend auf einer Trage.

BEHANDLUNG: Bei sauberen Brüchen wird heute häufig noch gegipst. Bei Trümmerfrakturen ziehen Chirurgen es vor, die Knochen mit Nägeln und Schrauben zusammenzufügen. Durch die Arbeit direkt am Knochen bleiben Fuß und Bein beweglicher, die Muskeln bauen weniger ab. Allerdings birgt eine Operation immer ein Infektionsrisiko. Kleine Risse sind nur auf Magnetresonanztomographien oder Knochenszintigraphien sichtbar. Eine Operation ist fast nie erforderlich, eine Ruhephase reicht in der Regel aus.

SPORTPAUSE: Mindestens sechs Wochen bei einem erkannten Bruch.

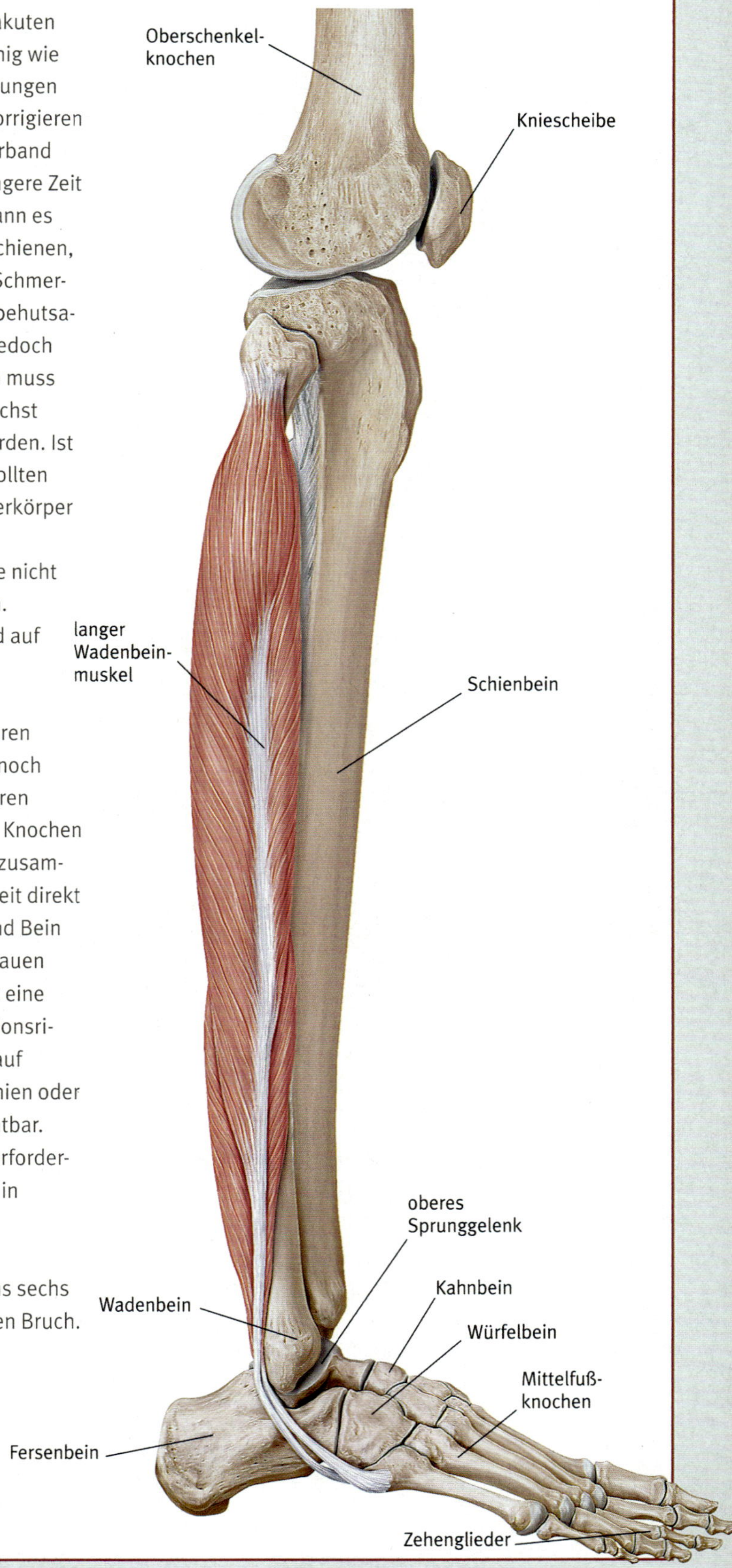

5. KNOCHENBRÜCHE AM KOPF

6,9 Prozent

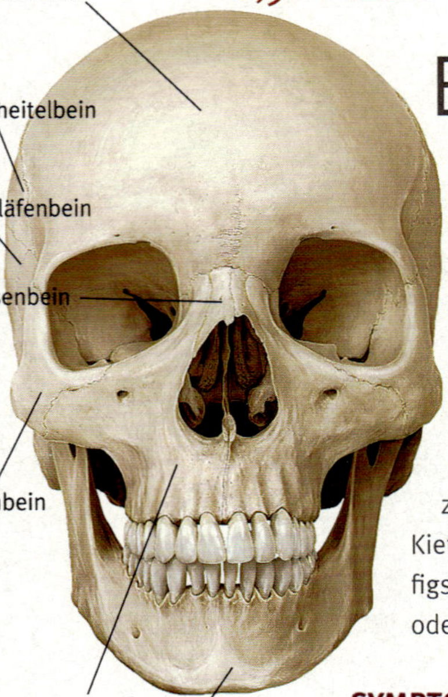

Bei immerhin jedem 15. gemeldeten Sportunfall ist ein Knochen am Kopf verletzt, meistens im Gesicht. Am häufigsten bricht ein oberer Schneidezahn aus dem Kiefer, am zweithäufigsten trifft es Joch- oder Nasenbein.

SYMPTOME: Starke Schmerzen, Schwellungen, Blutergüsse, Nasen- und Zahnfleischbluten. Auf eine Gehirnerschütterung weisen – manchmal mit zeitlicher Verzögerung – Kopfschmerzen, Schwindel, Übelkeit und Erbrechen hin (vgl. Gehirnerschütterung).

ERSTE HILFE: Bei Schädelbrüchen besteht die Gefahr, dass Gesichtsnerven oder gar das Gehirn dauerhaft geschädigt werden. Schon bei Verdacht auf einen Bruch sollte der Kopf ruhig und gepolstert liegen, der Verletzte auf einer Trage transportiert werden. Eine behutsame Kühlung kann den Schmerz lindern. Auch bei einem gebrochenen oder ausgeschlagenen Zahn ist Eile geboten – die Möglichkeit, ihn wieder einzusetzen, verringert sich mit jeder Stunde. Er sollte auf dem Weg zum Arzt feucht gelagert werden, am besten an seinem angestammten Platz im Mund oder unter der Zunge. Auf keinen Fall säubern oder desinfizieren. Bei einer blutenden Nase, hieß es früher, sollte man den Kopf in den Nacken legen. Doch dabei kann Blut in die Nebenhöhlen fließen. Heute geht man davon aus, dass es besser ist, wenn sich der Verletzte nach vorn beugt und die Blutung mit Taschentuch oder Tupfer stillt.

BEHANDLUNG: Ein gebrochenes Nasenbein kann mit einer Manschette oder einem Nasengips geschient, andere Gesichtsknochen können mit einer unter die Haut geschobenen Metallplatte fixiert werden.

SPORTPAUSE: Zwischen einem Tag bei einer Zahnverletzung und mindestens sechs Wochen bei einem Jochbeinbruch.

6. SCHWERE HAUTVERLETZUNGEN

3,5 Prozent (Kopf 2,2%, Körper 1,3 %)

Von allen Körperteilen erleidet die Haut sicherlich die meisten Blessuren, doch die wenigsten davon werden aktenkundig. Viele Sportler nehmen erst Kopfwunden ernst und lassen sie behandeln. Dabei besteht bei jeder Hautverletzung die Gefahr einer bakteriellen Infektion. Riss- und Platzwunden werden vornehmlich durch Zusammenstöße verursacht, Schürfwunden sind die typische Folge von Stürzen auf harten Böden wie Asphalt.

SYMPTOME: Schürfwunden schmerzen brennend und bluten wenig. Riss- und Platzwunden am Schädel lassen viel Blut fließen, weil die Kopfhaut von Gefäßen reich durchzogen ist. Sie sehen deshalb meist gravierender aus, als sie sind.

ERSTE HILFE: Schmutzige Wunden unter fließendem Wasser sehr behutsam ausspülen – keinen harten Duschstrahl verwenden, keinen Schwamm oder Lappen, sie könnten Fremdkörper ins Gewebe drücken. Die nicht verletzte Umgebung säubern, Wunde desinfizieren und trocknen lassen. Einen sterilen Mullverband auflegen und mit einem Pflasterstreifen elastisch anheften.

BEHANDLUNG: Riss- und Platzwunden ab einem Zentimeter Länge müssen von einem Arzt genäht oder geklammert werden. Eventuell Tetanus-Impfschutz auffrischen.

SPORTPAUSE: In der Regel ist sie nicht nötig.

7. MUSKELFASERRISS

2,9 Prozent (Unterschenkel 1,9%, Oberschenkel 0,9%, Oberarm 0,1%)

Eine Muskelfaser reißt längs oder quer wie ein überdehntes Seil. In zwei Dritteln aller Fälle ist der Unterschenkel betroffen. Auslöser sind schnelle Antritte und abrupte Stopps, wie sie etwa beim Fußball oder Tennis ständig verlangt werden. Oft hat der Sportler seine Muskeln vor dem Training ungenügend vorgewärmt und nicht gedehnt, oder sie sind übersäuert und übermüdet. Gefährdet sind Muskeln auch, wenn der Körper durch Schwitzen eine große Menge Mineralien verloren hat.

SYMPTOME: Ein plötzlicher Stich, je nach Schwere der Verletzung wie von einer Nadel oder einem Messer. Laufen ist nicht mehr möglich. Bei einem Muskelbündelriss lässt sich in den Minuten, bevor die Schwellung einsetzt, an der schmerzenden Stelle eventuell eine Delle ertasten.

ERSTE HILFE: Mit den Fasern reißen auch Adern; Blut fließt ins Gewebe, wodurch ein schmerzhafter Druck entsteht. Daher sollte das Bein, über Hüfthöhe gelagert und leicht gebeugt, unverzüglich mit einem Eiswasser-getränkten Verband umwickelt oder anderweitig gekühlt werden. Den Verband alle 20 Minuten für ein paar Minuten lösen und immer wieder mit eiskaltem Wasser nässen.

BEHANDLUNG: Auch wenn der Schmerz nachlässt, sollte der Verletzte den Muskel nicht belasten. In den meisten Fällen legt der Arzt einen Tape- oder Salbenverband an. Nach zwei bis drei Tagen können Physiotherapeuten mit Massage, Lymphdrainage und Elektrotherapie die Heilung unterstützen.

SPORTPAUSE: Frühestens nach zwei bis drei Wochen ist die Narbe wieder zunehmend belastbar. Das Training mit leichten Dehnübungen beginnen. Abbrechen, sobald Schmerzen auftreten, sonst droht ein Rückfall.

8. ACHILLESSEHNENRISS

2,7 Prozent

Die Achillessehne ist die stärkste Sehne des Körpers an einer seiner schwächsten Stellen. Ungeschützt ist die Verbindung von Wadenmuskel und Fersenbein Tritten ausgeliefert und muss immense Belastungen abfangen: bei Turnern oder Leichtathleten bis zum 15-fachen des Körpergewichts. Doch bevor eine Sehne reißt, ist sie fast immer längere Zeit überlastet worden. Dabei sterben einzelne Fasern ab oder reißen und verursachen eine narbige und schmerzhafte Verdickung.

SYMPTOME: Ein Anriss der Sehne fühlt sich an, als hätte ein stumpfer Stein die Ferse getroffen. Laufen ist noch möglich. Ein vollständiger Riss knallt wie ein Peitschenschlag oder wie ein Pistolenschuss. Der Schmerz ist kurz und messerstichartig. Der Läufer kann sich nicht mehr auf die Zehenspitzen stellen, über der Ferse lässt sich eine Delle ertasten.

ERSTE HILFE: Fuß hoch lagern. Schwellung durch mit Eiswasser getränkten Verband eindämmen. Nach einer guten Viertelstunde Verband für vier bis fünf Minuten lösen, immer wieder mit eiskaltem Wasser nachfeuchten.

BEHANDLUNG: Bei Sportlern wird die Sehne fast immer genäht, selbst bei Anrissen. Das muss möglichst rasch geschehen, denn der gelöste Wadenmuskel zieht sich zusammen und ist schon nach wenigen Tagen nicht mehr auf seine ursprüngliche Länge dehnbar. Bei weniger aktiven Menschen ziehen Ärzte neuerdings Spezialschuhe mit Absätzen – bei denen die Sehnenenden nahe zusammenkommen – einer Operation vor.

SPORTPAUSE: Nach einem Eingriff wird die Sehne für mindestens sechs Wochen im Gipsverband ruhiggestellt. Erste sportliche Belastungen sind nach rund drei Monaten möglich.

9. SCHULTERBRUCH

1,8 Prozent

Leidtragende sind häufig Kinder und Jugendliche. Beim Versuch, einen Sturz vom Fahrrad oder beim Inlineskaten abzufangen, wird der Stoß von Arm und Ellbogen bis zum Schlüsselbein weitergeleitet. Dieses bricht in der Mitte, wo der Schaft am schmalsten ist. Auch Schulterblatt und Gelenkpfanne können beschädigt sein. Selten bricht ein Schulterknochen durch einen direkten Schlag oder Stoß.

SYMPTOME: Schwellung entlang des Schlüsselbeins; die normale, geschwungene Kontur des Knochens ist kaum mehr erkennbar. Der Verletzte hält den Arm automatisch vor den Körper. Die Schulter lässt sich, wenn überhaupt, nur unter extremen Schmerzen bewegen, oft knirscht dabei der gebrochene Knochen.

ERSTE HILFE: Den Arm ruhigstellen und polstern, zum Beispiel durch ein umgebundenes Dreieckstuch – bei starken Schmerzen im Liegen.

BEHANDLUNG: Schlüsselbeinbrüche sind relativ unkompliziert,

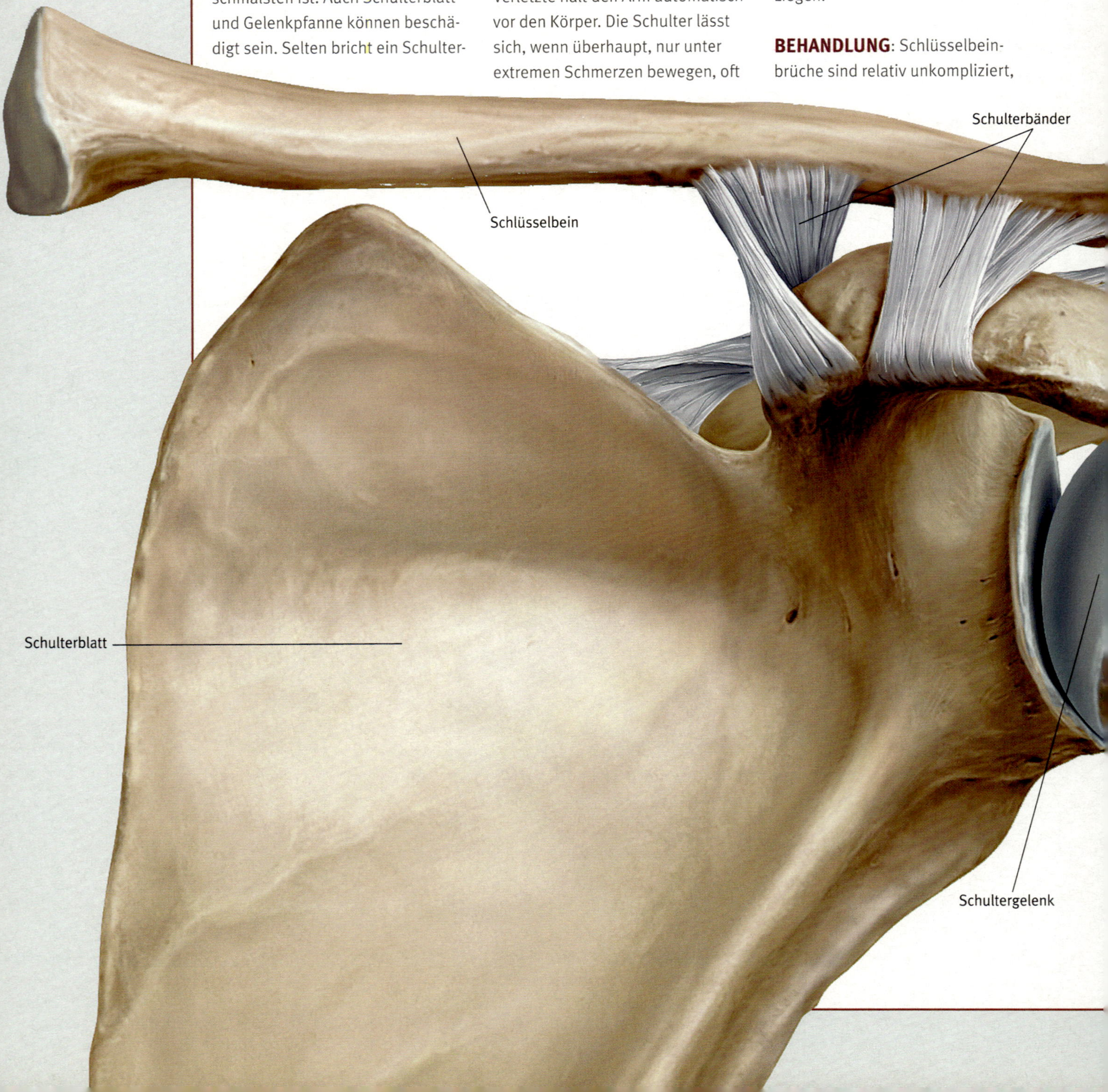

es sei denn, die Knochenenden drohen Blutgefäße und Nerven zu verletzen oder gar die Haut zu durchspießen. Im Normalfall legt der Arzt einen so genannten Rucksackverband an, der regelmäßig nachgespannt werden muss.

SPORTPAUSE: drei bis vier Wochen.

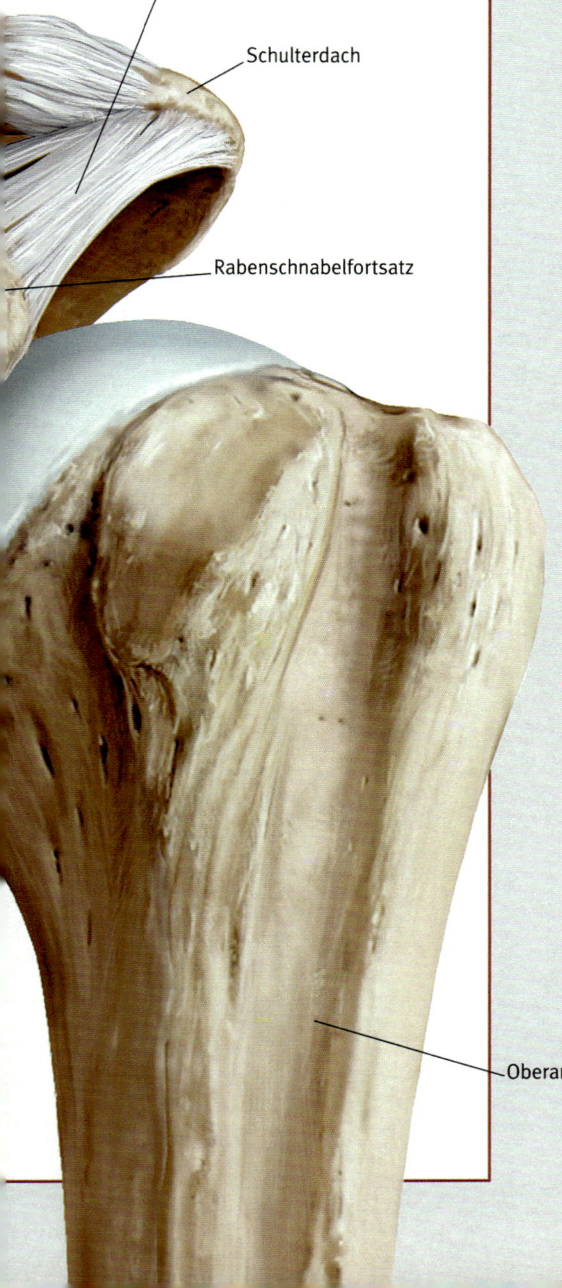

10. HIRNVERLETZUNGEN

1,5 Prozent

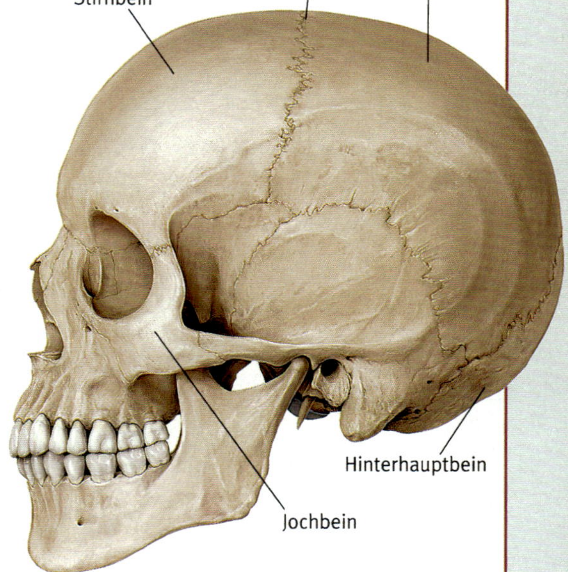

Besteht nach einem Unfall auch nur der Verdacht auf eine Gehirnerschütterung, ist umgehend ein Arztbesuch fällig. Nicht auszuschließen sind dauerhafte Schäden durch Gehirnquetschungen oder -blutungen. Möglicherweise besteht Lebensgefahr.

SYMPTOME: Der Verletzte ist bewusstlos, manchmal nur für wenige Sekunden. Auf die Frage „Was ist passiert?“, weiß er keine genaue Antwort, er kann sich nicht an den Unfall oder an die Situation kurz davor oder danach erinnern. Der Verletzte ist blass, fühlt sich benommen und kommt ohne Hilfe kaum auf die Beine. Weitere Anzeichen sind Übelkeit, Erbrechen und Kopfschmerzen, manchmal etwas verzögert.

ERSTE HILFE: Beruhigend auf den Verletzten einreden, fragen, wie es zum Unfall gekommen ist, ob er Schmerzen hat. Mit leicht erhöhtem Oberkörper hinlegen, zudecken, bei Übelkeit seitlich lagern. Eine Gefahr ernsthafter Gehirnverletzungen besteht, wenn die Pupillen zum Beispiel einem Finger, den ein Helfer langsam hin- und her bewegt, nicht folgen können. Bei Bewusstlosigkeit Stirn und Nacken kühlen, Beine hochlegen. Atmung und Herzschlag prüfen, Verletzten antippen oder leicht zwicken.

BEHANDLUNG: Oft bleibt der Verletzte zur stationären Beobachtung im Krankenhaus, um Blutungen oder eine stärkere Hirnschwellung auszuschließen. Mitunter ist Röntgen empfehlenswert, etwa um abzuklären, ob das Jochbein oder ein anderer Schädelknochen gebrochen ist.

SPORTPAUSE: Mindestens zwei bis drei Wochen, dabei starke Sonnenbestrahlung meiden. Wer zu früh mit dem Training beginnt, muss mit Folgeschäden rechnen, etwa einer dauerhaften Neigung zu Kopfschmerzen.

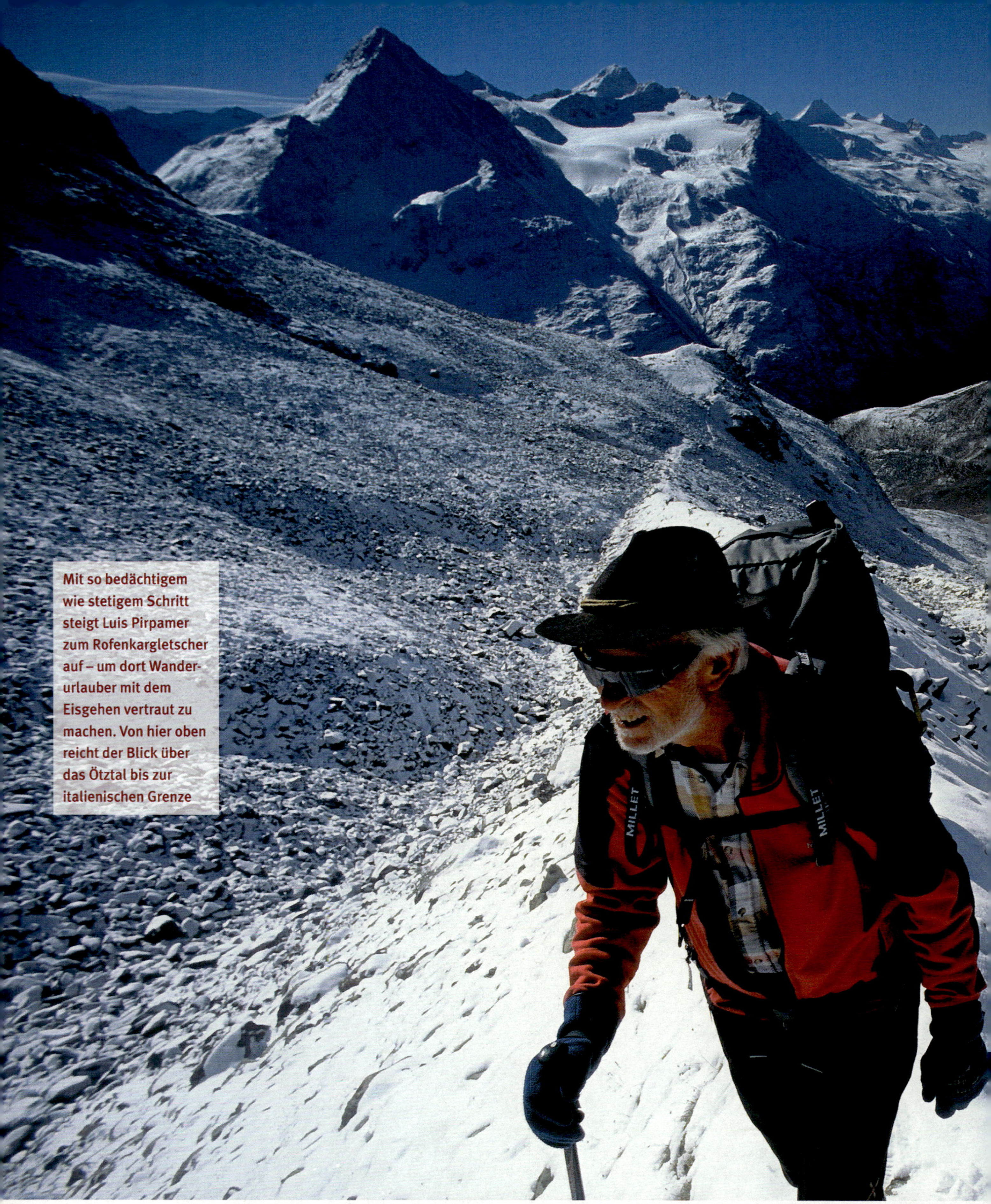

Mit so bedächtigem wie stetigem Schritt steigt Luis Pirpamer zum Rofenkargletscher auf – um dort Wanderurlauber mit dem Eisgehen vertraut zu machen. Von hier oben reicht der Blick über das Ötztal bis zur italienischen Grenze

DIE ENTDECKUNG DER

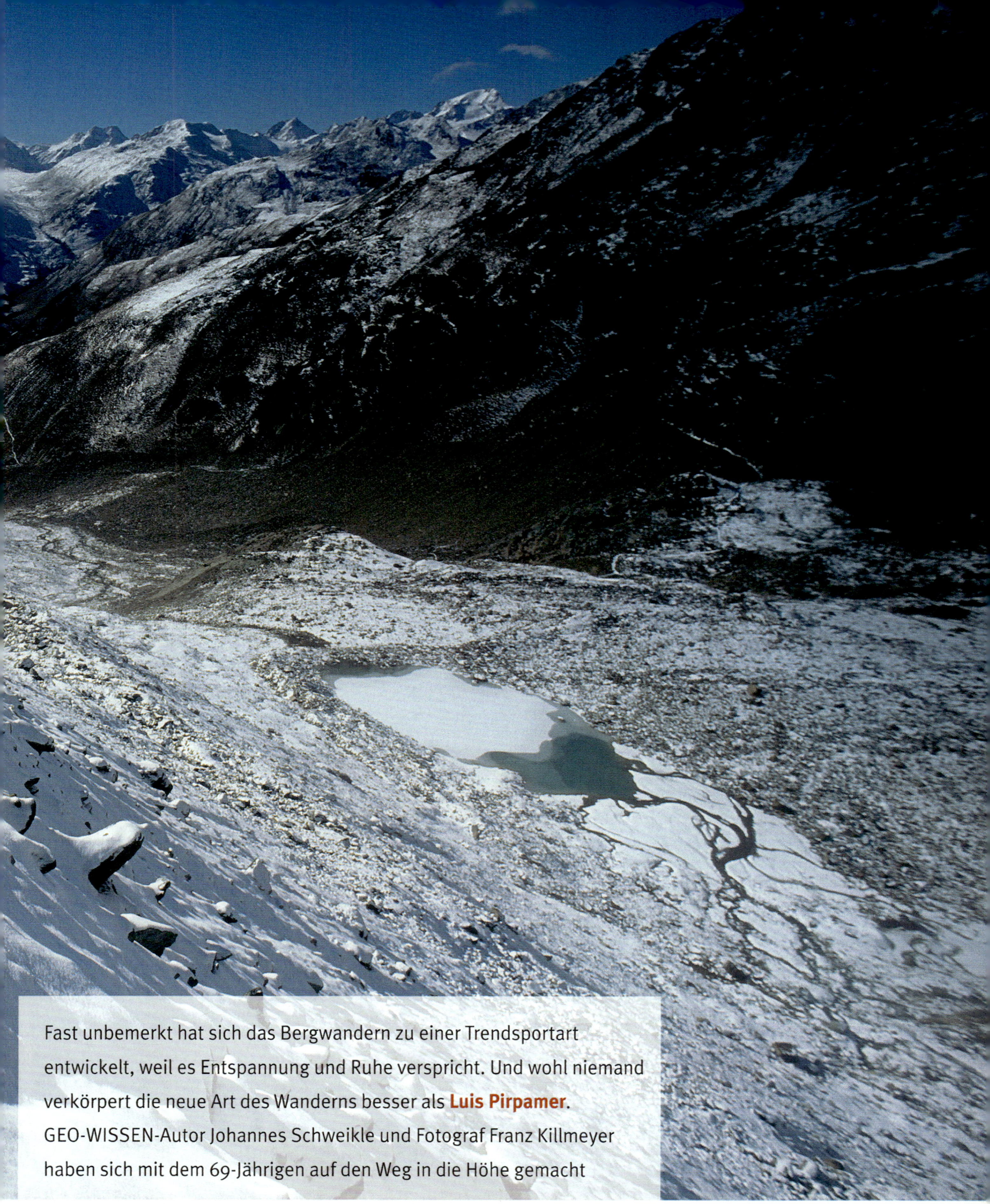

Fast unbemerkt hat sich das Bergwandern zu einer Trendsportart entwickelt, weil es Entspannung und Ruhe verspricht. Und wohl niemand verkörpert die neue Art des Wanderns besser als **Luis Pirpamer**. GEO-WISSEN-Autor Johannes Schweikle und Fotograf Franz Killmeyer haben sich mit dem 69-Jährigen auf den Weg in die Höhe gemacht

LANGSAMKEIT

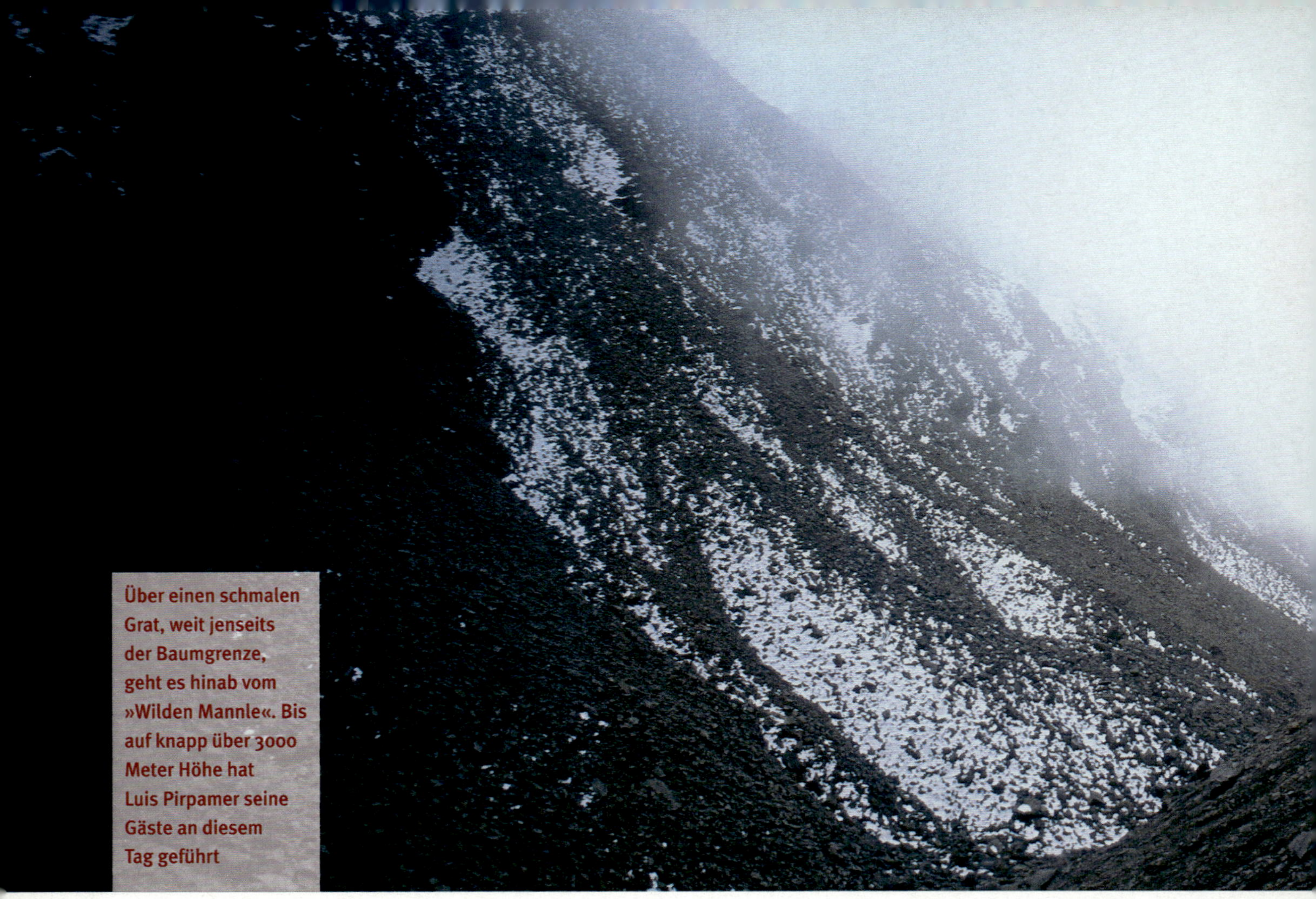

Über einen schmalen Grat, weit jenseits der Baumgrenze, geht es hinab vom »Wilden Mannle«. Bis auf knapp über 3000 Meter Höhe hat Luis Pirpamer seine Gäste an diesem Tag geführt

Nicht immer nimmt man in den Bergen den geraden Weg. In Vent, dem hintersten Dorf im Ötztal, saß man vor fast 30 Jahren eines Abends beieinander, und da sagte der Hotelier Luis Pirpamer: „Wenn ich wüsst, dass die Frau nichts dagegen hat, würd ich ja den Bergführer machen." Vent hat 158 Einwohner, die Dorfgemeinschaft gilt als intakt, deshalb erfuhr Frau Pirpamer über Dritte rasch von diesem Wunsch. Und gab ihrem Mann bereitwillig den Segen.

Mittlerweile ist der staatlich geprüfte Bergführer Luis Pirpamer 69 Jahre alt, und noch immer führt er Gäste auf die Gipfel der Alpen. An diesem Tag geleitet er ein Dutzend Frauen und Männer auf das „Wilde Mannle", einen 3020 Meter hohen Berg in den Ötztaler Alpen. Pirpamers dünne Beine bewegen sich so gleichmäßig wie die Kolben einer Maschine, mit kleinen und sicheren Schritten steigt er stetig bergan.

„Die Leut tun am Anfang viel zu schnell gehen", sagt er auf Tirolerisch, „wenn man aber erst langsam tut, wenn die Kraft weg ist, nutzt das nix mehr."

Höhenluft und Bewegung halten jung: Manche Bergführer erklimmen noch im Alter von 95 Jahren die Gipfel

Nach einer Stunde kommen seine Beine erstmals zum Stillstand, und er sagt zu seiner Gruppe: „Trinkt jetzt einen Schluck und esst einen Bissen. Wenn ihr wartet, bis der Hunger kommt, braucht die Verdauung zu viel Energie." Ein kurzer Blick auf den Höhenmesser seiner Armbanduhr: „Wir sind jetzt schon auf 2670 Meter. Da muss man mit den Kräften haushalten."

Dieses Prinzip hat Pirpamer bis in die Fingerspitzen verinnerlicht: Die Daumen sind in den Bauchgurt seines Rucksacks eingehakt, die Hände mit der ledrigen Haut ruhen am Körper, jede Geste wäre Kraftverschwendung. Unter dem grünen Filzhut ziehen sich Falten über sein schmales Gesicht, die Lider verdecken viel von den blauen Augen, als ob der Körper in Jahrzehnten selbst einen Schutz gegen die Höhensonne gebildet hätte.

IN BERGSTEIGERKREISEN IST Pirpamer so bekannt wie das Matterhorn bei Flachlandtirolern. In den 1990er Jahren war er Präsident des Weltverbandes der Bergführer, und im Herbst 1991 sorgte er mit seinem Eispickel für Schlagzeilen. Gemeinsam mit einem

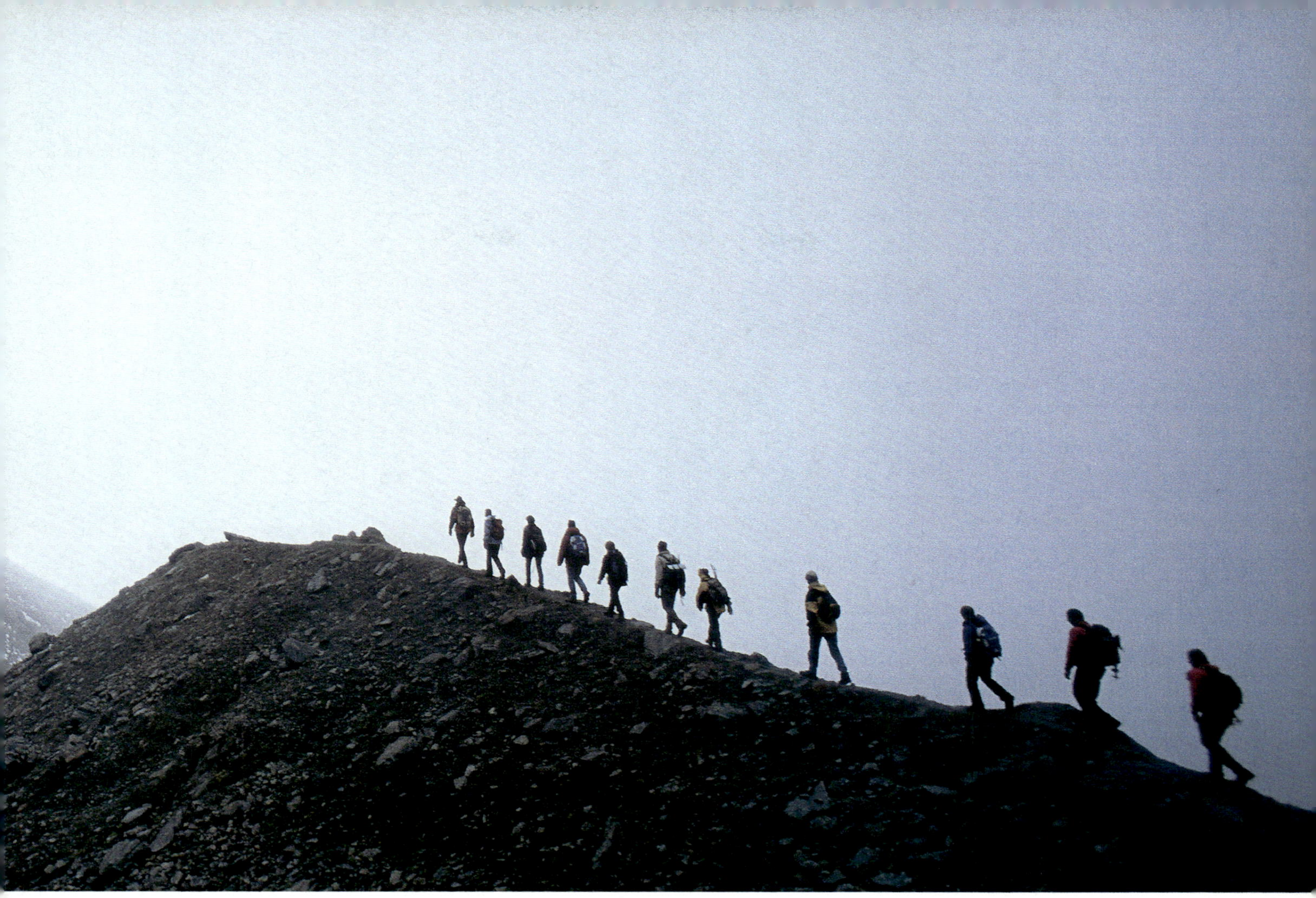

Freund grub er einen Toten aus, den Wanderer am Berg entdeckt hatten. Zufällig kam Reinhold Messner des Wegs und schätzte das Alter der Gletscherleiche auf 500 Jahre. „Da hab ich zu ihm gesagt: Du wärst nicht der Messner, wenn du nicht aufschneiden würdest", erinnert sich Pirpamer. Spätere Untersuchungen mit der Radiokarbonmethode ergaben dann, dass die Feuchtmumie, vulgo „Ötzi", seit rund 5300 Jahren tiefgekühlt im Eis lag.

Die Höhenluft konserviert anscheinend auch die Bergführer. Pirpamer erzählt von Anderl Heckmair, dem legendären Erstbezwinger der Eigernordwand. Der machte noch mit 97 Jahren jeden Tag eine Wanderung im Allgäu, bei schlechtem Wetter zumindest einen Spaziergang. Bei den Bergsteigertreffen nahm er nach dem Abendessen zwei Schnäpse und rauchte einen Stumpen; der zähe Mann wurde 98. „Und mein Vorbild ist der Ulrich Inderbinen", schwärmt Pirpamer. Der führte noch mit 95 Jahren Gäste auf die Gipfel im Wallis; zum 100. Geburtstag setzte man ihm in Zermatt ein Denkmal, erst mit 103 Jahren verstarb Inderbinen.

LEBEN BERGWANDERER LÄNGER als andere Menschen? Wer nicht abstürzt oder unter eine Lawine gerät, hat tatsächlich gute Chancen, gesund alt zu werden. „Wer regelmäßig wandert, profitiert von den Segnungen des Ausdauersports: Er bekommt eine gute Grundkonstitution und beugt Osteoporose vor", urteilt Karl Schrag, Ausbildungsleiter im Deutschen Alpenverein (DAV). Die Forschungsgruppe Wandern an der Universität Marburg listet weitere Pluspunkte auf: Wandern stärkt das Immunsystem, reguliert den Fettstoffwechsel und kräftigt den Kreislauf; ein psychisches Wohlgefühl stellt sich ein, gleichzeitig werden Blutdruck, Puls und Stresshormone heruntergefahren.

Doch nicht nur Gesunde profitieren: Die Höhenmediziner Egon Humpeler und Wolfgang Schobersberger von der Tiroler Landesuniversität UMIT in Hall haben untersucht, wie sich Wandern auf Patienten mit metabolischem Syndrom auswirkt, also bei Übergewichtigen, die zudem unter Diabetes, Bluthochdruck oder Fettstoffwechselstörungen leiden. Nach nur drei Wochen Wanderurlaub verbesserten sich entscheidende Merkmale: Körperfett, Gewicht und Hüftumfang nahmen ab, Cholesterinwerte und Blutdruck sanken.

Die Probanden waren in zwei Gruppen aufgeteilt: Eine wanderte in einer

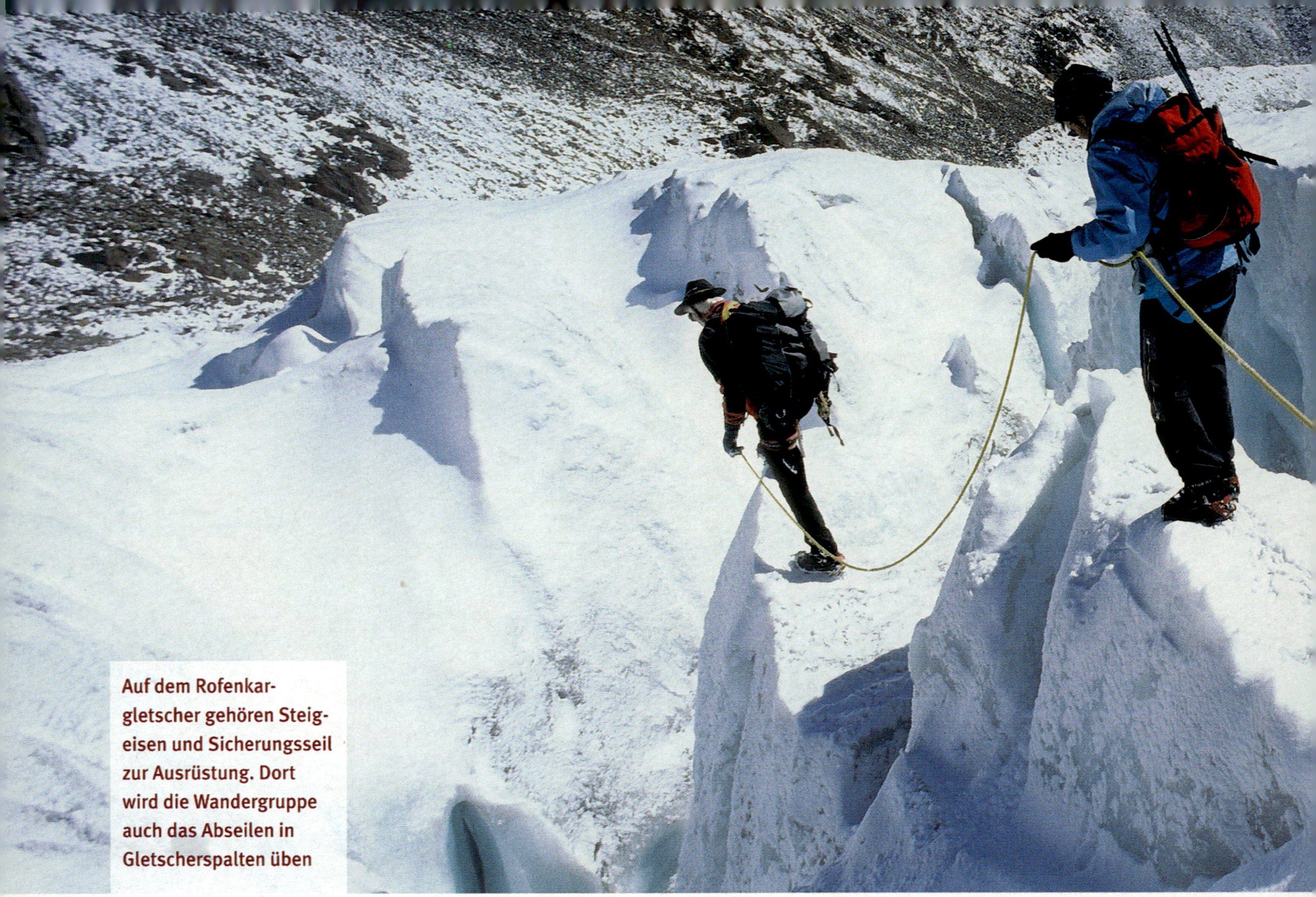

Auf dem Rofenkargletscher gehören Steigeisen und Sicherungsseil zur Ausrüstung. Dort wird die Wandergruppe auch das Abseilen in Gletscherspalten üben

Höhe um 200 Meter, die andere auf 1700 Meter. Der Stoffwechsel verbesserte sich bei beiden Gruppen, die Bergwanderer wiesen jedoch zusätzlich eine höhere Qualität der roten Blutkörperchen auf, die das Gewebe vermehrt mit Sauerstoff versorgten.

VENT LIEGT AUF 1900 METER über dem Meer. „Ich habe noch nie 70 Kilo gewogen", sagt Luis Pirpamer. Er ist 1,82 Meter groß, und bei den schweren Touren im Sommer sinkt sein Gewicht auf 66 Kilogramm. Da ist er oft zwölf Stunden unterwegs, zum Beispiel bei der Überschreitung des Mont Blanc. Beim Abstieg geht Pirpamer, wenn möglich, mit Stöcken, um die Knie zu entlasten. Bis heute spürt er keinen Verschleiß an den Gelenken. Tatsächlich können Stöcke die Kniegelenksbelastung senken – allerdings nur, wenn sie richtig genutzt werden: Der Wanderer darf sich durch das Hilfsmittel nicht dazu verleiten lassen, größere Schritte zu machen. Dann nimmt die Belastung der Knie sogar zu.

Blessuren hat Pirpamer dennoch erlitten. Schon einige Male ist er ins Seil gestürzt, „da ist der Körper hinterher beleidigt, manchmal spürst du die Prellungen ein paar Wochen lang". Aber die schwersten Verletzungen hat er sich als Jugendlicher bei Skirennen zugezogen: Das Nasenbein war gebrochen, der Kiefer ausgerenkt, und ein Blutgerinnsel im Kopf hat ihm später eine Hirnhautentzündung beschert.

„In der Jugend war ich ein wilder Hund", sagt der Mann, der am Berg so gar kein Macho-Gehabe zeigt. Unter Vorwänden stahl er sich von zu Hause fort und bestieg mit einem Freund Eiswände. „Und in der Bergführerausbildung haben alle mächtig Gas gegeben." Die Langsamkeit entdeckte Pirpamer erst später, auf einem Umweg: In Vent führt er mit seiner Frau das Traditionshotel „Post". Die Gäste erzählten abends von ihren Bergerlebnissen, und er hörte heraus, wie sie von jenen Führern schwärmten, die Rücksicht nahmen auf Schwächen der Gäste. Das Wort Serviceorientierung würde ihm zwar nie über die Lippen kommen, aber genau dieses Prinzip praktiziert er seither: „Wenn der Gast nicht fix und fertig auf dem Gipfel ankommt, hat er

Der »neue Wanderer« ist vergleichsweise jung, gehört zu den Besserverdienenden und gut Gebildeten

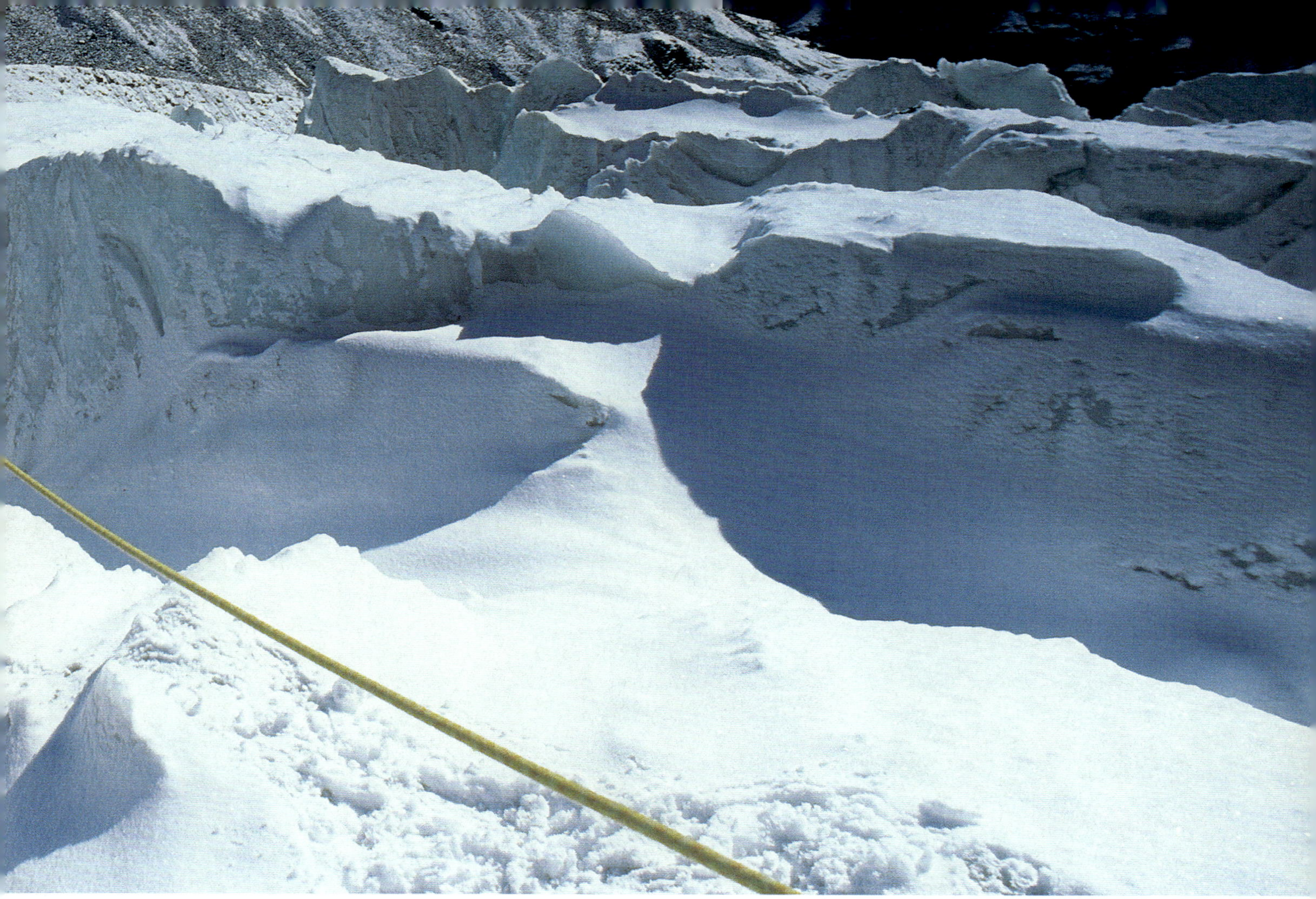

doppelte Freude. Und wenn wir auf die Wildspitze anderthalb Stunden länger brauchen als normal, ist mir das schnuppe“, sagt er.

DIE LANGSAMKEIT AUF DEM WEG nach oben ist Pirpamer mit den Jahren in Fleisch und Blut übergegangen. Er will die Berge nicht bezwingen, sondern erleben. Es hat fast etwas von dynamischer Meditation, wie er hinauf zum Wilden Mannle steigt. Beim Eintrag ins Gipfelbuch beobachtet er diskret die Gesichter seiner Gäste. „Wenn sich die Lippen verfärben, sind Herz und Kreislauf überfordert“, erklärt er. Solch Wissen verdankt er nicht medizinischen Lehrbüchern; er hat aus Erfahrung ein Gespür für die Gefahren am Berg entwickelt.

Beim Abstieg ragt die Seitenmoräne des Rofenkargletschers wie ein künstlich angelegter Damm aus der bizarren Geröllhalde, die Gruppe geht im Gänsemarsch. Dem kleinen Gletschersee kann man beim Gelieren zuschauen, eine dünne Eisschicht legt sich auf das türkisgrüne Wasser. Eine Nebelschwade zieht auf, nach einer Stunde ist der ganze Berg in graue, triefend feuchte Watte gehüllt, alle gehen jetzt schweigend. „Das ist ein gutes Zeichen“, sagt Pirpamer. Wenn Wanderer verstummen, das weiß er, gehen sie ganz im Bergerlebnis auf.

„Der Alpinist will auf den Gipfel, dem Bergwanderer dagegen ist der nicht so wichtig. Dem geht es um das Wandern als solches“, sagt Karl Schrag vom DAV. Und dieser Trend zum Gehen macht sich nun auf den Hütten des Alpenvereins bemerkbar: Die für Wanderer erreichbaren verzeichnen deutlich höhere Gästezahlen.

DAS DECKT SICH MIT EINER STUDIE des Allensbach-Instituts. Demnach ist in Deutschland die Zahl derer, die häufig oder ab und zu wandern, zwischen 2001 und 2004 von 53 auf 62 Prozent gestiegen – ohne dass es dazu einer Werbekampagne bedurft hätte.

Die Forschungsgruppe Wandern in Marburg hat schon den „neuen Wanderer“ ausgemacht, jenseits von Kniebundhose und Filzhut: Er ist deutlich jünger als das klassische Mitglied im Wanderverein, im Schnitt 48 Jahre, er wandert gern in kleinen Gruppen, gehört zu den Besserverdienenden und überdurchschnittlich Gebildeten, gibt mehr Geld für Übernachtung, Essen und Bekleidung aus.

„Wandern wird offenbar mehr und mehr ein Hobby der gehobeneren, meinungsführenden Schichten“, sagt Rainer Brämer, Leiter der Forschungs-

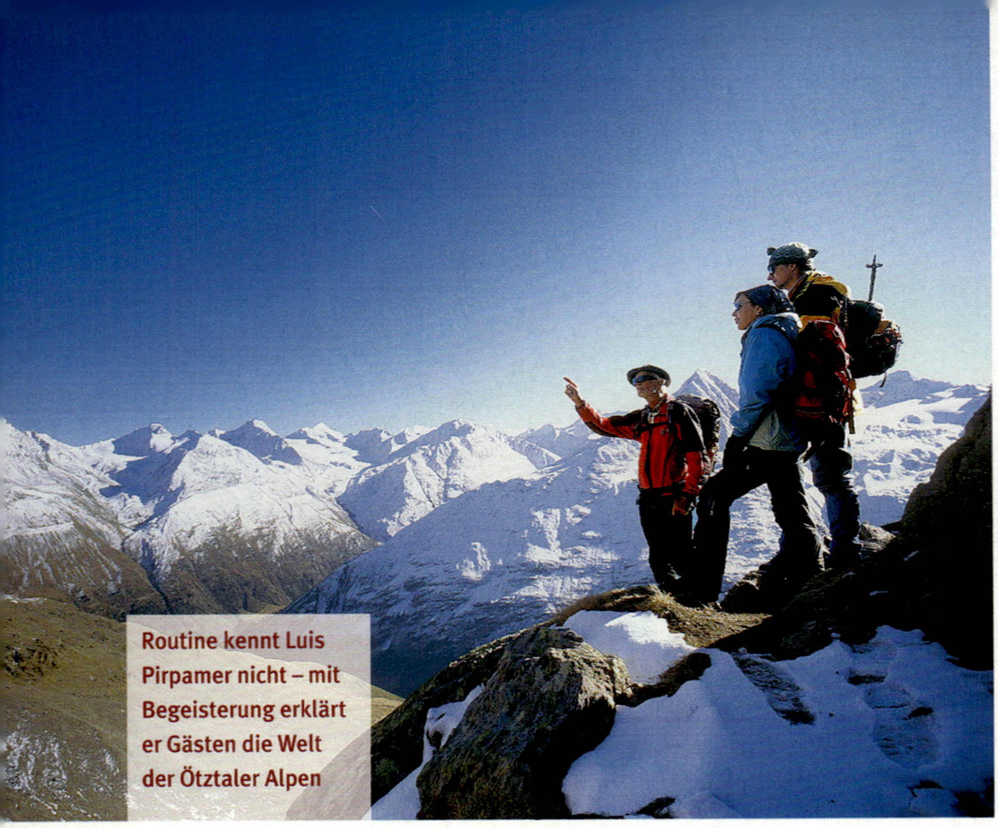

Routine kennt Luis Pirpamer nicht – mit Begeisterung erklärt er Gästen die Welt der Ötztaler Alpen

gruppe. Zudem entdeckten immer mehr 25- bis 39-Jährige das Wandern im eigenen Land.

Dem Bergführer Pirpamer fällt auf, dass viele Menschen sich neuerdings bewusster bewegen. Auch Schwergewichtige. „In letzter Zeit seh ich immer mehr Gwamperte. Männer und Frauen, bei denen es fünf vor zwölf ist, die über 100 Kilo wiegen." Bei diesen Wanderern versucht er „einen Spagat": Er ermutigt sie, in Bewegung zu bleiben, aber sich dabei keinesfalls zu überfordern. „Diese Leute laufen los, als wollten sie der Welt den Arsch aufreißen. Aber man kann im Sport so viel falsch machen, wenn man kein Gefühl für seinen Körper hat und nicht Maß zu halten versteht."

Der Berg formt die Menschen. Überschießende Motivation trägt nicht bis nach ganz oben. Auf dem langen Weg dorthin hilft nur die stetige Langsamkeit. Das Hochgebirge hat auch Pirpamer Demut gelehrt. Am K2, dem mit 8611 Metern zweithöchsten Gipfel der Erde, ist er umgekehrt, als ein Kamerad Höhenödeme bekam.

Und den 5947 Meter hohen Alpamayo in Südamerika konnte Pirpamer wegen schlechten Wetters gar nicht erst in Angriff nehmen. Das bedauert er heute noch, weil der Alpamayo „eine Schönheit unter den Bergen ist", und weil er vielleicht nie wieder nach Peru reisen wird. Aber er hat sich damit abgefunden, dass die Natur mitunter stärker ist als der Mensch.

Nicht überschießender Ehrgeiz trägt den Wanderer bis nach oben, sondern das Gefühl für das richtige Maß

WENN ES DER BERG ERFORDERT, wechselt aber auch Luis Pirpamer Tempo und Temperament. Dann wird aus dem Langsamgeher ein beherzt zupackender Mann, an dessen Seil das Leben seiner Gäste hängt.

Das zeigt sich am nächsten Tag, als er einen Grundkurs im Eisgehen gibt, auf dem Rofenkargletscher. Das schlechte Wetter hat sich bis auf eine zarte Wolke über der Fineilspitze verzogen. Neuschnee hat in der Nacht die Gipfel frisch überzuckert, die Lärchen leuchten goldgelb, die Wiesen im Tal moosgrün.

Am Rande des Gletschers werden die Steigeisen angezogen. In einer tiefen Spalte übt die Gruppe das Abseilen. Eine Frau aus Sölden lehnt ihren Körper mutig rückwärts ins Nichts, ihre Beine hängen fast waagerecht über der Spalte, sie hackt die Frontzacken ins blanke Eis, geht mit kleinen Schritten die blau gefrorene Wand hinunter.

DER RÜCKWEG WIRD schwieriger. Plötzlich verliert die Frau den Halt und baumelt wie ein Sack in der Spalte. Pirpamer stemmt sich in den Boden, hält das Seil und erklärt ihr ruhig, dass sie die Beine breiter setzen und die Schritte kleiner machen soll. Doch in ihrer Angst will sie mit Riesenschritten aus der Spalte kommen, dabei rutschen die Zacken ab. Als die Frau endlich wieder über der Kante auftaucht, sagt der Bergführer: „Der Instinkt ist ein Luder."

Beim Abstieg über die Breslauer Hütte zittern den Novizen des Eisgehens die Arme von der überstandenen Anspannung. Die Gipfelwächte der Wildspitze zeichnet sich scharf gegen den Himmel ab, der Ramolkogel wirft einen breiten Schatten. In den Stubaier Alpen ist jeder Gipfel zu erkennen, im Südwesten beschließt der Ortler das Panorama.

Unzählige Male ist Luis Pirpamer hier, in seinen Hausbergen, schon gegangen. Aber nicht ein Schatten grauer Routine liegt am Ende dieses Tages mit den Anfängern über seinem Gesicht. Er strahlt in seinen weißen Bart hinein. „Diese Bläue über den Gletschern", sagt er, „die sieht man wirklich selten." □

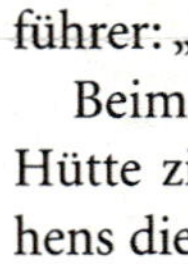

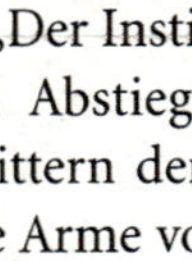

Johannes Schweikle, 46, lebt in Hamburg auf Meereshöhe. Die langsame Gangart im Gebirge hat ihn restlos überzeugt: Er kam nur einmal außer Atem – als er sich in 3000 Meter Höhe bücken musste, um die Schuhe zu binden. **Franz Killmeyer**, 53, mag es, nach einer Wanderung hundemüde und mit klarem Kopf ein kräftiges Essen und ein kühles Bier zu genießen. Außerdem hat er auf einem der Gipfel beschlossen, das Rauchen aufzugeben.

»WIR KÖNNEN DEM KREBS DAVONLAUFEN!«

Mit Operationen, Chemo- und Strahlentherapie allein sind tückische Tumorerkrankungen meist nicht zu heilen. Ärzte haben erkannt, dass es auch auf die Mithilfe der Patienten ankommt. Und auf viel Bewegung

VON PETER BIER

Acht Jahre sind vergangen seit der Diagnose, die ihr Leben verändert hat: Leukämie. Anja Kreher wird die Zeit danach nicht vergessen. Sie hat gewusst, wie es um sie stand: „Ich magerte ab und sah aus wie der Tod." Sie hat gelitten an den schweren Nebenwirkungen der Medikamente, die den Blutkrebs aufhalten sollten.

Viel Zeit, das hatten ihr die Ärzte gesagt, werde ihr nicht bleiben. Es war zum Verzweifeln. Sie mussten unbedingt eine geeignete Knochenmarkspenderin finden, bevor die Krankheit zu weit fortgeschritten und es für eine vielleicht rettende Stammzelltransplantation endgültig zu spät war. Die Aussichten, dass sie noch erleben würde, wie ihre kleine Tochter aufwuchs, standen schlecht damals. Dann endlich, nach vier Jahren, bekam Anja Kreher ihre Chance.

Heute ist sie 38 Jahre alt. Wenn sie von ihrem Aufenthalt in der Klinik für Knochenmarktransplantation und Hämatologie/Onkologie in Idar-Oberstein erzählt, von Wochen in strengster Isolation, nachdem ihr körpereigenes Immunsystem durch die Chemotherapie restlos zerstört worden war, so ist es erst einmal eine Geschichte, wie man sie häufiger von Krebspatienten erfährt. Sie handelt von Ängsten und Schmerzen, Depression und Übelkeit, vom Hoffen und Sich-Aufbäumen, von High-Tech-Medizin und sich aufopfernden Ärzten und Schwestern. In Anja Krehers Geschichte aber geht es außerdem um ein Fahrrad.

EIN FAHRRAD IM ZIMMER einer Todkranken wäre wahrscheinlich für viele Menschen nicht überraschender als ein Ufo in einem Kornfeld, hat sie Jahre später in der Zeitschrift „Brigitte" berichtet. Dieses Fahrrad, strahlend weiß, stand dicht neben ihrem Bett. Anja Kreher weiß noch, es ließ sich leicht treten und sanft bremsen und hatte einen breiten schwarzen Sattel, der mit einem Kissen gepolstert werden musste, um ihr das Sitzen erträglich zu machen. Und sie erinnert sich, wie überrascht sie war, dass gleich am ersten Tag nach der Transplantation der Sporttherapeut des Krankenhauses ins

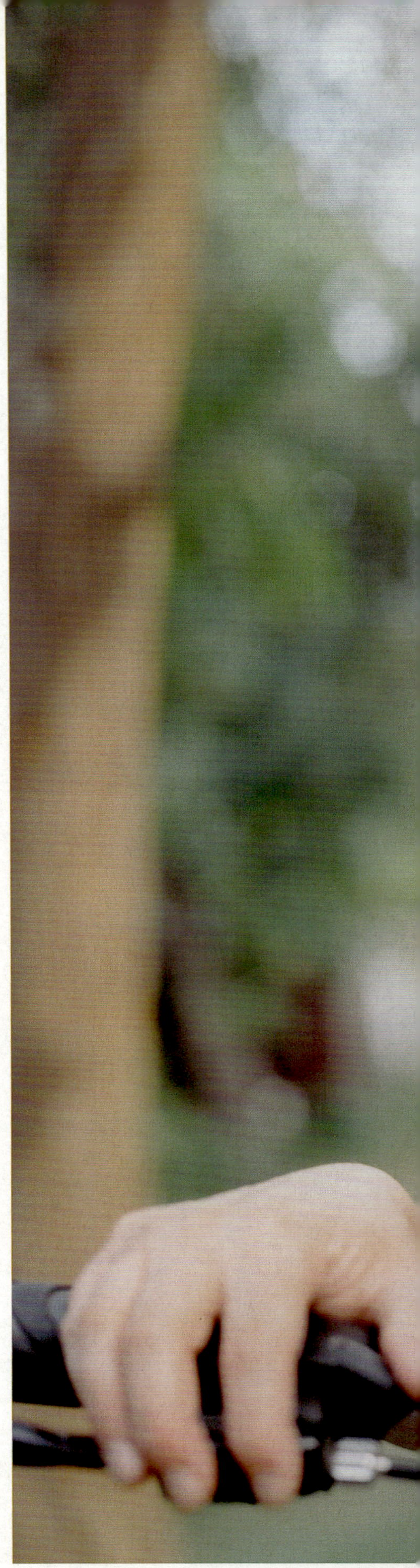

Anja Kreher ist schon immer gern Rad gefahren –

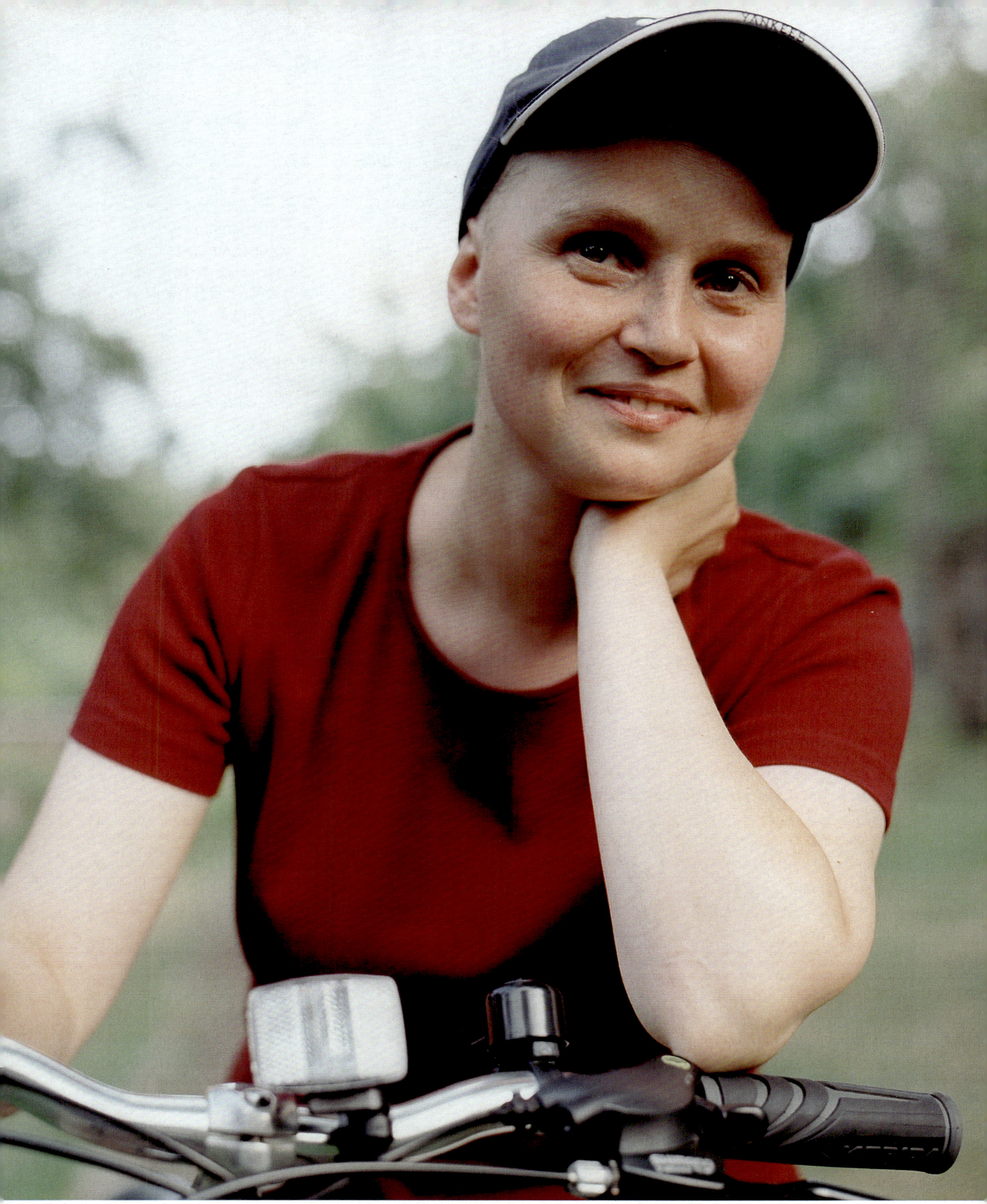

nach der Knochenmark-Transplantation vor vier Jahren hat ihr das Training auf einem Ergometer sehr geholfen

Zimmer trat, sie aus dem Bett aufs Fahrrad hob – „ich hätte die zwei Schritte nicht gehen können" – und dazu etwas Aufmunterndes sagte wie „Nur keine Müdigkeit vortäuschen". Es wurde ihr zu einer Erfahrung fürs Leben. Und im Rückblick stellt sie fest: „Das Fahrrad hat mich gerettet."

Auch der Therapeut Freerk Baumann, heute 32 Jahre alt, hat die Geschichte von Anja Kreher nicht vergessen. Als Sportwissenschaftler der Deutschen Sporthochschule Köln hat er damals drei Jahre lang in der Krebsklinik Idar-Oberstein gearbeitet – und mit seiner Dissertation die herkömmliche Akutbehandlung von Tumorpatienten in Deutschland radikal infrage gestellt. Baumann wollte herausfinden, welche Auswirkungen auf den Körper und die Psyche von Patienten eine Bewegungstherapie hat, die unmittelbar nach einer Krebsoperation einsetzt, nicht erst ein paar Monate später in der Reha-Kur. So hat er geholfen, den Weg freizumachen für eine veränderte Onkologie.

„Die Patienten", sagt Baumann, „hatten eine monate-, häufig jahrelange Krankengeschichte hinter sich. Von sportlicher Bewegung hatten ihnen die Ärzte oft dringend abgeraten, zur Schonung und wohl auch aus Sorge vor lebensbedrohlichen Komplikationen. Und nun kam einer, der genau das Gegenteil vorhatte. Kein Wunder, dass die meisten zuerst scheu und abwartend reagiert haben."

Eine Klinik für Knochenmarktransplantation – das bedeutete: extreme Bedingungen für Baumanns Projekt. Leukämien und Lymphome zählen zu den bösartigsten Tumorerkrankungen. Die dagegen eingesetzte Chemotherapie ist höchst aggressiv und mit heftigen Nebenwirkungen verbunden; eine schwere Abstoßung oder ein Versagen des Transplantats enden unweigerlich tödlich. Die wochenlange Isolation in den Zimmern führt zu Bewegungsmangel und schweren körperlichen Beeinträchtigungen.

Dagegen setzte Baumann bei 32 Patienten Ausdauertraining auf dem Fahrrad-Ergometer ein, zweimal täglich bis zu 20 Minuten, individuell dosiert, unter Aufsicht, Puls und Blutdruck ständig überwacht. Eine gleich große Kontrollgruppe dagegen erhielt wie üblich an fünf Tagen der Woche 20 Minuten Krankengymnastik. Belastbarkeit und Ausdauer wurden regelmäßig ermittelt, Auskünfte zu Lebensqualität und Befinden per Fragebogen erhoben. Die Bilanz bei der Entlassung aus der Klinik: Den Patienten der Trainingsgruppe ging es auffallend besser als den untrainierten.

Dass Sport und Bewegung gesund sind, gilt auch unter Ärzten als Selbstverständlichkeit. Doch im Alltag der

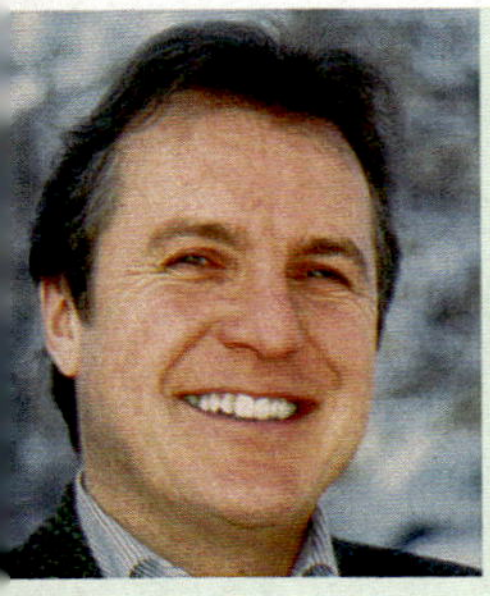

»Den Leistungsdruck umgehen«

Chronische Erschöpfung nach einer Krebsbehandlung lässt sich mit körperlicher Aktivierung überwinden, sagt Professor Joachim Weis, Psychoonkologe an der Klinik für Tumorbiologie in Freiburg

GEO: Der Chirurg hat das Skalpell aus der Hand gelegt, die Operationswunde ist vernäht, die Chemotherapie setzt ein – ist damit von Seiten der Krebsmedizin alles Nötige getan, was ein Patient braucht?

JOACHIM WEIS: Ganz sicher nicht. Abgesehen von den Ängsten und Sorgen, die eine Tumorerkrankung auslöst, haben Patienten als Folge der Behandlung häufig mit Depressionen, besonders aber mit Fatigue zu kämpfen.

Was ist darunter zu verstehen?

Fatigue ist ein Begriff aus dem Englischen und bezeichnet eine ungewöhnlich schwere und chronische Form der Erschöpfung, die von der Medizin lange unterschätzt wurde. Sie tritt bei bis zu 90 Prozent der Patienten auf. Bereits morgens nach dem Aufstehen klagen sie über bleierne Müdigkeit, trauen sich nichts mehr zu und fühlen sich leicht überfordert. Weder Schlaf noch Ruhe helfen ihnen. Selbst fünf Jahre nach Abschluss der Erstbehandlung leiden noch gut 30 Prozent der Patienten unter Fatigue. Angehörige reagieren dann oft ungeduldig und verständnislos.

Lässt sich etwas gegen diesen Erschöpfungszustand tun?

Eindeutig ja: durch frühzeitige körperliche Aktivierung sowie durch Hilfen zur psychischen Verarbeitung. Die verbessern die Lebensqualität der Patienten und wecken ihre Bereitschaft, selbst etwas zur Heilung beizutragen und die Erkrankung zu überwinden. Auf diese psychosozialen Effekte kommt es entscheidend an.

Manche der angebotenen Bewegungstherapien wirken aber eher wie Spiel denn als Sport.

Das ist auch richtig so. Weil Krebspatienten ihre frühere Leistungsfähigkeit verloren haben, bereitet es ihnen vor allem Stress, wenn jeder von ihnen erwartet, dass sie rasch wieder funktionieren. Spielerische Bewegung hilft den Rekonvaleszenten am Anfang, den Leistungsdruck zu umgehen. Sie erfahren, dass Bewegung nicht Anstrengung bedeutet, sondern Freude und Spaß bringt. Das wird für die Patienten zum Aha-Erlebnis: „Ich kann etwas für mich tun und merke dabei, wie ich kräftiger werde und an Ausdauer gewinne."

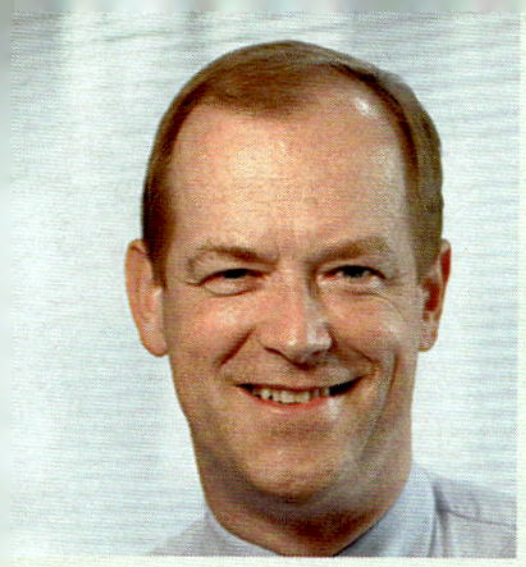

»Raus aus dem Bett – bewegen!«

Krebspatienten wird in Deutschland zu lange absolute Ruhe verordnet. Das kann gefährlich werden, sagt Professor Michael Hallek, Ärztlicher Direktor am Universitätsklinikum Köln

GEO: Patienten mit Krebserkrankungen werden nach Operation, Strahlen- und Chemotherapien traditionell meist geschont, unter Umständen monatelang. Ist das heilsam?

MICHAEL HALLEK: Häufig nicht, denn sie sind dadurch empfänglich für jede Art von Komplikationen bis hin zu einer Lungenentzündung. Insbesondere bei unseren Patienten, bei denen nach einer schweren Chemotherapie mit einer Pilzinfektion der Lunge zu rechnen ist, steigt das Risiko deutlich, wenn sie sich nicht bewegen dürfen.

In Ihrer Klinik beginnen Sie sehr früh mit Bewegungstherapie. Wie ist es dazu gekommen?

Anfangs war es vor allem Intuition, dass wir den Patienten gesagt haben: Raus aus dem Bett – bewegen! Ich hatte seit Jahrzehnten das Gefühl, dass wir sie zu lange ins Bett gelegt haben. Und nun gibt es zwei große, aktuelle Studien aus den USA, die das mit spektakulären Ergebnissen bestätigen. Demnach leben Patienten mit Dickdarm-Karzinom oder Brustkrebs, die nach der Diagnose körperlich sehr aktiv waren, deutlich länger als Untrainierte. Es zeigt sich also, dass sich körperliche Aktivität – soweit sie zumutbar ist – tatsächlich lohnt.

Wie sieht Ihr Programm aus?

Die Patienten trainieren an drei Tagen in der Woche unter Aufsicht, vor allem auf dem Fahrrad-Ergometer, und machen Gymnastik. Das Programm haben wir gemeinsam mit der Deutschen Sporthochschule Köln entwickelt. Es richtet sich an Menschen, die eine schwere Leukämie oder ein Lymphom haben, in der akuten Phase der Behandlung, sogar unter Chemotherapie. Dabei werden Herzfrequenz und Blutdruck, aber auch sportphysiologische Daten überwacht: Gibt es einen Leistungszuwachs, größere Ausdauer, einen deutlichen Muskelaufbau? Bessert sich das Lebensgefühl? Unsere Erfahrungen damit sind gut, und die Patienten sind begeistert.

Was wollen Sie mit der begleitenden Bewegungstherapie erreichen?

Viele Krebspatienten berichten von einem Gefühl der Entfremdung, einem veränderten Körpergefühl. Bewegung kann dazu beitragen, wieder positive Körpererfahrungen zu machen, zu sagen: „Ich kann ja noch was!" Statt nur untätig im Bett zu liegen und zu warten.

Haben die Patienten keine Scheu vor der ungewohnten Anstrengung?

Meine Erfahrung auf Visite ist, dass die Patienten das Angebot dankbar annehmen. Nur selten einmal muss jemand besonders angespornt werden. Wir achten natürlich darauf, dass sich die Patienten nicht übernehmen, bei den ersten Anzeichen dafür wird abgebrochen. Das ist wie bei jedem anderen Training auch: Man darf nicht überdosieren, aber muss die Anforderung erhalten.

Es gibt die saloppe Formel, auch unter manchen Wissenschaftlern, wonach es möglich sein soll, dem Krebs davonzulaufen. Teilen Sie diesen Optimismus?

Ganz so einfach ist es wohl nicht. Aber Sport trägt enorm zur Heilung bei, das ist sicher. Er hilft, das Immunsystem zu stärken, die geistigen Abwehrkräfte wieder aufzubauen und positive Körpererfahrungen zu machen. Allerdings können wir den genauen Anteil der Bewegung an einem Behandlungserfolg noch nicht richtig einschätzen.

meisten deutschen Krebsstationen wird diese Erfahrung häufig ignoriert. Was bei Herzinfarkt und in der Orthopädie längst normal und bei Querschnittslähmungen schon seit 100 Jahren bekannt ist – die systematische, früh einsetzende Aktivierung der Patienten –, ist in der Tumormedizin noch immer die Ausnahme.

Die Empfehlung für Krebskranke heißt immer noch: größtmögliche Ruhe und Schonung. Ärztliche und therapeutische Zuwendung werden selten eng genug verzahnt, Therapieketten sind lückenhaft. Ein Großteil der männlichen Patienten lernt Bewegungstherapie oder eine der rund 700 Krebssportgruppen niemals kennen – auch weil sie die Krankheit lieber mit sich selbst ausmachen.

Dabei hat der Kölner Immunbiologe Gerhard Uhlenbruck schon vor Jahrzehnten durch Blutuntersuchungen nachweisen können, dass moderater Ausdauersport die Abwehrkraft von Patienten stärkt, nicht zuletzt weil die Produktion von Natürlichen Killerzellen auffällig zunimmt und ihre Funktionstüchtigkeit verbessert wird. „Der sportlich beanspruchte Muskel", sagt er, „wird zur Immunfabrik. Er bildet Interleukine, fördert den Stoffwechsel und Fettabbau und schützt die Gefäße." Seither ist Uhlenbruck davon überzeugt: „Wir können dem Krebs davonlaufen, indem wir einen so großen Vorsprung herausholen, dass er uns viel seltener einholt."

Unterstützung erfährt er von Helmut Lötzerich vom Institut für Natursport und Ökologie der Sporthochschule Köln. Der Biologe hat seit den 1990er Jahren den unbestreitbaren Einfluss von Sport und Bewegung auf Psyche und Immunsystem auf eine breite Datenbasis gestellt. Bereits 1997 ergab seine Studie an 49 Brustkrebspatientinnen, dass am Ende eines sieben-

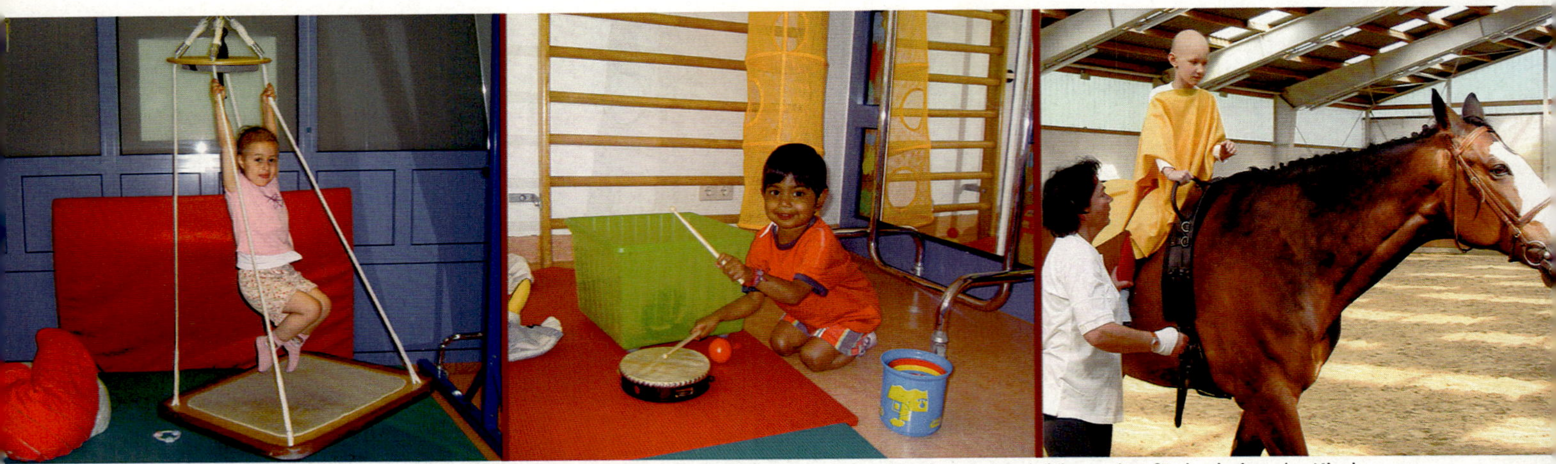

Sophia turnt, Sivanuka macht Musik, Meike reitet – das Universitätsklinikum Düsseldorf bietet Spieltherapien für krebskranke Kinder an

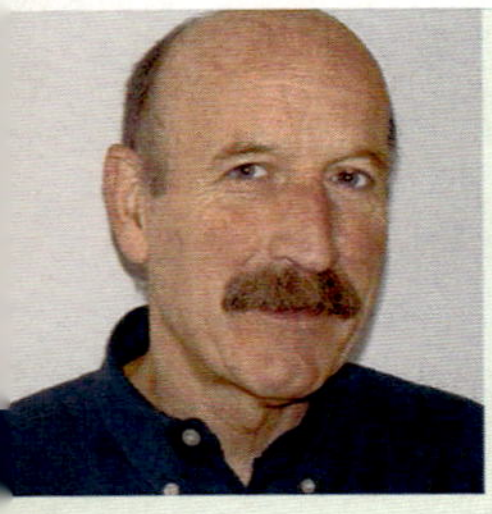

»Sport stärkt die Krebsabwehr«

Im Kampf gegen Tumoren ist die Schulmedizin allein überfordert. Besser vorsorgen durch mehr Bewegung, rät Professor Klaus Schüle von der Deutschen Sporthochschule Köln

GEO: Seit 1981 sind durch Ihre Initiative bundesweit rund 700 Krebssportgruppen entstanden. Halten Sie Sport für ein Heilmittel gegen bösartige Tumoren?
KLAUS SCHÜLE: So vereinfacht gesagt, wäre das stark übertrieben. Sicher ist jedoch, dass durch Bewegung und Sport das Risiko, an einem Tumor zu erkranken, offensichtlich verringert wird. Bei Sportlern ist Krebs jedenfalls auffallend selten. Große epidemiologische Studien in Norwegen und Kanada haben den Einfluss von Sport auf die Verhütung von Brustkrebs und Dickdarmkrebs eindeutig bestätigt.
Warum hat es dann so lange gedauert, bis Krebsmediziner ihren Patienten Bewegung verordnet haben?
Vielleicht, weil es in unserer naturwissenschaftlichen Denkweise immer noch entscheidend auf zelluläre molekularbiologische Prozesse als Beweis ankommt.
Aber genau diese Evidenz ist doch inzwischen, was etwa den Zuwachs an Natürlichen Killerzellen durch Ausdauersport angeht, nachgewiesen.
Stimmt, und zwar maßgeblich durch meinen Kollegen Helmut Lötzerich an der Sporthochschule Köln mit einer größeren Studie über Brustkrebspatientinnen. Prävention und Rehabilitation aber bleiben weiter die Stiefkinder unseres Gesundheitswesens, allen Beteuerungen zum Trotz. Ein Blick in die öffentlichen Budgets zeigt das. Doch die Zeit ist reif für Veränderungen, und wir Sportwissenschaftler haben an etlichen Krebskliniken zu neuen Therapieansätzen beigetragen. Und in der Nachsorge ist Bewegungstraining längst Standard. „Alle viere von sich strecken, Decke drüber, Sonne drauf" – das gibt es nicht mehr.
Also doch: Wer regelmäßig Sport treibt, bleibt länger gesund.
Das ist nicht neu und trotzdem richtig. Solange es die Schulmedizin im Kampf gegen den Krebs allenfalls zu begrenzten Erfolgen bringt, aber keinen Durchbruch erzielt, haben wir gar keine andere Wahl. Sport hilft bei der Krebsverhütung und vermittelt ein besseres Lebensgefühl.

Alle Interviews: Peter Bier

monatigen Ausdauertrainings neben zahlreichen anderen positiven Veränderungen die Aktivität der Natürlichen Killerzellen den Vergleichswerten gesunder Probanden entsprach.

AUFSEHEN ERREGTE im Jahr 2006 die Auswertung der seit 1976 in den USA laufenden „Nurses' Health Study" unter 121 700 Krankenschwestern. Mehr als 3500 Patientinnen mit Brustkrebs und Darmkrebs, dazu ausführliche medizinische Details zur Schwere der Erkrankung, eine ungewöhnlich lange Dauer der Beobachtung sowie Informationen zum Lebensstil geben den Analysen Gewicht.

Abgefragt wurden zum Beispiel der Body-Mass-Index, ob beziehungsweise wie lange die Frauen geraucht hatten, aber auch Dauer und Intensität ihrer sportlichen Aktivität. Ergebnis: Wer häufig Sport trieb, seine Anstrengungen trotz Diagnose und Behandlung vielleicht sogar gesteigert hatte, litt weniger unter den Nebenwirkungen der Tumortherapie, bekundete ein größeres Wohlbefinden und hatte weitaus bessere Überlebenschancen als jene Patientinnen, die sich nichts aus Sport machten.

Eine solche evidenzbasierte Forschung ist in Deutschland ungewohnt. Andere Defizite im Vergleich mit den USA fallen noch stärker ins Gewicht: Hierzulande fehlt ein zentrales Krebsregister mit grundlegenden Daten aus

Kinder mit Krebs

Jeden Tag wird im Durchschnitt bei fünf Kindern in Deutschland eine Krebserkrankung diagnostiziert, vor allem Leukämien und Lymphome sowie Tumoren des Zentralen Nervensystems. Oft können selbst Experten nur erahnen, wie ein Kind die monatelange und quälende Behandlung emotional verarbeitet, die Trennung von Familie und Freunden, aber auch die Unterdrückung von Vitalität, Bewegungs- und Tatendrang. Während die pädiatrische Onkologie inzwischen große Heilungserfolge erzielt, fehlt vielfach eine systematische psychomotorische Betreuung. Nur Spenden machen etwa am Düsseldorfer Universitätsklinikum die Spiel- und Bewegungstherapie für krebskranke Kinder möglich. Die Diplom-Pädagogin Berit Schmuck hat dort erlebt, dass die Patienten „nach dem Spielen oder Herumtoben auf dem Trampolin oft wie ausgewechselt" sind, nicht mehr in sich gekehrt, lustlos oder abweisend. Eine Zwölfjährige hat nach einem Ausflug in ein „Waldpiratencamp" notiert: „Hier starrt mich niemand an, weil ich keine Haare habe. Alle haben das Gleiche hinter sich und wissen, was mit mir los ist. Hier muss ich nichts erklären."

allen Bundesländern; viel zu langsam entwickeln sich im Umkreis von Tumorzentren kooperative Strukturen zwischen Medizin und Bewegungstherapie; die Rehabilitation setzt viel zu spät ein; Sportwissenschaftler werden im Klinikalltag noch kaum als Partner für eine komplementäre Behandlung anerkannt.

Für Therapeuten fehlen den meisten Krankenhäusern Stellen und Budgets – die Arbeit wird von Stiftungen und aus Spenden finanziert.

IN FREIBURG aber ist ein Modell entstanden, das zum Vorbild taugt für einen Umbau der Krebsmedizin. Dort hat sich neben der Universitätsklinik seit 1993 die privatwirtschaftlich geführte Klinik für Tumorbiologie entwickelt und Ansehen erworben. In Lehre und Forschung, in der Ärzteausbildung, bei der Behandlung der Patienten und beim Einkauf der Medikamente wird kooperiert statt konkurriert. Das spart Geld und Ressourcen, bringt bessere Erfahrungen und vergrößert schlagartig das medizinische und therapeutische Angebot – zum Nutzen der Patienten.

Die können, wie es aussieht, gar nicht genug bekommen von Sport und Bewegung. Der Stundenplan im Therapietrakt der Klinik für Tumorbiologie signalisiert: Vollbeschäftigung, von früh bis spät. „Onko-Walking" und Schwimmen, Beckenbodentraining und Armgruppe, Intervalltraining und Joggen. Sportlehrer Peter Hochuli sagt: „Die Patienten kommen, weil sie wissen, dass sie etwas für sich tun müssen. Ich treibe sie nicht an. Viel häufiger muss ich bremsen, weil sie übermotiviert sind und sich zu viel zumuten."

Um die Wirkung eines Trainings zu erfahren, brauchen die Patienten außerdem mehr Zeit und Ausdauer als die drei Wochen in der Krebsnachsorge. Deshalb legt Hochuli es darauf an, vor allem Lust auf Bewegung zu wecken, auch mit spielerischen Ideen. Denn erst im Alltag der Patienten wird sich herausstellen, ob der Wille, gegen den Krebs zu kämpfen, stärker ist als die Trägheit, die Verdrängung.

Anja Kreher hat durchgehalten. Sie fährt immer noch Rad. Aber nicht mehr auf dem Ergometer, sondern im Freien. □

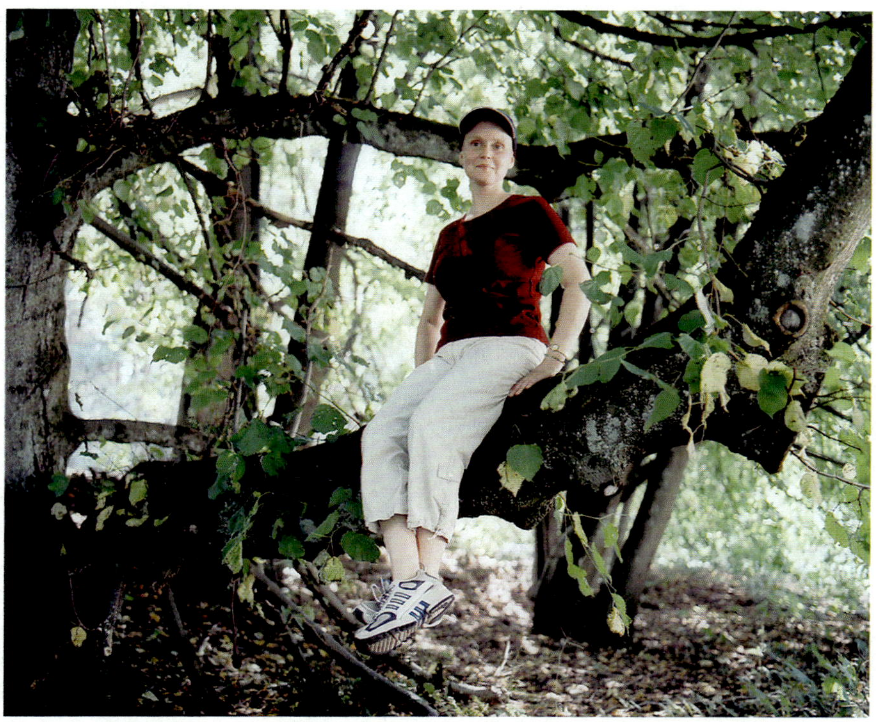
Die Lebendigkeit und Beweglichkeit ihres Körpers zu spüren – das ist Anja Kreher wichtig

Sport getrieben hat der Autor **Peter Bier**, 60, von Kindesbeinen an und dies immer als reinen Spaß erlebt. Nach einem Bandscheibenvorfall hat er auch die Heilkraft der Bewegung kennen gelernt. Aber erst bei der Recherche für diesen Beitrag ist ihm klar geworden, in welchem Maß Sport Leiden lindern und sogar Leben retten kann.

KEINE FALSCHE BEWEGUNG!

Sport stürzt die Menschheit immer wieder ins Verderben, meint der Kolumnist Hans Zippert. Und erklärt, weshalb Schildkröten bei bester Gesundheit steinalt werden, der »Nordic Walker« hingegen ein Auslaufmodell der Natur ist

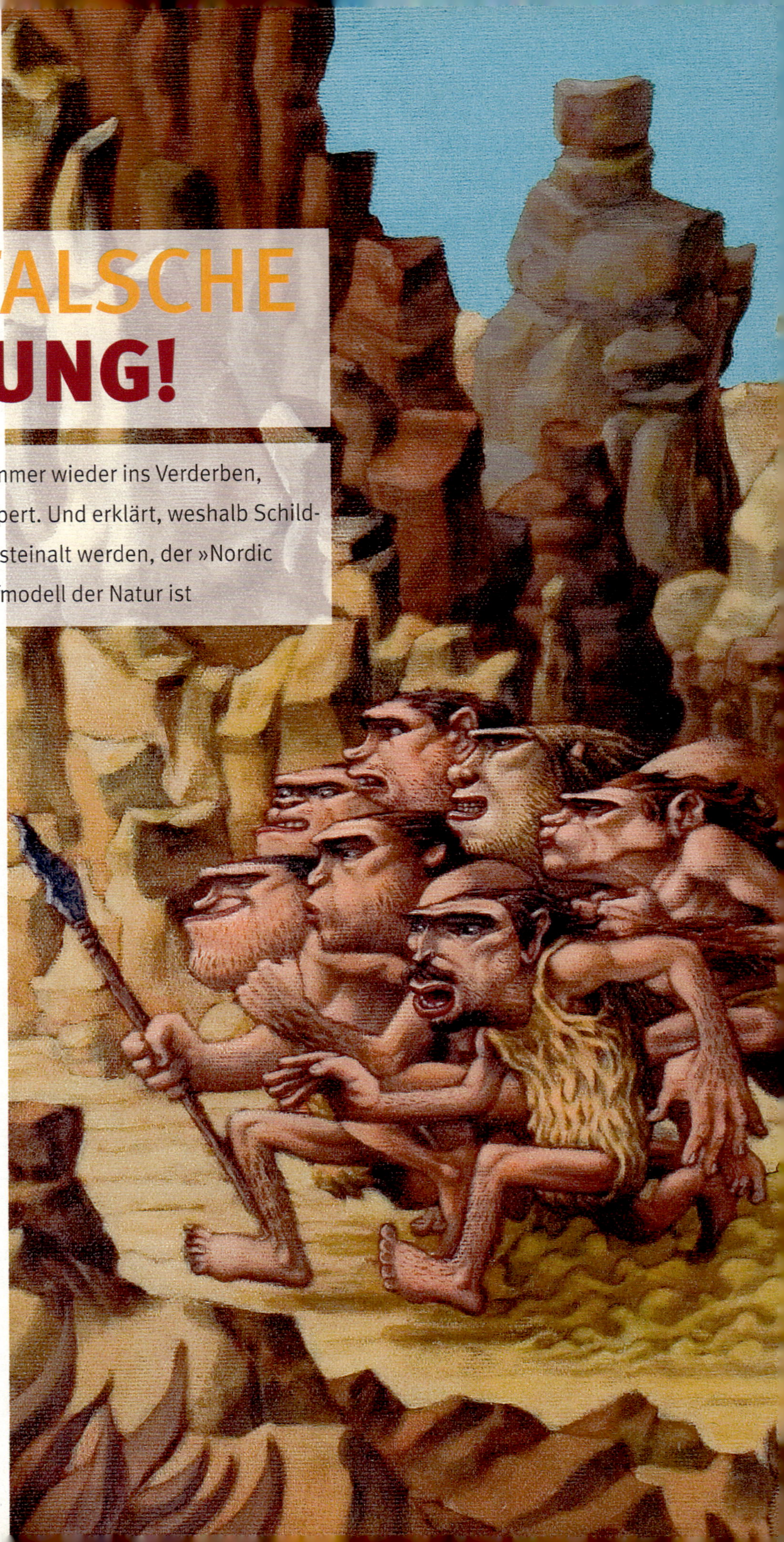

ILLUSTRATIONEN: MARCUS SCHÄFER

Seit der Mensch ein Mensch ist, treibt er auch Sport. Von Höhlenzeichnungen kennen wir das „Mammutjagen", eine Disziplin, bei der man sich mehrere Stunden lang von einem dickfelligen, überdimensionalen Elefanten durch die Steinzeit hetzen ließ. Ähnlich beliebt war das Feuermachen, eine Sportart, in der es einige tausend Jahre lang überhaupt keinen Sieger gab, weil niemand wusste, wie man Feuer macht.

Sport entsteht nach wissenschaftlichen Erkenntnissen immer dann, wenn Menschen aus Freude an der Bewegung laufen, werfen, springen, schwimmen, reiten oder schießen. Dabei vergleichen sie sich gern mit anderen Bewegungsfreunden in Wettkämpfen, die ziemlich große

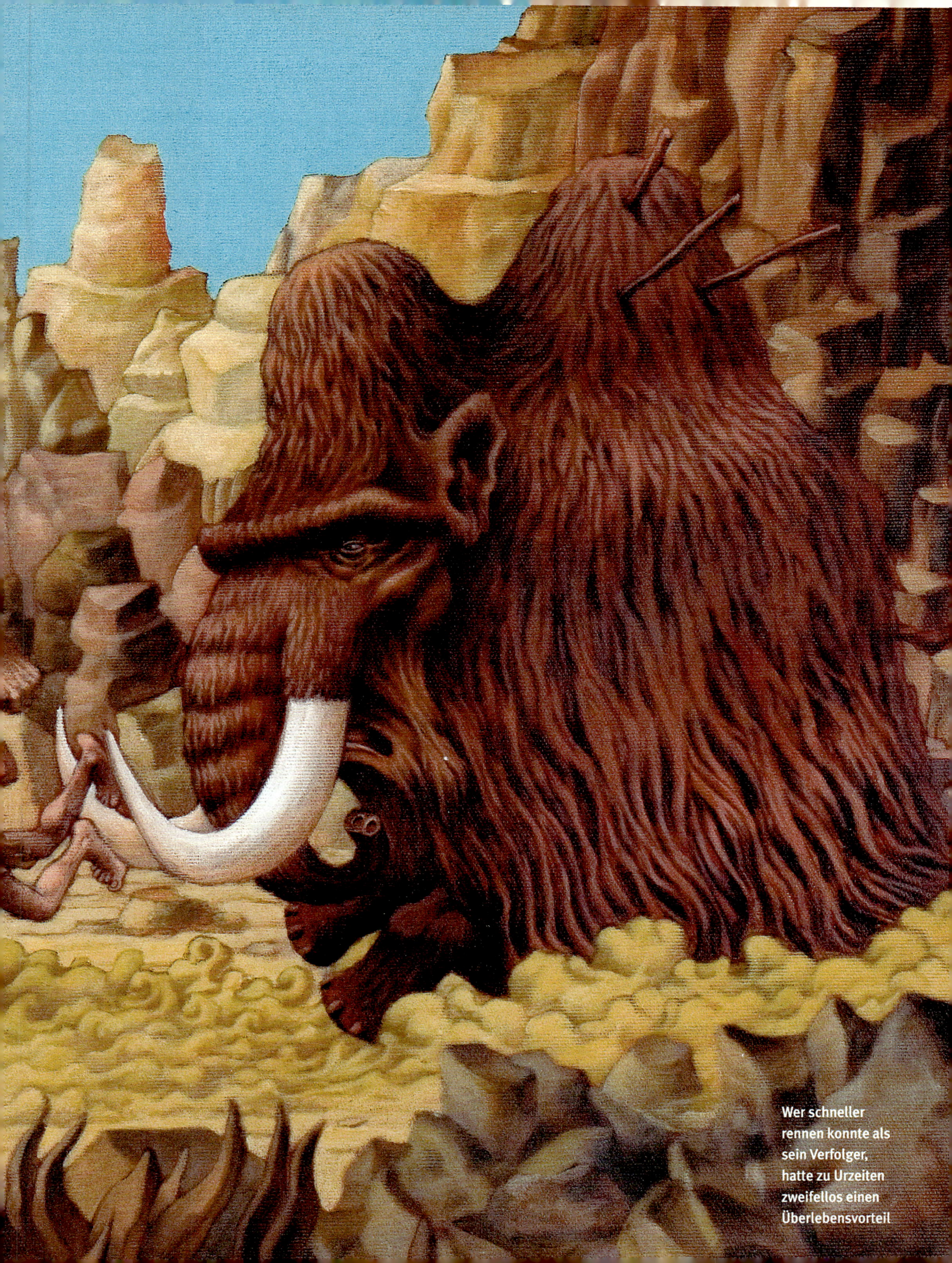

Wer schneller rennen konnte als sein Verfolger, hatte zu Urzeiten zweifellos einen Überlebensvorteil

Dimensionen annehmen können. Gigantische Sportveranstaltungen waren in der Vergangenheit die Völkerwanderung, der Untergang des Römischen Reiches, die Französische Revolution, der Erste und der Zweite Weltkrieg und die Loveparade. Bei den Olympischen Spielen handelt es sich dagegen nicht um ein Sportereignis, sondern um eine Verkaufsveranstaltung für Coca-Cola und japanische Unterhaltungselektronik.

FAST ALLE MENSCHEN verdanken ihre Existenz einer speziellen Form der Bewegung, und wenn man sieht, dass dabei Ergebnisse wie Saddam Hussein, Idi Amin, Kim Jong-il, Margot Honecker

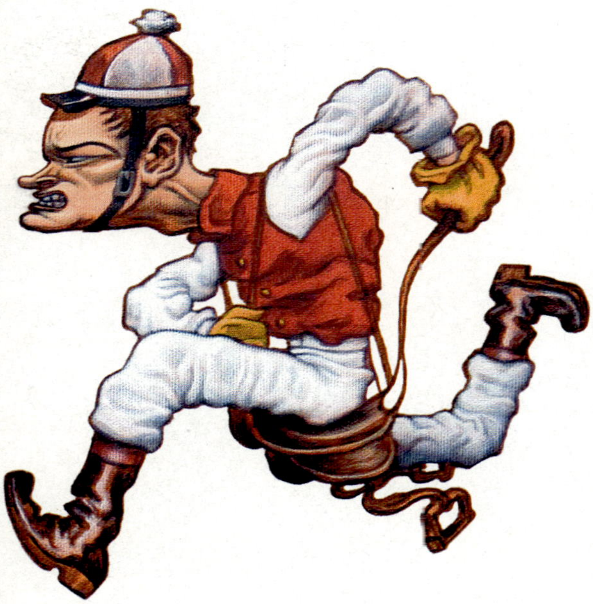

Falls es zum Pferd nicht mehr gereicht hat – »Nordic Riding« funktioniert auch auf zwei Beinen

oder Imelda Marcos herauskommen können, muss man grundsätzlich bezweifeln, ob dieser Sport überhaupt ohne Sondergenehmigung betrieben werden dürfte. Menschen aus Retortenproduktion sind hingegen noch nicht unangenehm aufgefallen, weshalb man diese Technik in Zukunft stärker fördern sollte.

Eine häufig ausgeübte Sportart ist auch der so genannte Alltagstrott. Obwohl immer wieder davor gewarnt wird, in ihn zu verfallen, betreiben täglich Milliarden diese wirklich sehr monotone und gesundheitsschädigende Disziplin.

Die Extremform des Alltagstrotts ist das so genannte Gehen, die mit Abstand unattraktivste Sportart, die man sich vorstellen kann. Selbst das Doppeltrapschießen hat einen größeren optischen Reiz als ein Geher-Wettbewerb. Über 20 und 50 Kilometer quälen sich Geher und Zuschauer bei Olympia, wobei erstere immer nur einen Fuß in die Luft heben dürfen. Hat man zwei oder drei in der Luft, wird man disqualifiziert, hat man gar keinen Fuß in der Luft, stimmt etwas nicht. Grundsätzlich bewegen sich die Sportler so, als ob sie ihre Schuhe drei Nummern zu klein gekauft hätten.

Viele Eltern finden nichts mehr dabei, wenn eines ihrer Kinder schwul ist, aber kaum jemand gibt gern zu: „Mein Sohn ist Geher." Ganz zu schweigen von einem schwulen Geher. Doch diese Diskriminierung ist fatal, denn das Gehen scheint wie kaum eine andere Sportart dazu geeignet, uns Demut und Dankbarkeit zu lehren. Der eiernde Gang des Gehers soll uns den langen evolutionären Marsch aus den Höhlen von Neandertal über Goethe und Schiller zu Hartz IV vor Augen führen. Vor allem aber soll uns das Herumgeeier daran erinnern, dass wir niemals zu kleine Schuhe kaufen dürfen.

GESUNDHEITSEXPERTEN warnen, dass Sport sehr schnell in Bewegungswahn umschlagen kann. Bewegungswahn ist eine Krankheit, die häufig vollkommen unerwartet auftritt und von Sport nicht zu unterscheiden ist. Manchmal ziehen die Betroffenen Schuhe mit vier Rädern an oder stellen sich auf ein Brett mit Rollen; vor 40 Jahren betonierten sie Turngeräte im Wald ein, nannten das Ganze „Trimm-Dich-Pfad" und liefen im „Trimm-Trab" durch die Gegend.

Das Fernsehen begleitet jede Form des Bewegungswahns mit großer Begeisterung, weil bewegte Bilder auf dem Bildschirm einfach besser aussehen. Wenn Sie vorhaben, sich morgen zu bewegen, rufen Sie vorher bei RTL an, vielleicht möchte der Sender das Ereignis live übertragen. Dann heißt es: „Die Bewegung von Herrn Kowalski und seiner Gattin wird Ihnen präsentiert von Krombacher und Gutfried-Geflügelwurst."

SEIT EINIGEN JAHREN LAUFEN immer mehr Menschen mit Skistöcken durch die Gegend, haben aber vergessen, die Skier anzuschnallen. Diese Form des Bewegungswahns nennt sich „Nordic Walking". Der Anblick nordisch gehender Menschen wirkt extrem komisch, weshalb Nordic Walker auch immer in Gruppen unterwegs sind, um sich nicht allein der Lächerlichkeit preiszugeben. Etwa eine halbe Stunde bevor man sie sieht, kann man sie hören. Mit einem metallischen klickklickklick bahnen sie sich ihren Weg.

Ein klassischer Waldspaziergang läuft heutzutage folgendermaßen ab: Nach 100 Metern weicht man nach rechts aus, um einen Jogger vorzulassen, drückt sich gegen einen Baum, damit die beiden Mountainbiker vorbeifahren können, und wirft sich

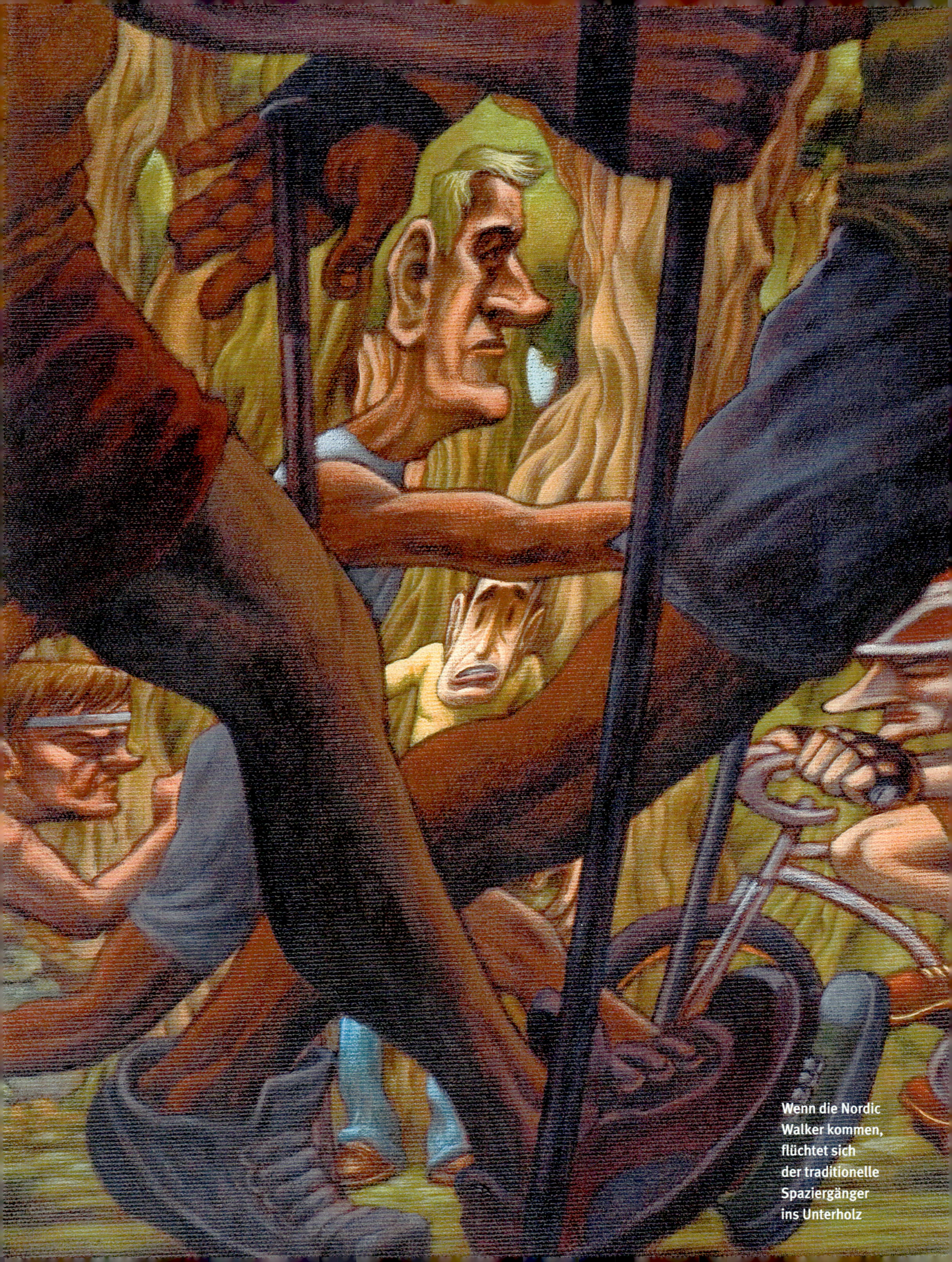

Wenn die Nordic
Walker kommen,
flüchtet sich
der traditionelle
Spaziergänger
ins Unterholz

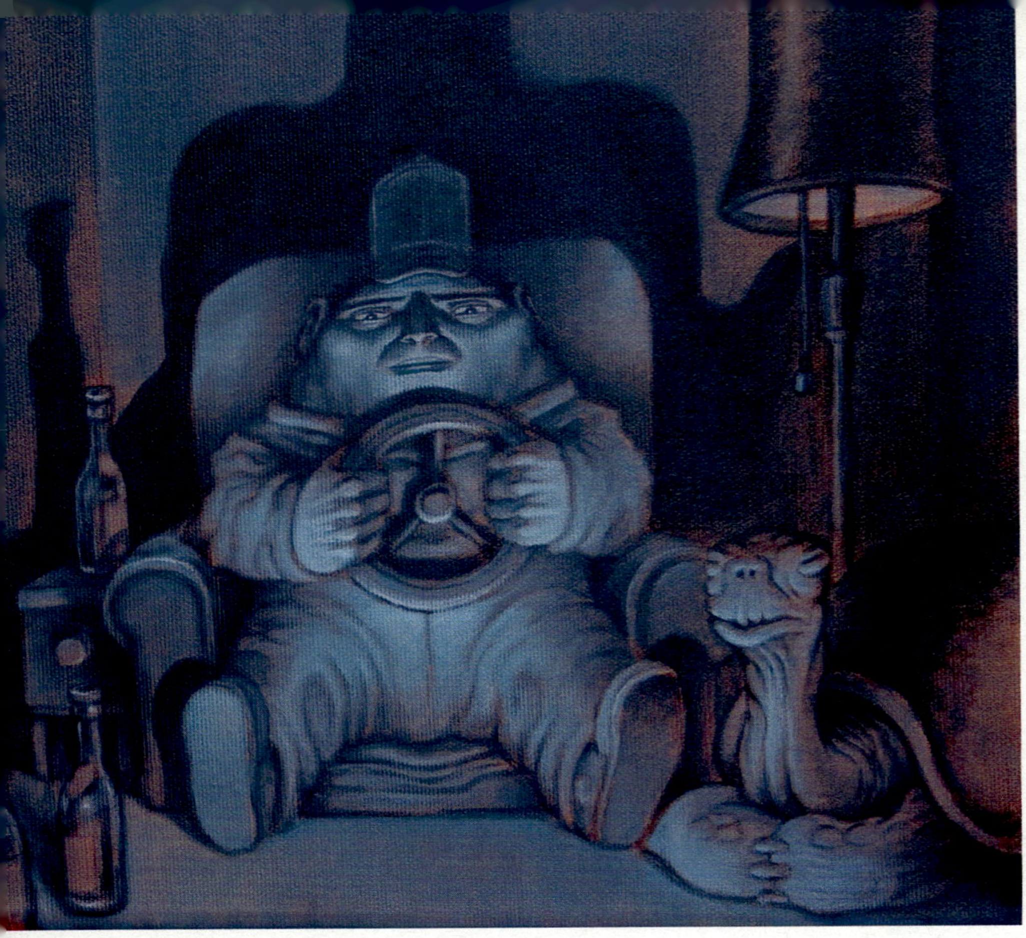

Ein Lenkrad, ein Overall und ein sonores Brummen: »Nordic Formel 1« könnte zum neuen Breitensport werden

dann platt ins Unterholz, um nicht von der fünfköpfigen Nordic-Walkertruppe zu Boden gestoßen und aufgespießt zu werden. Hebt man nach ein paar Minuten den Kopf, sieht man sich einer sabbernden Dogge gegenüber, die gerade von der Leine gelassen wurde.

Noch ist juristisch nicht ganz geklärt, ob Nordic Walking als Ausdauersportart oder als Nötigung angesehen werden muss. Jedenfalls setzt sich das Prinzip durch, und so werden wir bald Menschen mit Peitsche und Reitstiefeln sehen, die sich einen Sattel zwischen die Beine geklemmt haben und behaupten, dass sei „Nordic Riding".

Andere ziehen sich einen roten Overall an, halten ein Lenkrad in der Hand, machen brummbrumm, und der Fachmann nennt das „Nordic Formel 1". Millionen sitzen schon jetzt am liebsten auf dem Sofa, starren gegen die Wand und machen „Nordic Fernsehen".

GRUNDSÄTZLICH MUSS MAN sagen, dass der Mensch mit dem Nordic Walking das Ende seiner sportlichen Entwicklung erreicht hat. Wenn es erst einmal so weit gekommen ist, dass gesunde Menschen glauben, sie bräuchten zwei Stöcke, um beim Gehen nicht umzukippen, dann wird man ihnen bald auch einreden können, dass das Gehen mit vier Stöcken noch sicherer und gesünder sein kann.

Besonders unangenehm ist es, dass uns all diese Beweger ständig per Fernsehen, Hörfunk, Buch und Zeitung belästigen, um uns zu berichten, welche unglaublichen Gefühle sie hatten, als sie rückwärts auf einem Bobby-Car die Wüste Gobi durchquerten („Para-Bobbycarsharing"), ohne Schwerbeschädigtenausweis mehrere Stunden auf einem Behindertenparkplatz („Para-Parking") durchhielten, aus 50 000 Meter Höhe mit einem brennenden Toaster absprangen („Para-Toasting") oder ein Fahrrad ohne Gepäckträger in den Grand Canyon warfen („Mountainbiking"). Normalen Menschen hingegen wird schon schwarz vor Augen, wenn sie die Fahrräder von Frau und Kindern auf den Dachgepäckträger heben müssen.

Das Gefährliche, das Entwürdigende, das Ungesunde am Sport ist, so viel dürfte wohl klar geworden sein, die Bewegung. Je weniger wir uns bewegen, umso besser. Schildkröten können problemlos 100 Jahre und mehr alt werden, weil sie sich nur wenig und wenn, dann sehr vorsichtig bewegen. Sie tragen auch keine schreiend bunte Kleidung, sondern einen geschmackvollen Panzer.

Auch Krokodile liegen gern tagelang bewegungslos im Fluss herum und warten einfach ab, bis eine passende Beute auftaucht. Und während sie so warten, klappen sie das Maul auf und lassen sich von einem kleinen Vogel die Zähne putzen. Mit dieser stoffwechselschonenden Methode haben sie es geschafft, die Dinosaurier zu überleben. Und werden eines Tages sicher auch den letzten Nordic Walker verschlingen. □

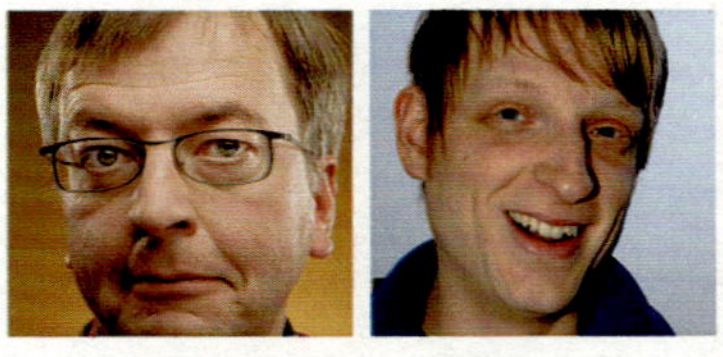

Hans Zippert, 49, war Chefredakteur der Satirezeitschrift „Titanic", hat eine tägliche Kolumne in der Welt („Zippert zappt") und verfasst Reisereportagen unter anderem für die „FAZ" und GEO Saison. **Marcus Schäfer**, 33, arbeitet als Maler, Comic- und Trickfilmzeichner, Sprayer und Illustrator in Hamburg.

WISSEN**KOMPAKT**

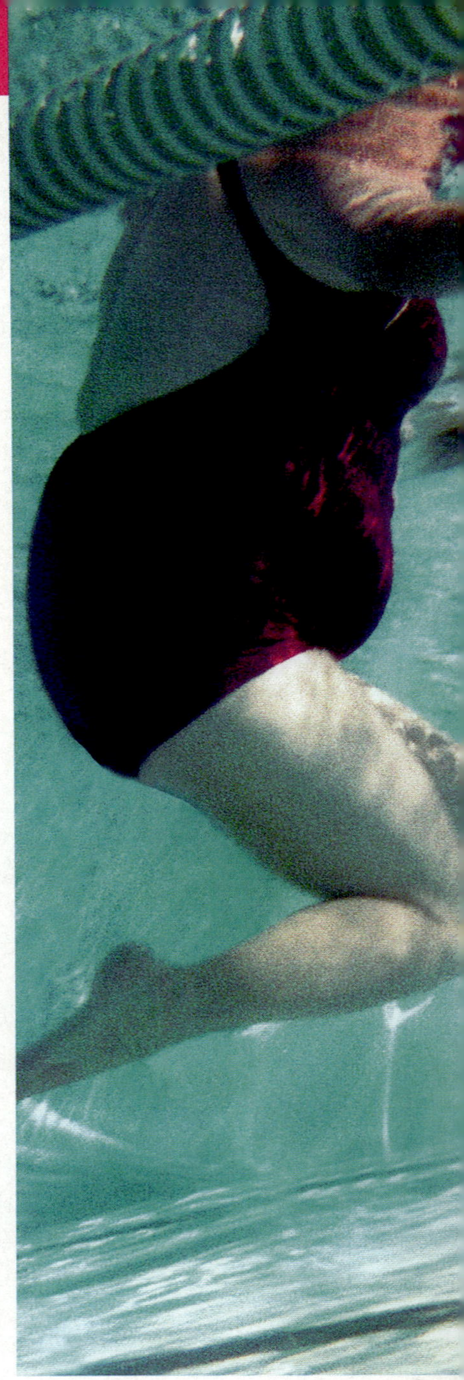

INHALT

PSYCHOLOGIE

Den Schweinehund überwinden

Weshalb der gute Vorsatz, sich sportlich zu betätigen, oft scheitert – und wie sich das verhindern lässt

Die meisten Menschen wissen, was ihnen gut tun würde. 60 bis 80 Prozent der Deutschen geben bei Befragungen an, sie wären gern sportlich aktiver. Freilich hapert es an der Umsetzung: Kaum mehr als jeder Zehnte schafft es, diesen Vorsatz auch dauerhaft zu verwirklichen. Ähnlich im Fitnessstudio: Nach nur wenigen Monaten enden 30 bis 50 Prozent aller anfänglich so motivierten Neu-Mitglieder als Karteileichen.

Eine Veränderung im Lebenswandel ist, motivationspsychologisch betrachtet, harte Arbeit. Das aber macht sich kaum jemand bewusst, weshalb dem Vorsatz oft das Scheitern an den überzogenen Erwartungen folgt. Dieses „false-hope syndrome" führe dazu, dass Menschen zu viel auf einmal wollen und dabei den Zeitbedarf ihres Unterfangens unterschätzen, haben Janet Polivy und C. Peter Herman von der University of Toronto herausgefunden. Zudem mache es sie blind für durchaus vorhandene, aber bescheidene Erfolge. So bewertete in einer Studie mit stark übergewichtigen Frauen jede zweite 16 Kilogramm Gewichtsabnahme als Versagen; eine solche Eigenwahrnehmung schmälert natürlich die Motivation.

Ebenso unrealistisch ist es zu erwarten, dass sich eine Veränderung auf einem Gebiet auch anderweitig positiv auswirkt. Wenn sich dann mit der neu antrainierten muskulöseren Figur nicht automatisch auch die ersehnte Liebesbeziehung ergibt, verliert der Elan merklich an Kraft.

Ein weiterer Stolperstein auf dem Weg vom Vorsatz zur langfristigen Verhaltensänderung ist mangelnde soziale Unterstützung. Ohne Zuspruch aus dem Umfeld gelingt es den meisten Menschen nicht, eine neue Identität als Sporttreibender zu entwickeln. Frauen brauchen vor allem den Rückhalt ihrer Familie oder ihres Partners, Männer spornt indes eher eine positive Rückmeldung aus dem Freundeskreis an, wie Studien zeigen.

Ein wichtiger Faktor ist auch die von Psychologen so genannte „Selbstwirksamkeitsüberzeugung": „Viele Menschen wünschen sich zwar ein Leben mit Sport", sagt die Sportwissenschaftlerin Petra Wagner von der Universität Kaiserslautern, „trauen es sich aber nicht zu." Es mangelt ihnen an einer Vorstellung von sich als sportlichem Menschen. Henning Allmer, der langjährige Leiter des Psychologischen Instituts der Deutschen

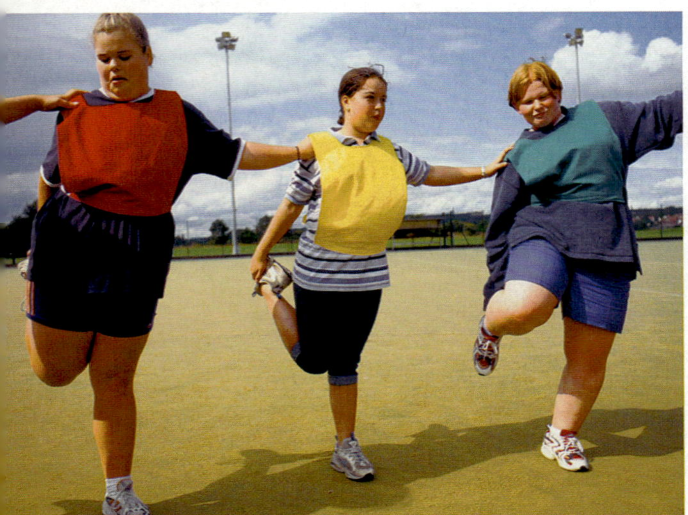

Wer von Kindesbeinen an Ziele beharrlich verfolgt – etwa sich trotz Übergewichts fit zu halten –, dem gelingt das meist auch als Erwachsenem

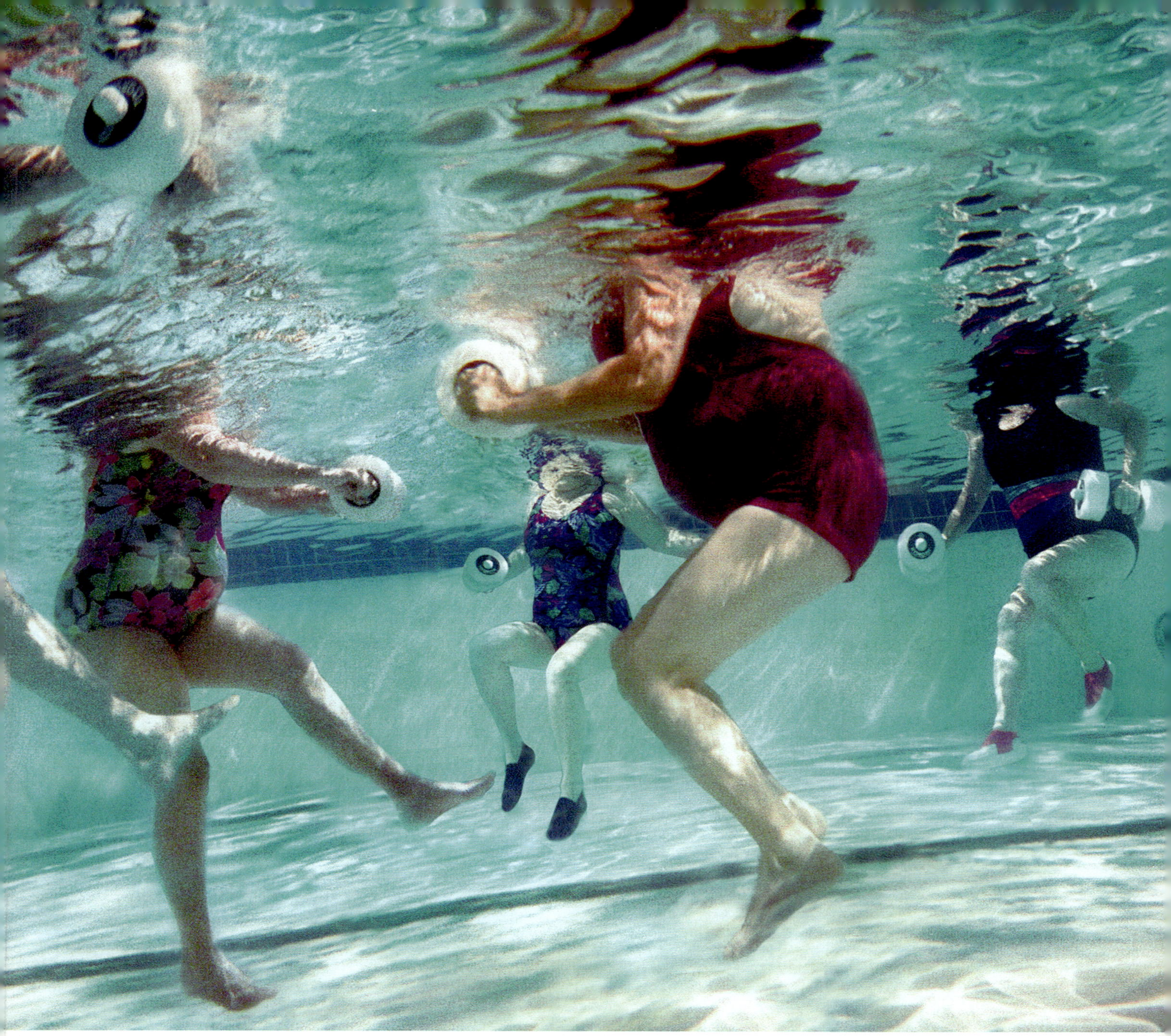

Sich zu Aqua-Aerobics oder anderen Gemeinschaftssportarten zu verabreden, ist eine gute Strategie, die Macht der Trägheit zu überwinden

Sporthochschule Köln, erklärt das mit einer „negativen Bewegungssozialisation", etwa demotivierenden Erlebnissen im Schulsport.

Die Kindheit spielt ohnehin eine wichtige Rolle. Wer von klein auf gelernt hat, sich nicht von seinen Zielen abbringen zu lassen, dem fällt es auch später deutlich leichter, Vorsätze zu verwirklichen.

Die Fähigkeit, Pläne zu schmieden, siedeln Neuropsychologen im Frontalhirn an. Dessen Entwicklung ist zwar auch mit der Pubertät noch nicht abgeschlossen – jedoch wird es mit zunehmendem Alter für Menschen deutlich mühsamer, sich Beharrlichkeit anzutrainieren. Am besten, da sind sich Fachleute einig, fruchtet bei der „Umerziehung" eine Politik der kleinen Schritte: lieber fünf Minuten joggen, als gleich den Marathon anvisieren; Niederlagen zulassen und nicht sofort beim ersten Rückfall aufgeben; Ziele konkret definieren (wann, wo, wie) und eventuell auch visualisieren (z. B. Foto einer schönen Laufstrecke am Kühlschrank).

Ein wichtiger Erfolgsfaktor ist Geduld. Die meisten Menschen benötigten vom Wunsch nach Veränderung bis zur gelebten Wirklichkeit fünf, mitunter gar sechs Anläufe, wie zwei Studien schon in den 1990er Jahren gezeigt haben. Denn es dauert lange, sagt die Motivationspsychologin Maja Storch von der Universität Zürich, bis sich alte Denkmuster aufgelöst haben und ein verändertes Verhalten neue neuronale Verbindungen hervorbringt und allmählich festigt. Der Sport muss im Alltagsleben letztlich ebenso selbstverständlich werden wie das Zähneputzen.

Gleichzeitig sollte er, so meint der Psychologe Allmer, auch „mit einer neuen emotionalen Sinnebene verknüpft" werden. Der Verstand weiß zwar um die positiven Wirkungen von Sport. Der Bauch freilich bremst mitunter, weil er daran „erinnert", wie angenehm etwa ein Fernsehabend ist. Wir müssen neue „somatische Marker" setzen, sagt Maja Storch, und die Erfahrungsschatzkiste mit positiv besetzten Gefühlserlebnissen füllen, etwa einem Lauf über schneebedeckte Wiesen.

Kurzum: Siegen beginnt im Kopf, fürs Durchhalten aber ist auch der Bauch zuständig.

Cornelia Heim

MEDIKAMENTE

Die Fitness-Pille

US-Wissenschaftler wollen ein Mittel entwickeln, das den Muskelschwund bei Schwerkranken stoppt. Helfen könnte es auch alten Menschen sowie Astronauten – und für Bodybuilder wäre es die ultimative Lifestyle-Droge

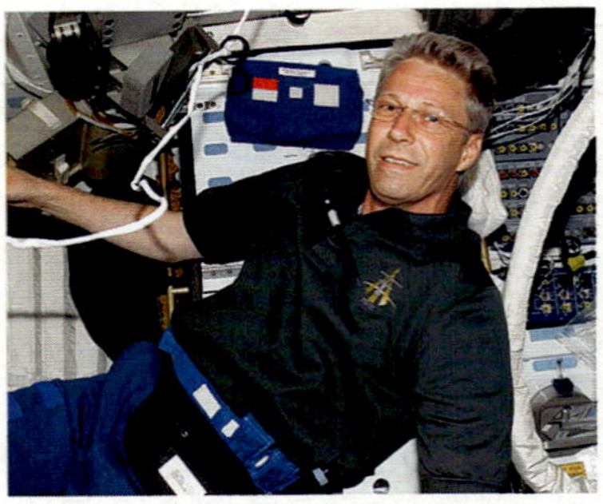

Sechs Monate verbrachte Thomas Reiter im All; seine Muskeln bauten in der Schwerelosigkeit stark ab

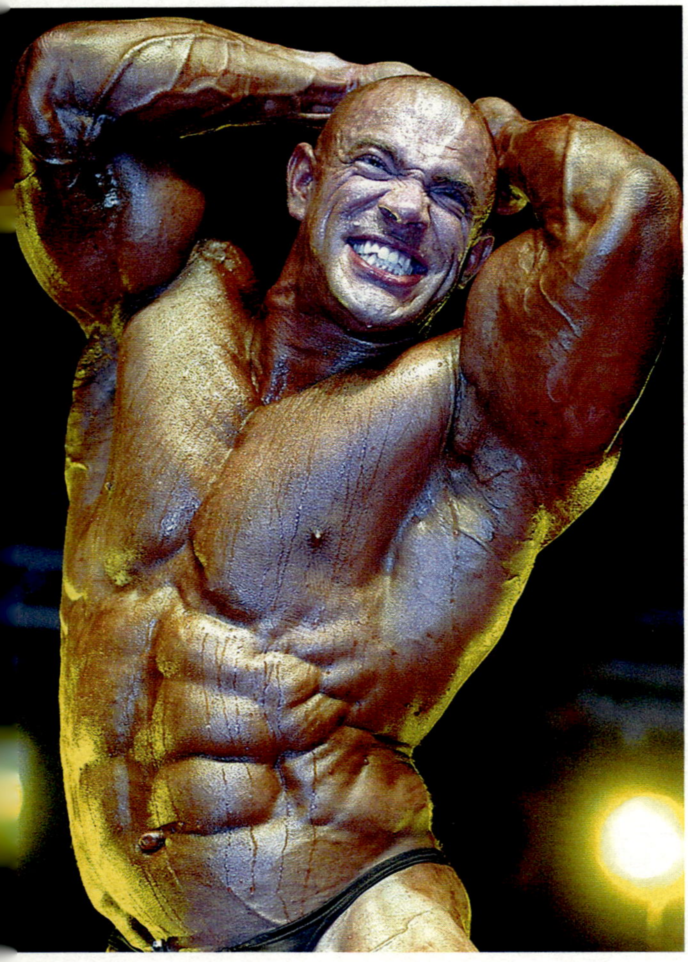

Bodybuilder wie Boris Kleine müssen ständig trainieren, um bei Wettkämpfen glänzen zu können. Manch einer wäre sicher interessiert an einer Pille, die Muskelberge konservieren kann

Die Inhaber von „Muckibuden" dürften alles andere als begeistert sein, sollte eines Tages ein Medikament gegen Muskelabbau auf den Markt kommen: Ihre Klientel müsste nur einige Wochen lang zum Training erscheinen. Ist der Körper erst einmal auf Vordermann gebracht, genügte dann die Einnahme der Power-Pille, um in Form zu bleiben.

Ein solches Mittel wäre die perfekte Lifestyle-Droge, räumt Alfred Goldberg von der Harvard-Universität ein. Aber zum Doping für faule Muskelprotze ist es nicht gedacht. Der Zellbiologe, der seit den späten 1960er Jahren den Muskelschwund erforscht, möchte mit dem Medikament schwerkranken Menschen helfen. Denn viele Leiden, wie etwa Krebs oder Aids, gehen mit einem Verlust an Muskelmasse und dadurch mit einem extremen körperlichen Verfall einher.

Mitte der 1990er Jahre fand Goldberg heraus, dass der Abbauprozess nicht genutzter Muskeln genetisch gesteuert wird. Der Harvard-Forscher und Kollegen haben seither bereits 90 Gene entdeckt, die mit dem Muskelabbau zu tun haben. Diese einfach abzuschalten, hätte jedoch fatale Folgen, denn viele der Gene steuern auch andere lebenswichtige Vorgänge.

Doch zwei von ihnen, Atrogin1 und muRF1, sind ausschließlich beim Muskelabbau aktiv. Sie enthalten die Erbinformation zur Herstellung von zwei Enzymen, die „Marker-Proteine" an jene Muskeleiweiße heften, die abgebaut werden sollen. So markierte Eiweiße werden dann von großen Proteinkomplexen in ihre einzelnen Aminosäuren zerschnitten, sodass der Muskel erschlafft.

Im Tierversuch ist es bereits gelungen, die beiden Gene zu blockieren und den Muskelabbau zu bremsen.

Im Mai 2006 berichteten Forscher der Purdue-Universität im US-Bundesstaat Indiana zudem von einem Gen namens erg1, das während des Muskelabbaus bei Mäusen besonders aktiv ist. Und sie fanden heraus, dass ein Medikament für Asthmatiker (Astemizol) dessen Funktion hemmt.

Allerdings sind Proteine dieses Gens nicht nur in der Skelettmuskulatur vorhanden, sondern auch im Herzmuskel. Wird das Gen ausgeschaltet, kommt es zu Herzrhythmusstörungen. Deshalb wurde Astemizol 1999 vom Markt genommen.

Doch die Purdue-Forscher wissen, dass die erg1-Proteine im Herzmuskel und in der Skelettmuskulatur in zwei Varianten vorliegen. Sie hoffen nun, einen Weg zu finden, wie sie den Muskelschwund stoppen können, ohne dem Herzen zu schaden.

Goldberg erforscht mittlerweile ebenfalls Proteine, die Gene ein- oder ausschalten. Dabei ist er auf das Eiweiß Foxo gestoßen, das die Aktivität vieler am Muskelabbau beteiligter Gene kontrolliert. Mehrere Unternehmen fahnden derzeit nach Wirkstoffen, die solche Proteine blockieren könnten.

Einen ganz anderen Weg beschreiten Wissenschaftler des Pharmakonzerns Wyeth in Madison, New Jersey. Sie suchen nach Faktoren, die den Zuwachs an Muskeln steuern. Einen vielversprechenden Hinweis bekamen sie aus der Berliner Charité. In der Klinik wurde im Jahr 2000 ein Junge geboren, der doppelt so viel Muskelmasse besaß wie normale Säuglinge, ansonsten aber völlig gesund war.

Ursache des Phänomens ist eine Mutation in beiden Kopien des Gens, das für die Produktion von Myostatin zuständig ist – ein das Muskelwachstum hemmendes Eiweiß.

Bei Mäusen ist es bereits gelungen, das Myostatin-Gen zu blockieren und die Muskelmenge zu verdoppeln. Derzeit läuft eine klinische Studie, die klären soll, ob sich die Wirkung von Myostatin auch bei Menschen beeinflussen lässt. Eine solche Therapie wäre eine Alternative zu Anabolika, denn diese Muskelaufbaupräparate können schwere Hormonstörungen, Herz-Kreislauf-Erkrankungen und Leberschäden verursachen. Zudem wirken Anabolika nur in Verbindung mit Training, bringen also Schwerkranken keinen Nutzen.

Von den neuen Möglichkeiten, den Muskelschwund zu stoppen, könnten neben Kranken auch sehr alte Menschen profitieren; sie wären fähig, länger für sich selbst zu sorgen.

Aber auch die US-Raumfahrtbehörde Nasa hofft auf eine Power-Pille. Denn bislang kann nicht verhindert werden, dass Astronauten in der Schwerelosigkeit innerhalb weniger Wochen fast ein Drittel ihrer Muskelmasse verlieren. Bei einer Mars-Mission jedoch beträgt allein die Flugzeit bis zu 20 Monate.

Dagny Lüdemann

SAUNIEREN

Schwitzen im Sitzen

Sportler können in der Sauna viel für ihren Körper tun: Die Hitze stimuliert Kreislauf und Immunsystem, hilft bei Muskelverspannungen und kleineren Verletzungen

Eine Weile braucht der Körper, bis er die Situation als bedrohlich einschätzt. Dann aber springt ein höchst effektives Kühlsystem an, das vor Überhitzung schützt.

Der Mechanismus ist ebenso einfach wie erfolgreich: schwitzen. Wenn Schweiß verdunstet, entsteht Kälte. Bei drei Saunagängen kann die körpereigene Klimaanlage über 3500 Kilojoule Wärme abgeben – und dabei rund 1,5 Liter Flüssigkeit verdunsten. Gleichzeitig müssen aber die empfindlichen Lungenbläschen vor der Saunaluft geschützt werden. Um diese anzufeuchten, wird in der Nase vermehrt Schleim produziert; um sie abzukühlen, steigert sich die Durchblutung der Nasenschleimhaut – wodurch das Blut weiter erwärmt wird.

„Genau dieser dosierte Hitzeschock ist es, der das Saunieren so gesund für den ganzen Körper macht", sagt Gerd Bönner, kardiologischer Chefarzt der Median-Klinik in Bad Krotzingen. „Das Immunsystem wird stimuliert, die Pumpleistung des Herzens verdoppelt sich, und Hormone werden ausgeschüttet, die die Stimmung heben – etwa Serotonin."

Voraussetzung ist aber, dass die Kerntemperatur des Körpers nach einem Saunagang nicht sofort wieder abfällt. Bönner empfiehlt deshalb, die üblichen Pausen nicht länger als die Saunagänge selbst zu halten. Ein kurzes Eintauchen ins Eisbecken ist ratsam. Durch den Kälteschock ziehen sich die oberflächlichen Blutgefäße schlagartig zusammen, um vor Unterkühlung zu schützen. Der Körper gibt dann auch beim Abkühlen im Freien nur wenig Wärme ab.

Der Blutdruck steigt während eines Tauchbads kurzzeitig stark an – „auf bis zu 260 zu 110", sagt Bönner. Optimal sind aber Werte von weniger als 130 zu 80. Was bedrohlich klingt, ist im Normalfall ausgesprochen gesund. Die Stimulation – durch die Hitze und die Abkühlung danach – aktiviert neben dem Herzen auch die Blutgefäße: Der Trainingseffekt durch deren mehrmaliges Eng- und Weitstellen bewirkt eine verbesserte Durchblutung der Extremitäten.

So klagen regelmäßige Saunabesucher selten über kalte Hände oder Füße. Bei saunierenden Kindergartenkindern wurde eine Zunahme von Immunglobulin A im Speichel gemessen – ein Hinweis auf ein stimuliertes Immunsystem. Und bei erwachsenen Saunagängern haben Untersuchungen ergeben, dass sich die Zahl der Killerzellen im Blut vermehrt hat.

Wer aber darf saunieren? Ein finnisches Sprichwort besagt: „Wer *zur* Sauna gehen kann, kann auch *in* die Sauna gehen." Das bestätigt Eberhard Conradi, ehemaliger Chef der Physikalischen Medizin an der Berliner Universitätsklinik Charité und heute Vorsitzender des Deutschen Saunabundes: „Nur akut Kranke sollten nicht in die Sauna. Sonst dürfen alle."

Für Schwangere sei es allerdings nicht ratsam, in den ersten drei Monaten mit dem Saunieren zu beginnen; und wer es nach einem Herzinfarkt oder Schlaganfall tun will, sollte vorher ärztlichen Rat einholen.

Bei Kindern sieht Conradi kein Problem, solange sie selbst entscheiden können, wann sie die Sauna verlassen. Wer Herz-Kreislauf-Probleme oder hohen Blutdruck hat, sollte auf ein Eisbad verzichten, um die Blutdruckspitzen zu meiden. Das moderate Saunieren ist hingegen ausdrücklich erlaubt. Bei chronischen Atemwegserkrankungen wie Asthma oder bei Rheuma sowie bei schmerzhaften Muskelverspannungen und kleineren Sportverletzungen wie Zerrungen, Prellungen und Blutergüssen ist Saunieren ebenfalls zu empfehlen.

Eines allerdings vermögen Saunabesuche nicht, auch wenn sich das viele erhoffen: Niemand nimmt dadurch dauerhaft ab. Denn der Körper verbraucht keine gespeicherte Energie, er verliert nur viel Wasser.

Magnus Heier

Ein warmes Bad in eiskalter Luft gehört bei der traditionellen finnischen Rauchsauna einfach dazu; es stärkt Herz, Kreislauf und Abwehrkräfte

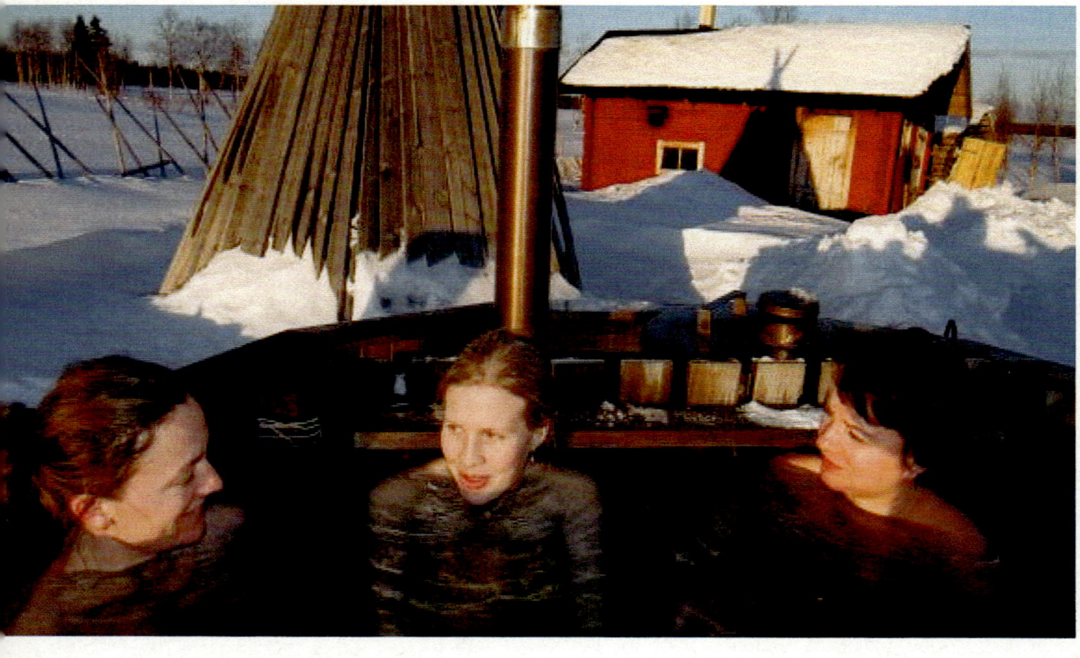

GESCHLECHTERKAMPF

Wenn Frauen überholen

Rennen Athletinnen ihren männlichen Kollegen demnächst davon? Das sei nur noch eine Frage der Zeit, glauben einige Wissenschaftler

Olymische Spiele im Jahre 2156: Fünf Männer und drei Frauen gehen im Finale des 100-Meter-Laufs gemeinsam an den Start. Nach kaum mehr als acht Sekunden läuft eine Frau als Siegerin ins Ziel, einen Wimpernschlag später der erste Mann.

Für Andrew Tatem von der Universität Oxford in Großbritannien, ist es nur noch eine Frage von einigen Sportlergenerationen, bis diese Vision Wirklichkeit sein wird. In 57 Jahren, so prophezeite der Forscher im Wissenschaftsmagazin „Nature", könnte sich erstmals die Leistungslücke zwischen Männern und Frauen schließen.

Beim Vergleich aller Olympia-Ergebnisse im 100-Meter-Sprint stellte Tatem fest, dass sich die weiblichen Athleten schneller verbessert hatten als ihre männlichen Kollegen. Vielleicht schon 2064 werden demnach Frauen und Männer gleiche Zeiten laufen. Und weitere 92 Jahre später, im Jahr 2156, legt Sie diese Distanz in 8,079 Sekunden zurück, während Er in 8,098 Sekunden hinterherhechelt.

Dass Frauen im Sport aufgeholt haben, daran besteht kein Zweifel. Wohl aber daran, dass diese Entwicklung in allen Disziplinen linear fortschreitet. Eine Frau kann sich im Training zwar ähnlich belasten wie ein Mann; ihre Leistungsdifferenz beträgt in vielen Sportarten jedoch noch immer zwischen sieben und zwölf Prozent. Bei Disziplinen, die viel Muskelkraft erfordern, wie etwa Weitsprung, Hochsprung oder Gewichtheben, ist der Unterschied noch größer.

Frauen haben einige körperliche Nachteile: Sie sind im Durchschnitt rund 13 Zentimeter kleiner und etwa 16 Kilogramm leichter als Männer. Zudem sind ihre Herzen kleiner – selbst bei gleicher Körpergröße – und müssen demzufolge schneller schlagen, um die gleiche Menge Blut in die

Adern zu pumpen. Auch die Hämoglobinkonzentration ist im Blut der Frauen deutlich geringer, was die Sauerstoffversorgung der Muskeln und Organe erschwert. Ursache ist vor allem der Testosteron-Gehalt im Blut, der bei Frauen nur etwa ein Zehntel so hoch ist wie bei Männern. Das Geschlechtshormon stimuliert nicht nur die Produktion der roten Blutkörperchen, sondern auch das Wachstum der Muskeln: Frauen haben somit im Durchschnitt zehn Prozent weniger Muskelanteil an der Körpermasse als Männer. Dafür speichert ihr Körper mehr Fett, ein in manchen Disziplinen hinderliches Gepäck.

Beim Schwimmen wenden sich einige der weiblichen Besonderheiten jedoch zum Vorteil. Im Wasser arbeitet ein Frauenkörper ökonomischer: geringere Größe, kürzere Extremitäten und ein höherer Anteil an Körperfett erzeugen weniger Widerstand und mehr Auftrieb im Wasser als ein muskulöser Männerkörper.

Dadurch ergibt sich eine bessere Sauerstoffbilanz – und je länger die Schwimmstrecke ist, desto geringer ist die Leistungslücke. Das zeigt eine Studie des Physiologie-Professors Hirofumi Tanaka von der University of Texas in Austin. Demnach könnte eine Frau Distanzen ab 25 Kilometer sogar schneller schwimmen als ein Mann.

Wie aber sollten Frauen in Schnellkraft-Sportarten wie dem 100-Meter-Sprint gleichziehen können? Das sei kaum möglich, so Steven Seiler vom Agder University College in Kristiansand, Norwegen. Der Sportphysiologe hält die Extrapolation von Andrew Tatem für fehlerhaft: Die Effekte des Dopings seien nicht berücksichtigt, und die seien bei Frauen eindeutig größer als bei Männern.

Nicht weil jene mehr dopen, sondern weil sie – von einem niedrigeren Leistungsniveau kommend – in den 1970er und 1980er Jahren dadurch weitaus größere Leistungsfortschritte erzielten als Männer. Vor allem Sportlerinnen aus dem Ostblock stellten in dieser Zeit Dutzende Weltrekorde auf. Als mit Beginn der 1990er Jahre die Dopingkontrollen verstärkt wurden, sank die Zahl der Rekorde.

Einfluss auf die Leistungsdifferenz haben auch gesellschaftliche Rahmenbedingungen. Sport sei der letzte gesellschaftliche Bereich, in dem die Trennung der Geschlechter als legitim empfunden werde, sagt die Bielefelder Soziologin Marion Müller.

So war Frauen bis in die 1960er Jahre hinein die Teilnahme an Wettkämpfen in manchen Sportarten ganz verwehrt, etwa im Marathonlauf: Er galt – Männer hatten das festgelegt –

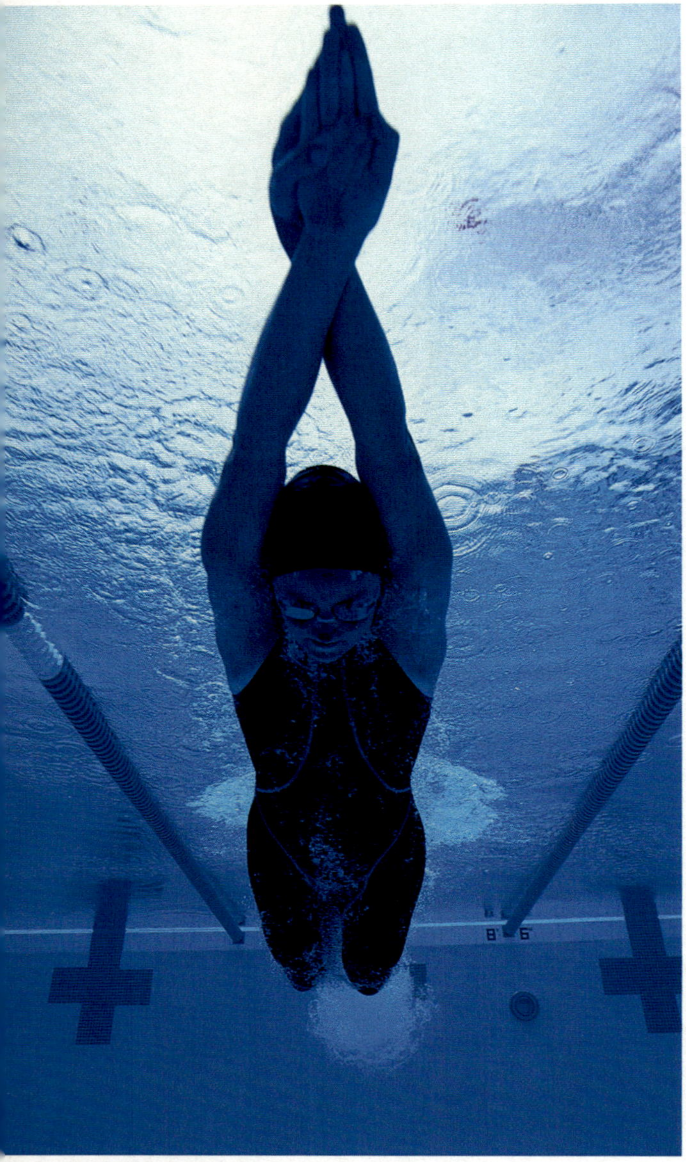

Vorteil Frau: Aufgrund ihrer Körperproportionen erzeugen Frauen mehr Auftrieb im Wasser als Männer

für Frauen als körperlich unzumutbar. Nachdem diese 1963 offiziell an den Start gehen durften, verringerten sie binnen vier Jahrzehnten den damaligen Rückstand von über einer Stunde auf heute nur etwa zehn Minuten.

Für Müller ist klar: Leistungsklassen sind schon deshalb eingeführt worden, um zu vermeiden, dass sich Athleten lächerlich machen. Denn im Fechten und in manchen Schießsportarten wurde die Geschlechtertrennung erst vollzogen, als Frauen erstmals über Männer siegten.

Kirsten Milhahn

SPORTLERNAHRUNG

»Flüssiges Muskelgold«

Vitamine, Aminosäuren, Schmerzmittel – Freizeitsportler schlucken, was der Markt hergibt. Aber selbst vermeintlich harmlose Substanzen können gefährliche Nebenwirkungen haben

Das Plakat im Fitness-Club preist Eiweißkonzentrate in Pulver- und Tablettenform zur Leistungssteigerung an. Beim Versandhändler im Internet gibt es „flüssiges Muskelgold für den fettfreien Muskelaufbau". Solche Aminosäure- und Proteinkonzentrate, aber auch Vitamine und Mineralstoffe gelten als Nahrungsergänzungsmittel. Eine boomende Produktgruppe, mit der in Deutschland jährlich etwa zwei Milliarden Euro umgesetzt werden. Doch halten solche Substanzen, was sie versprechen?

Eine spezielle Zulassung benötigen die Mittel jedenfalls nicht, sie werden lediglich stichprobenartig kontrolliert. Ob das Produkt nach klaren Standards hergestellt ist, die Zutaten korrekt angegeben werden, ob die Dosierung stimmt, bleibt eine Frage des Vertrauens zum Hersteller. „Der Verbraucher erwartet, dass alles geprüft ist – diese Sicherheit gibt es bei Nahrungsergänzungsmitteln nicht", sagt Irene Lukassowitz vom Bundesinstitut für Risikobewertung.

Auch wenn viele der Pulver und Pillen den Eindruck erwecken, sie seien Medikamente, sind sie es nicht. Als solche würden sie dem Arzneimittelrecht unterliegen und damit peinlich genauen Kontrollen auf Wirkungen und Nebenwirkungen. Nahrungsergänzungsmittel gelten als Lebensmittel. Sie müssen lediglich einen Nährwert haben und dürfen nur Stoffe enthalten, die Bestandteile normaler Lebensmittel sind, diese aber auch in hoch konzentrierter Form.

In dem Rahmen ist fast alles erlaubt, selbst ein Mineralpulver aus Schlachtabfällen wie etwa Hühnerknochen wäre legal, schließlich enthielte es große Mengen natürlichen Kalziums. Wozu das Pulver gut sein soll, liegt im Ermessen des Produzenten. Beim Hühnerknochenextrakt könnte es heißen: „Fördert den Aufbau der Gelenke." Ob er das wirklich tut, ist ebenfalls eine Frage des Vertrauens. Immerhin arbeitet die Europäische Union daran, unbewiesene Versprechen künftig zu unterbinden.

Mag die Wirkung der meisten Mittel auch umstritten sein, so gelten sie zumindest als harmlos. Aber selbst das trifft nicht zu.

• Beispiel Vitamine: Eine Leistungssteigerung durch eine hohe Dosierung konnte bislang nicht nachgewiesen werden. Anders ist es bei Nebenwirkungen: Die Vitamine A und D können bei Überdosierung zu Erbrechen und Kopfschmerzen führen. Vitamin A kann im ersten Drittel der Schwangerschaft den Fötus schädigen. Bei Rauchern steigt die Lungenkrebsgefahr, wenn sie Präparate mit Beta-Carotin konsumieren. Alles unnötige Risiken, denn bei normaler Ernährung kommt es zu keinem Vitaminmangel.

• Beispiel Proteine: Körpereiweiße bestehen aus Ketten von Aminosäuren. Warum also nicht diese Bausteine gezielt zuführen, damit sie etwa beim Muskelaufbau helfen? Sinnvoll ist das jedoch nur bei Eiweißmangel – der bei einem gesunden Menschen mit normaler Ernährung nicht auftritt. Der Abbau übermäßig zugeführter Eiweiße aber kann eine vermehrte Wasserausscheidung verursachen, was möglicherweise die Leistung beeinträchtigt.

Das aus Aminosäuren gebildete Kreatin wird seit einiger Zeit ebenfalls zur Leistungssteigerung eingesetzt. Tatsächlich haben Wissenschaftler eine entsprechende Wirkung festgestellt. Die hält allerdings nur kurz an,

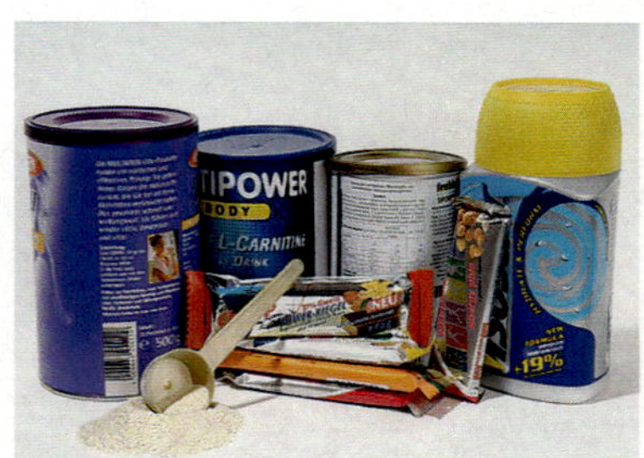

Das Angebot an Mitteln ist groß, aber die meisten davon sind überflüssig

der Nutzen beschränkt sich auf Sprintsportarten. Eine der Nebenwirkungen – Wassereinlagerungen im Gewebe – wird aber von Bodybuildern geschätzt; sie können auf diese Weise ihre Muskeln „aufblasen“.

- Beispiel Mineralien: Ob einzeln oder als Kombinationspräparat angeboten – sie sind überflüssig, denn ein Mangel kommt bei normaler Ernährung nicht vor, und eine leistungssteigernde Wirkung ist nicht nachgewiesen. Aber gerade Kalium, Natrium, Kalzium, Eisen, Jod, Zink, Kupfer und Mangan können versehentlich leicht überdosiert werden, so das Bundesinstitut für Risikobewertung.
- Beispiel Koffein: Die Substanz wird in hoher Konzentration als Tablette oder in Energy-Drinks angeboten, regt kurzfristig den Stoffwechsel an, steigert Konzentration, Ausdauer- und Sprintleistung. Langfristig aber führt regelmäßiger Koffeinkonsum zu körperlicher Abhängigkeit. Die äußert sich oft in Kopfschmerzen, etwa während erzwungener Abstinenzphasen vor einer Operation.

„Nahrungsergänzungsmittel sind überflüssig“, urteilt daher Irene Lukassowitz, „die Menschen in Deutschland sind ausreichend mit all den angebotenen Stoffen versorgt.“ Als Ausnahmen nennt sie lediglich chronisch Kranke, Leistungssportler und Menschen, die sich extrem einseitig ernähren.

Gefahr für Konsumenten entsteht, wenn Produkte fahrlässig oder gar bewusst manipuliert werden, so etwa bei Eiweißpulvern. Es ist vorgekommen, dass manche mit anabolen Steroiden verunreinigt waren, weil Unternehmen mehrere Präparate auf einer einzigen Produktionsstraße hergestellt hatten. Bekannt geworden sind auch Fälle, in denen Hersteller illegal Anabolika zugesetzt hatten. Die Kunden freuten sich über ein rasches Muskelwachstum, wussten aber nicht, dass sie ein Dopingmittel schluckten.

Neben Nahrungsergänzungsmitteln ist auch die Einnahme von Schmerzmitteln weit verbreitet, vor allem unter Läufern. Wer lange Strecken absolviert, leidet früher oder später unter Schmerzen in Gelenken, im Rücken oder in den Muskeln. Beim Jungfrau-Marathon 1998 in der Schweiz hatte jeder dritte Teilnehmer ein entzündungshemmendes oder schmerzstillendes Präparat eingenommen, ergab eine Studie. Über Nebenwirkungen – bis hin zur Gerinnungsstörung – hatte sich kaum jemand Gedanken gemacht. Außerdem unterdrücken Schmerzmittel die Warnmechanismen des Körpers; der Sportler läuft weiter, als es seinen Gelenken und Muskeln gut tut.

Magnus Heier

STRETCHING

Ist Aufwärmen sinnvoll?

Dehnen und Aufwärmen vor dem Sport verbessern die Leistung und schützen vor Verletzungen, heißt es seit Jahrzehnten. Dabei ist der Sinn der Übungen umstritten

Statisch dehnen? Dynamisch dehnen? Oder lieber überhaupt nicht dehnen? In Sportlerkreisen und selbst unter Wissenschaftlern wogt die Debatte hin und her.

Um zu verstehen, was beim Dehnen und Aufwärmen im Körper geschieht, lohnt ein genauer Blick auf den Muskel. Funktional gesehen, setzt er sich aus „Motor“ und „Feder“ zusammen. Der Motor besteht aus so genannten Aktin- und Myosinfilamenten. Sie greifen ineinander, verhaken sich und ziehen dadurch den Muskel zusammen.

Die Feder besteht aus einem fadenförmigen Filament namens Titin, das wie ein elastisches Band funktioniert und den Muskel nach jeder Dehnung wieder in die Ruheposition versetzt. Das Titinfilament lässt sich besonders gut trainieren. Schon nach wenigen Übungen hat es sich messbar verlängert, der Muskel lässt sich weiter dehnen, das Gelenk besser strecken.

Für manche Sportler hat das Vorteile: Dehnt etwa ein Speerwerfer die Muskeln des Schultergelenks vor dem Wettkampf, kann er mit dem Arm weiter ausholen, der Beschleunigungsweg des Speeres wird länger. Empfehlenswert ist allerdings eine kurze

Pause zwischen Dehnübungen und Wettkampf: So kann sich der beanspruchte Muskel erholen, ohne dass seine Dehnfähigkeit nachlässt.

Auch die Wahrnehmung von Schmerz verändert sich durch das Dehnen: Schon nach drei bis fünf Wiederholungen ist er in der letzten Phase der Bewegung nicht mehr so stark zu spüren. Diese Gewöhnung führt zu subjektiv größerer Beweglichkeit – ebenfalls ein Vorteil im Wettkampf.

Ob sich damit auch die Verletzungsgefahr verringert, ist jedoch umstritten. Einige Sportwissenschaftler wollen diese Wirkung bewiesen haben, andere behaupten, Dehnübungen würden das Verletzungsrisiko eher erhöhen.

Fest steht, dass sie für Langstreckenläufer und Radfahrer nicht zu empfehlen sind. Schon der normale Bewegungsumfang ihrer Gelenke wird beim Wettkampf nicht genutzt. Durch eine Dehnung verringert sich die Ruhespannung im Muskel um bis zu 20 Prozent – ein Nachteil, denn mit verringerter Spannung lässt sich nicht optimal Kraft aufbauen. Nach 10 bis 15 Minuten normalisiert sich die Ruhespannung allerdings wieder.

Ein weiterer angeblicher Effekt des Dehnens hat sich inzwischen als Wunschglaube entpuppt: dass es Muskelkater verhindert. Im Gegenteil können schon intensive Übungen allein einen Muskelkater hervorrufen – bei allen Sportlern.

Dabei ist es unerheblich, ob die Übungen statisch oder dynamisch absolviert werden, ob also der Muskel langsam und kontinuierlich immer weiter gedehnt oder ob er abwechselnd gedehnt und entspannt wird.

Nachdem lange Zeit zunächst die statische und später die dynamische Technik als allein sinnvolle Vorbereitung empfohlen wurde, halten sich die Sportwissenschaftler mit eindeutigen Empfehlungen mittlerweile zurück: Erlaubt ist heute, was dem Einzelnen subjektiv gut tut.

Eindeutig positiv hingegen sind langfristig angelegte Übungen: „Wer über zehn Wochen regelmäßig seine Muskeln dehnt, kann seine Bewegungsreichweite bis zu 20 Prozent steigern", sagt der Sportwissenschaftler Andreas Klee von der Bergischen Universität in Wuppertal. Das ist wichtig für Disziplinen, die eine lange Ausholbewegung erfordern, wie Tennis, Fuß- oder Volleyball.

Das Aufwärmen ist als Wettkampfvorbereitung und Training unumstritten. Vor allem in Sprintsportarten soll der Muskel sofort Höchstleistung bringen, und dieses Ziel ist am besten durch ein zehn- bis fünfzehnminütiges Aufwärmen der entsprechenden Muskelgruppen zu erreichen: Das Herz wird aktiviert, die Körpertemperatur steigt, Muskeln werden stärker durchblutet und mit Nährstoffen versorgt.

Allerdings sollte der Sportler genau jene Muskeln erwärmen, die im Wettkampf genutzt werden. Wenn der Körper, der beim Aufwärmen, etwa beim Laufen, große Mengen von Blut mobilisiert und in die Beine gepumpt hat, plötzlich zum Rudern viel Energie in den Armen braucht, reagiert er möglicherweise mit Herzrasen und Leistungsabfall. Daher empfehlen erfahrene Trainer: zunächst ein allgemeines, dann ein leichtes sportartspezifisches Aufwärmen.

Ein weiterer positiver Effekt wird meist übersehen: Nicht nur der Muskel wird verstärkt durchblutet, sondern auch das Knorpelgewebe nimmt durch die Bewegung mehr Gelenkschmier-Flüssigkeit auf – und das vermindert ganz erheblich die Verletzungsgefahr.

Magnus Heier

Fußballer können die Reichweite ihrer Bewegungen durch regelmäßige Dehnübungen deutlich verbessern

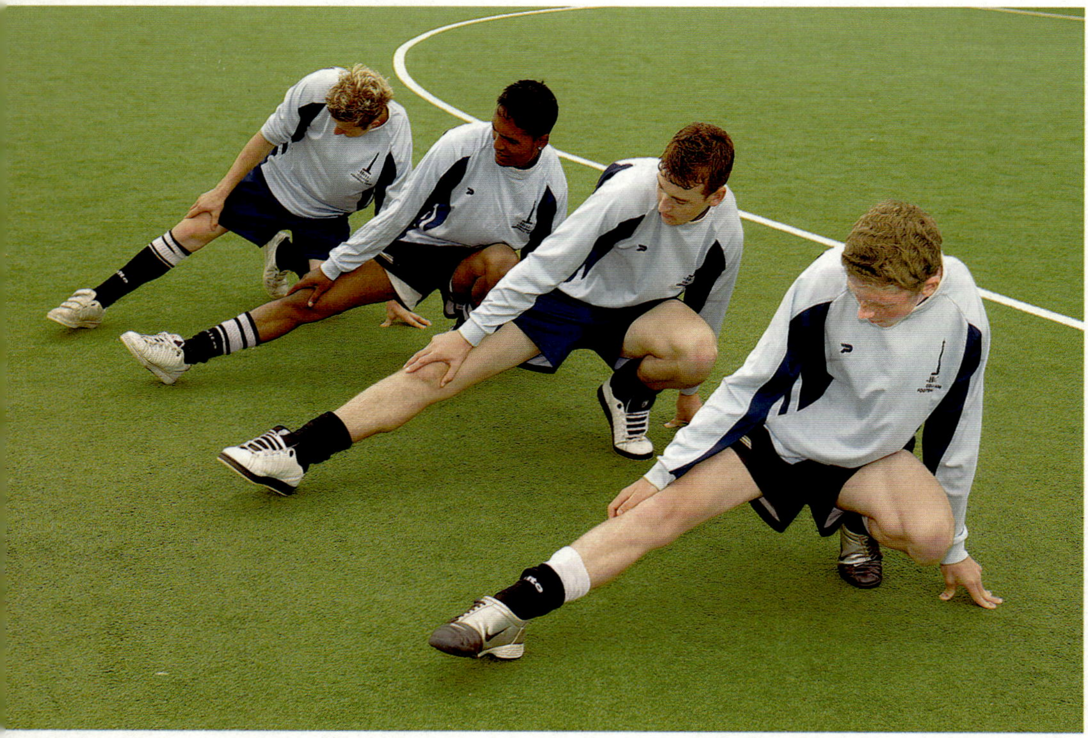

DEPRESSIONEN

Die bewegte Seele

Neurobiologen entdecken, auf welche Weise Sport die Psyche vor Krankheiten bewahrt

Gegen die Volkskrankheit Depression, an der rund vier Millionen Deutsche leiden, hilft Bewegung ähnlich gut, wie es Medikamente tun. Das hat bereits im Jahr 1999 eine in den „Archives of Internal Medicine" veröffentlichte Studie des Medizin-Psychologen James Blumenthal von der Duke University in Durham, North Carolina, gezeigt. Gut ein Drittel seiner 156 Pa-

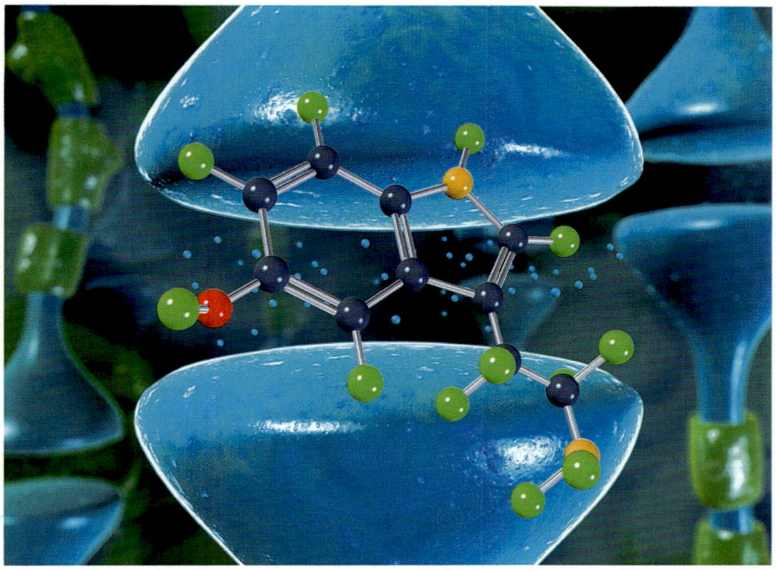

Das Molekül Serotonin überträgt Signale zwischen Gehirnzellen. Sport regt auf natürliche Weise die Produktion dieses wichtigen Botenstoffs an

tienten absolvierte ein Aerobic-Programm, nahm aber keine Antidepressiva. Nach 16 Wochen fühlte sich diese Patientengruppe im Schnitt ebenso gut wie eine andere, die medikamentös behandelt wurde. Zwar wirken die Pillen schneller, Sport aber hilft dauerhafter, wie eine Folgestudie zeigte.

Die Wirkungsweise von Medikamenten und Sport ist offenbar ähnlich: Bei Depressionen mangelt es dem Betroffenen häufig am Botenstoff Serotonin, der Signale von einer Gehirnzelle zur nächsten übermittelt. Medikamente erhöhen indirekt das Serotonin-Angebot an den Synapsen und verstärken damit die Signalwege.

Durch Fußballspielen, Radfahren oder Laufen kann es offenbar auf natürlichem Wege gelingen, die Bildung des Botenstoffes anzuregen: Nach dem Sport treiben mehr Serotonin-Abbauprodukte in der Hirnflüssigkeit als davor.

Sport vermag Depressionen nicht nur zu lindern, sondern auch vor ihnen zu schützen. Das haben Forscher um Mary Farmer vom National Institute of Mental Health in Rockville, Maryland, für Frauen nachgeweisen. Ihr Ergebnis veröffentlichten sie im „American Journal of Epidemiology“: Demnach leben gesunde Frauen riskant, wenn sie auf Bewegung verzichten. Nach acht Jahren ohne Sport sind sie doppelt so gefährdet, an einer Depression zu erkranken, wie solche, die beispielsweise joggen, schwimmen oder Gewichte stemmen.

Sogar gegen Alzheimer und andere Demenzerkrankungen lässt sich anrennen, wie sich in einer im Jahr 2006 veröffentlichten Studie herausstellte: Der Internist Eric Larson von der „Group Health Cooperative“ in Seattle untersuchte sechs Jahre lang 1740 gesunde Menschen, die mindestens 65 Jahre alt waren.

Das Demenz-Risiko sank um mehr als 30 Prozent bei jenen, die mindestens dreimal in der Woche Sport trieben, gegenüber anderen, die weniger oder gar nicht aktiv waren. Und selbst wenn während der Studie eine leichte Demenz auftrat, verzögerten Wandern, Aerobic oder Schwimmen wirksam deren Fortschreiten. Tierexperimente zeigen zudem, dass Bewegung die Produktion des Proteins BDNF ankurbelt, was wiederum die Bildung neuer Nervenzellen fördert.

Bewegung hilft auch gegen Panikattacken: Deren Entstehung hängt oft mit einem Serotoninmangel im synaptischen Spalt zusammen. Sport kann den Serotonin-Stoffwechsel wieder normalisieren, so Andreas Broocks, Ärztlicher Direktor der Carl-Friedrich-Flemming-Klinik in Schwerin. Drei- bis viermal Joggen pro Woche (jeweils fünf bis sechs Kilometer) half seinen Patienten ähnlich gut wie ein hoch wirksames Medikament gegen Angststörungen.

Allerdings vermeiden Menschen mit Panikattacken genau das, was ihnen gut täte, denn sie führen Herzrasen oder Schwindel fälschlicherweise auf eine körperliche Erkrankung zurück. Erst wenn sie trotzdem Sport treiben, erfahren sie, dass sie körperlich gesund sind und sich seelisch zunehmend wohler fühlen.

Dirk Schneider

SUCHT

Trainieren bis zur Selbstzerfleischung

Sportabhängigkeit ist ein noch neues Krankheitsbild. Dessen Ursachen sind bei Männern und Frauen höchst unterschiedlich

Der 19-Jährige hatte Rückenschmerzen und litt unter Schlaflosigkeit. Seine Eltern zwangen ihn, sich in der Sporthochschule in Köln medizinisch untersuchen zu lassen. Zunächst wollte der junge Mann die Laufschuhe partout nicht ausziehen. Als der Arzt insistierte, kamen Füße zum Vorschein, die bis auf die Knochen abgelaufen waren. Der Schüler erzählte von einem Pensum von mitunter 300 Kilometern pro Woche. Ein Extrem, aber längst kein Einzelfall mehr.

In den 1970er Jahren begannen Experten erstmals ein neues Phänomen zu diskutieren, sie sprachen damals aber eher wohlwollend von einer „positiven Abhängigkeit vom Sport".

Inzwischen wird Sportsucht als ernst zu nehmende Krankheit betrachtet, von der etwa ein Prozent der Bevölkerung betroffen ist – mit steigender Tendenz, wie der Bielefelder Sportpsychologe Thomas Schack sagt. Abhängige trainieren in den über 5500 Fitnessstudios in Deutschland; „permanent residents" nennen Forscher jene, die dort ein zweites Zuhause gefunden haben. Andere spulen in der Anonymität der eigenen vier Wände unzählige Kilometer auf dem Ergometer ab oder reisen von einer Laufveranstaltung zur nächsten.

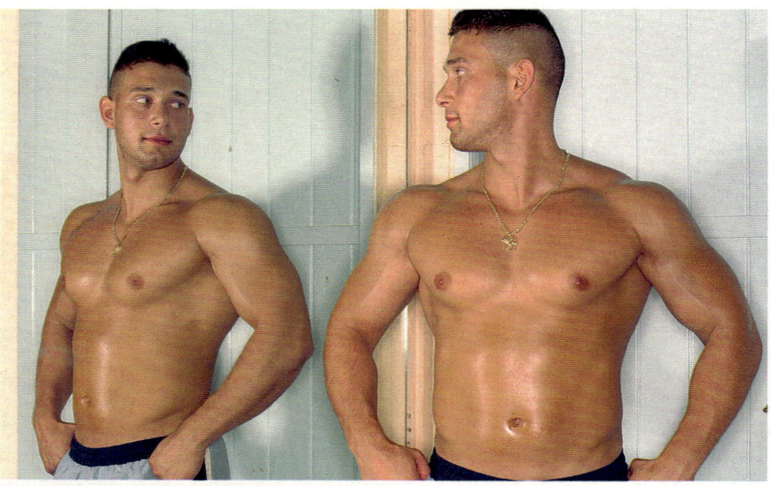

Bei Männern führt Sportsucht oft zu einer gestörten Körperwahrnehmung, bei Frauen zu Magersucht oder Bulimie

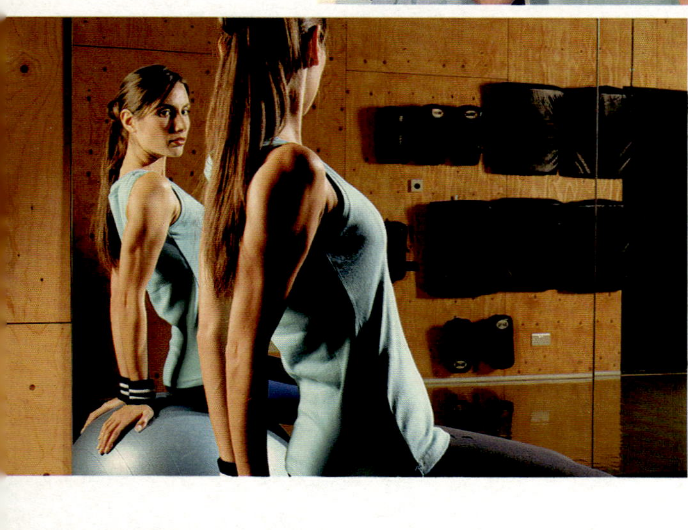

Was aber unterscheidet Süchtige von Sportbegeisterten? Experten berichten von Fällen, in denen allein der Anblick von Joggingschuhen den Zwang zum Laufen auslöst. Selbst stark schmerzende Knie oder wunde Füße halten nicht vom Weitermachen ab, ohne Rücksicht auf das soziale Umfeld: Beziehungen brechen auseinander, Betroffene isolieren sich, um ihrer Sucht nachgehen zu können. In Ruhezeiten leiden sie unter Entzugserscheinungen wie Unruhe, Schweißausbrüchen und Schlaflosigkeit.

Psychologen sehen als Ursachen für die Zunahme der Sportsucht vor allem die extreme Individualisierung und den Körperkult. Damit habe sich das Sporttreiben qualitativ verändert: Der Körper werde nicht mehr als Teil der Person wahrgenommen, sondern als Instrument zur Selbstdarstellung.

Das gelte besonders für labile Persönlichkeiten mit wenig Selbstwertgefühl, die den Sport benutzen, um gleichermaßen Gewicht und Emotionen zu regulieren. Stellen sich Erfolge ein, kommt es zu Glücksgefühlen – die psychologisch bedingt sind, aber auch durch körpereigene euphorisierende Substanzen bewirkt sein können. Solche Erlebnisse bringen Menschen dazu, immer wieder diese Situationen zu suchen.

Männer und Frauen sind in unterschiedlichen Phasen empfänglich für sportliche Exzesse: Frauen gelten zwischen 15 und 25 Jahren als besonders anfällig, Männer in ihren mittleren Jahren zwischen 30 und 50. Beim „starken" Geschlecht ist der Sport oft Kompensation für andere Probleme, etwa eine nachlassende Potenz oder einen Karrierestopp. Bei jüngeren Männern kommt es mitunter zur „Muskelsucht". Charakteristisch dafür ist eine gestörte Körperwahrnehmung: Betroffene empfinden sich als schmächtig, selbst wenn sie im Spiegel deutliche Muskelpakete sehen.

Frauen treibt hingegen vor allem der soziale Druck, dem gängigen Schlankheits- und Schönheitsideal entsprechen zu wollen. Eine Sportsucht geht bei ihnen meist mit einer Essstörung einher. Experten sprechen von Sport-Bulimie (nach einer Nahrungsaufnahme ganz viel Sport) oder Sport-Anorexie (Sport statt Essen).

In die Welt der Normalbewegten führt meist nur ein Weg zurück: eine Verhaltens- oder Gesprächstherapie.

Cornelia Heim

GEO-WISSEN-BILDNACHWEIS

FOTOHINWEISE NACH SEITEN

Anordnung im Layout:
l. = links, r. = rechts, o. = oben,
m. = Mitte, u. = unten

TITEL: PhotoAlto/Getty Images; Jürgen Ritterbach/vario images/Alamy: r. o.

SEITE 3: Manfred Fuchs: l.; Malte Jäger/mit freundlicher Genehmigung des Meridian Spa, Hamburg (2. v. l.)

SEITE 4: Karin Apollonia Müller/Agentur Focus: l. o.; Daniel Karmann/dpa/picture alliance: r. o.; AFP/Getty Images: l. m. o.; Ronald Frommann/laif: r. m. o.; Franz Killmeyer: l. m. u.; Howard Schatz aus: Athlete (HarperCollinsPublishers) © Schatz Ornstein 2002: r. m. u.; Frank Wache/Juno: l. u.; Marcus Schäfer: r. u.

SPORT TOTAL VERRÜCKT

DB-PROD, www.sportmediaconcept.com/parkour: 6/7; Fernando Moleres/laif: 8/9; Noah Friedman-Rudovsky/WPN/Agentur Focus: 10/11; Philipp Horak/Anzenberger: 12, 18/19; Lehtikuva Lehtikuva/Reuters: 13; Fabrizio Bensch/Reuters: 14–15; Neil Tingle/Actionplus: 16–17

GEO-WISSEN-STREITGESPRÄCH

Andreas Teichmann/laif: 20–25; Marcus Lieberenz/Bild-Bühne: 26 o.; Katharina Bullin: 26 u.

TOTGESAGTE LEBEN LÄNGER

Frank Wache/Juno: 28–37; Stefanie Peters: 28 (Karte)

WAS AUSDAUERSPORT BEWIRKT

Marcus Schäfer: 38; John Knill/Digital Vision/Getty Images: 38/39; Illustrationen: illu.team43@web.de: 38–39

EINE SACHE DES KÖPFCHENS

AFP/Getty Images: 40/41; Hans Klaus Techt/dpa/picture-alliance: 42 o.; Ina Fassbender/Reuters: 42 u.; Thomas Schack/Mental Research Institute: 43; Pawel Kopczynski/Reuters: 45; Sina Horsthemke/spomedis: 46 o.; Sebastian Moll: 46 u.

WEGE AUS DER TRÄGHEITSFALLE

Ronald Frommann/laif: 48–59; außer Susanne Paulsen: 59 r. u.

WELCHER SPORT IN WELCHEM ALTER?

illu.team43@web.de: 60–61

ANSICHTEN EINES CLOWNS

Ernst J. Kiphard: 62–65

DIE MEISTER DER »SPORT-COUTURE«

Jan Greune: 66–70; Empa: 71, 76 l.; Gregg Segal: 72; Adidas AG: 73, 74; Asics Deutschland GmbH: 75 o.; Nike: 75 m. und r. u.; Puma AG: 75 l. u.; illu.team43@web.de: 76 r.

NOCH IMMER VOLL AUF DER HÖHE

Gulliver Theis: 78–87

DIE GENE – DER SCHLÜSSEL ZUM ERFOLG

Jonathan Daniel/Getty Images: 88/89; Howard Schatz aus: Athlete (HarperCollinsPublishers) © Schatz Ornstein 2002: 90–93; Cameron Spencer/Getty Images: 94 o.; Sascha Karberg: 94 u.

ZU HAUSE BEI DEN MEISTERN DES YOGA

Karin Apollonia Müller/Agentur Focus: 96–109

FRISCH, FROMM, FRÖHLICH, FREI

Deutscher Olympischer Sportbund: 110; Mary Evans Picture Library: 112 l.; Erich Lessing/Art Resource, NY: 112 r.; Christie's Images/Private Collection/Bridgemanart.com: 113 l.; Ullstein/Ullstein Bild: 113 m., 114 l.; Interfoto/Alamy: 113 r.; Bettmann/Corbis: 114 r.; dpa/picture-alliance: 116 l. und r.; Steve Schapiro/Corbis Outline: 116 m.

RANGLISTE: DIE BELIEBTESTEN SPORTARTEN

illu.team43@web.de: 118/119

LIEBE UNTER EXTREMISTEN

Andreas Teichmann/laif: 120–126; außer Johannes Schweikle: 126 u.

ANATOMIE DES RISIKOS

José Luis Pelaez/Getty Images: 129; Schünke et al, Prometheus Bd. 1 und 3, Georg Thieme Verlag, Stuttgart 2004–2006: 130–137

DIE ENTDECKUNG DER LANGSAMKEIT

Franz Killmeyer: 138–144; außer Johannes Schweikle: 144 u.

»DEM KREBS DAVONLAUFEN«

Katrin Binner: 146/147, 151; Joachim Weis: 148; Michael Hallek: 149; Berit Schmuck/Universitäts-Kinderklinik Düsseldorf: 150 o.; Klaus Schüle: 150 u.

KEINE FALSCHE BEWEGUNG

Marcus Schäfer: 152–156; außer Norbert Miguletz: 156 l. u.; Malte Jäger: 156 r. u.

KOMPAKT

Homer Sykes/Alamy: 158; Sarto/Lund/Getty Images: 158/159; NASA/CNP/dpa/picture-alliance: 160 o.; dpa/dpaweb/picture-alliance: 160 u.; Martin Kirchner/laif: 162; Allsport Concepts/Getty Images: 164 l.; imagebroker/Alamy: 164 r.; Les Gibbon/Alamy: 166; David Mack/SPL/Agentur Focus: 167; Janni Chavakis/zefa/Corbis: 168 o.; Tony Latham Photography/photonica/Getty Images: 168 u.

VORSCHAU

Berthold Steinhilber: 170 o.; Alexander Volkmann/emo-pictures: 170 u.

Für unverlangt eingesandte Manuskripte und Fotos übernehmen Verlag und Redaktion keine Haftung.

GEO WISSEN

Gruner + Jahr AG & Co KG, Druck- und Verlagshaus, Am Baumwall 11, 20459 Hamburg. Postanschrift für Verlag und Redaktion: 20444 Hamburg. Telefon 040/37 03-0, Telefax 040/37 03 56 48, Telex 21 95 20.
Internet: www.geo.de

CHEFREDAKTEUR
Peter-Matthias Gaede

STELLVERTRETENDER CHEFREDAKTEUR
Michael Schaper

GESCHÄFTSFÜHRENDE REDAKTEURE
Claus Peter Simon (Text), Ruth Eichhorn (Fotografie), Jutta Krüger (Art Direction)

CHEF VOM DIENST
Hans-Heinrich Ziemann

TEXTREDAKTION
Claus Peter Simon

ART DIRECTOR
Andreas Knoche;
freie Mitarbeit: Andrea Neuhaus, Ben Tepfer

BILDREDAKTION
Markus Seewald

VERIFIKATION: Jörg Melander;
freie Mitarbeit: Johannes Kückens

MITARBEITER DIESER AUSGABE: Fanni Aspetsberger, Peter Bier, Christine Heidemann, Dr. Magnus Heier, Cornelia Heim, Carsten Jasner, Sascha Karberg, Marc Kuntz, Dagny Lüdemann, Christian Meyer, Kirsten Milhahn, Sebastian Moll, Susanne Paulsen, Dirk Schneider, Johannes Schweikle, Jörg Spaniol, Olaf Tarmas, Hanne Tügel, Urs Weber, Hans Zippert

INFO-GRAFIKEN: illu.team43

REDAKTIONSASSISTENZ: Angelika Fuchs

SCHLUSSREDAKTION: Hinnerk Seelhoff, Ralf Schulte;
Assistenz: Hannelore Koehl

TECHNISCHER CHEF VOM DIENST: Rainer Droste
Bildadministration und -Technik: Bernd Dinkel

HONORARE/SPESEN: Angelika Györffy

BILDARCHIV: Bettina Behrens, Gudrun Lüdemann, Peter Müller

REDAKTIONSBÜRO NEW YORK: Nadja Masri (Leitung), Brigitte Barkley, Tina Ahrens, Ann Marie Binlot (Sekretariat); 535 Fifth Avenue, 29th floor, New York, NY 10017, Tel. 001-646-884-71 20, Fax 001-646-884-71 11, E-Mail: geo@geo-ny.com

VERANTWORTLICH FÜR DEN REDAKTIONELLEN INHALT:
Peter-Matthias Gaede

VERLAGSLEITUNG: Dr. Gerd Brüne, Ove Saffe

ANZEIGENLEITUNG: Anke Wiegel

VERTRIEBSLEITUNG: Ulrike Klemmer, DPV Deutscher Pressevertrieb

MARKETING: Julia Duden (Ltg.), Anja Stalp

HERSTELLER: Oliver Fehling

ANZEIGENABTEILUNG: Anzeigenverkauf: Ute Wangermann, Tel. 040/37 03 29 32, Fax 040/37 03 56 04; Anzeigendisposition: Nadine Steckmann, Tel. 040/37 03 29 23, Fax 040/37 03 57 18.
Es gilt die Anzeigenpreisliste Nr. 3 vom 1. Januar 2007.

Der Export der Zeitschrift GEO WISSEN und deren Vertrieb im Ausland sind nur mit Genehmigung des Verlages statthaft. GEO WISSEN darf nur mit Genehmigung des Verlages in Lesezirkeln geführt werden.
Bankverbindung: Deutsche Bank AG Hamburg,
Konto 0322800, BLZ 200 700 00.
Heft-Preis: 8,50 € · ISBN-Nr. 978-3-570-19722-6
© 2007 Gruner + Jahr, Hamburg
ISSN-Nr. 0933-9736
Druck: Prinovis Itzehoe GmbH & Co KG
Printed in Germany

GEO-WISSEN-LESERSERVICE

FRAGEN AN DIE REDAKTION
Telefon: 040/37 03 20 84, Telefax: 040/37 03 56 48
E-Mail: briefe@geo.de

ABONNEMENT- UND EINZELHEFTBESTELLUNG

ABONNEMENT DEUTSCHLAND
BESTELLUNGEN:
DPV Deutscher Pressevertrieb
GEO-Kundenservice
20080 Hamburg
Telefon: 01805/861 80 00*
(*14 Cent/Min.)

Heftpreis im Abonnement: 6,90 €
KUNDENSERVICE ALLGEMEIN:
(pers. erreichb.)
Mo–Fr 7.30 bis 20.00 Uhr
Sa 9.00 bis 14.00 Uhr
Telefon: 01805/861 80 01*
Telefax: 01805/861 80 02*
E-Mail: geo-service@guj.de

24-Std.-Online-Kundenservice: www.MeinAbo.de/service

ABONNEMENT ÖSTERREICH
GEO-Kundenservice
Postfach 5, A-6960 Wolfurt
Telefon: 0820/00 10 85
Telefax: 0820/00 10 86
E-Mail: geo@abo-service.at

ABONNEMENT SCHWEIZ
GEO-Kundenservice
Postfach, CH-6002 Luzern
Telefon: 041/329 22 20
Telefax: 041/329 22 04
E-Mail: geo@leserservice.ch

ABONNEMENT ÜBRIGES AUSLAND
GEO-Kundenservice, Postfach, CH-6002 Luzern
Telefon: 0041-41/329 22 20, Telefax: 0041-41/329 22 04
E-Mail: geo@leserservice.ch

BESTELLADRESSE FÜR GEO-BÜCHER, GEO-KALENDER, SCHUBER ETC.

DEUTSCHLAND
GEO-Versand-Service
Werner-Haas-Straße 5
74172 Neckarsulm
Telefon: 01805/06 20 00
(14 Cent/Min.)
Telefax: 01805/08 20 00
(14 Cent/Min.)
E-Mail: service@guj.com

SCHWEIZ
GEO-Versand-Service 50/001
Postfach 1002,
CH-1240 Genf 42

ÖSTERREICH
GEO-Versand-Service 50/001
Postfach 5000,
A-1150 Wien

BESTELLUNGEN PER TELEFON UND FAX FÜR ALLE LÄNDER
Telefon: 0049-1805/06 20 00, Telefax: 0049-1805/08 20 00
E-Mail: service@guj.com

GEO WISSEN VORSCHAU

Das neue Heft erscheint am 15. Oktober 2007

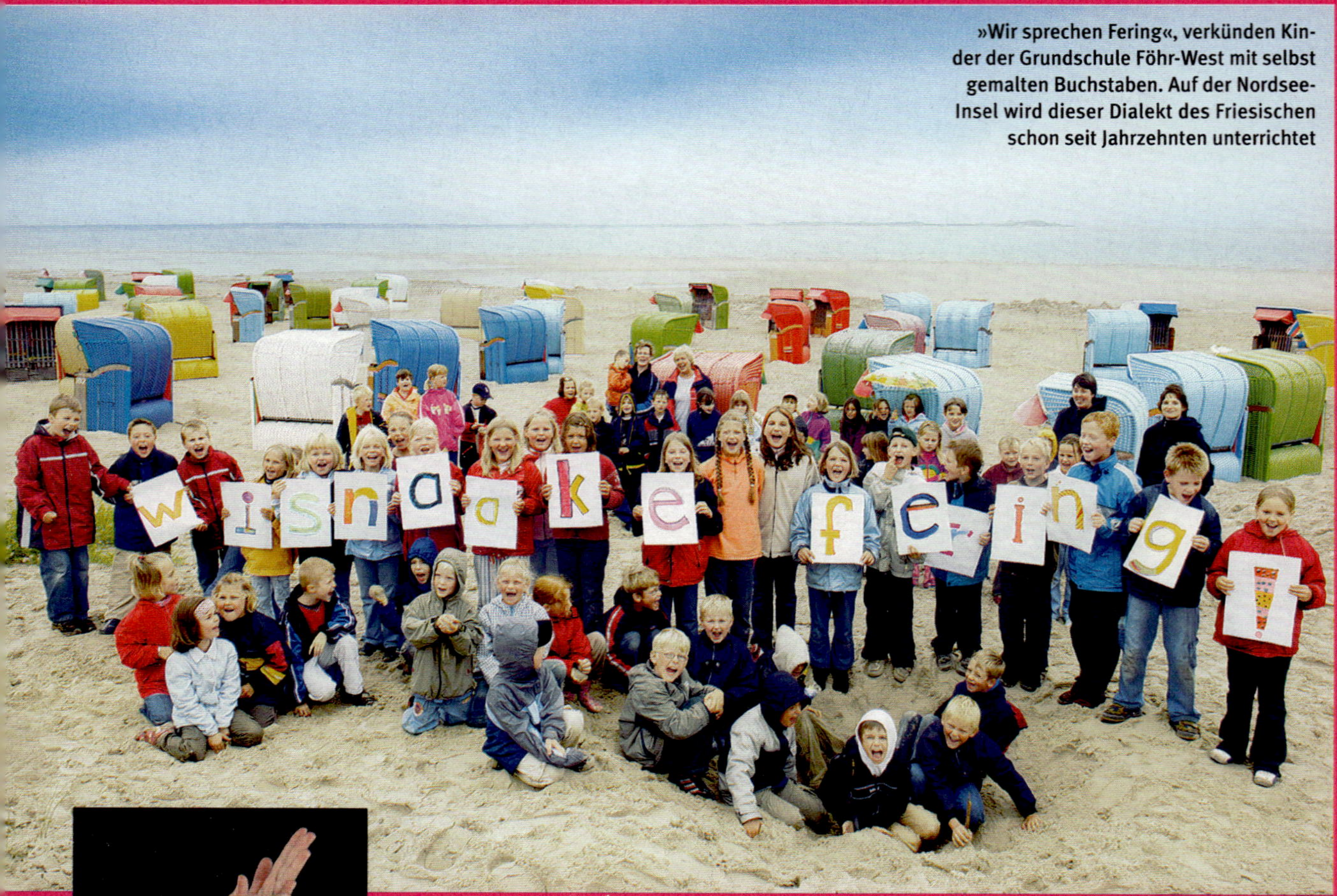

»Wir sprechen Fering«, verkünden Kinder der Grundschule Föhr-West mit selbst gemalten Buchstaben. Auf der Nordsee-Insel wird dieser Dialekt des Friesischen schon seit Jahrzehnten unterrichtet

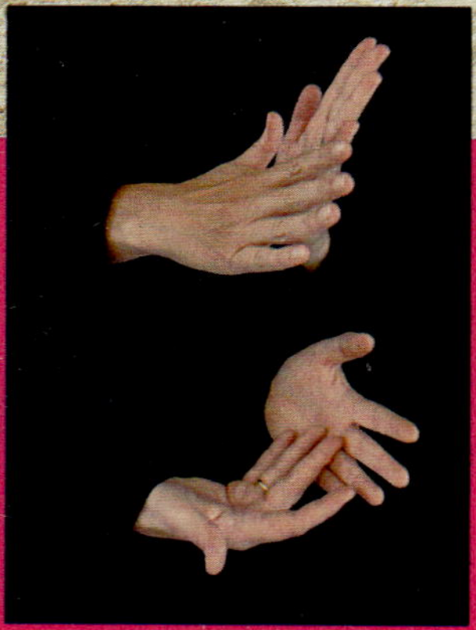

Mit den Händen zu reden, ist mehr als Gestik und Pantomime. Die Gebärdensprache ist mindestens so alt wie die Lautsprache, und ebenso komplex strukturiert

DER SCHLÜSSEL ZUR WELT

SPRACHE UND VERSTEHEN

Nichts ist menschlicher als die Sprache. Kein Volk der Welt, das nicht spricht, keine Kultur ohne die Gabe des Wortes. Doch warum gibt es so viele Sprachen? Und wieso kann kein Tier so reden wie *Homo sapiens*? GEO WISSEN bringt die Dinge zur Sprache, die Menschen an dieser fasziniert: wie sie trennt und verbindet, wie sie in Kindern heranwächst, und was fehlt, wenn sie durch Unfall oder Krankheit verloren geht.

Themen in dieser Ausgabe sind unter anderem: Streitfall – Geht die deutsche Sprache vor die Hunde? • Entwicklung – Spricht mein Kind normal? • Verbrechen – wie das Sprachprofil zum Täter führt • EU-Parlament – die Macht der Dolmetscher • Wolfskinder – aufwachsen ohne Worte • Grammatikregeln – leicht gemacht • Evolution – der Ursprung der Sprache • Identität – die Renaissance der Dialekte